RAFAEL VERDIVAL

AS IMPLICAÇÕES BIOÉTICO-JURÍDICAS DO USO DA EDIÇÃO GENÉTICA COMO PROTOCOLO TERAPÊUTICO

SALVADOR

2022

Capa por: Rafael Verdival e Caio Lage

E-mail: contato.lvassessoria@gmail.com

Dados Internacionais de Catalogação na Publicação (CIP)
(Câmara Brasileira do Livro, SP, Brasil)

Verdival, Rafael
As implicações bioético-jurídicas do uso da edição genética como protocolo terapêutico / Rafael Verdival. -- Salvador, BA : Ed. do Autor, 2022.

Bibliografia.
ISBN 978-65-00-39064-3

1. Bioética 2. Biodireito 3. Direito - Brasil 4. Genética - Aspectos morais e éticos 5. Protocolos médicos I. Título.

22-100281 CDU-34:57:612.63

Índices para catálogo sistemático:

1. Biodireito e concepção humana 34:57:612.63

Aline Graziele Benitez - Bibliotecária - CRB-1/3129

Aos meus pais, alicerces da
minha existência.

“Perdido em pensamentos e perdido no tempo
Enquanto as sementes da vida
E as sementes da mudança foram plantadas
Lá fora, a chuva cai escura e lenta
Enquanto eu pondero sobre este perigoso,
Porém irresistível passatempo”.

(David Gilmour).

“Gentle change of tides
Upcoming days
Oh, the spirits of a new horizon fall
Into old dreams”

(Bittencourt; Mariutti; Confessori)

AGRADECIMENTOS

A Deus, pela vida que me foi dada, pelas pessoas que fazem parte do meu caminho e pelas oportunidades e experiências que tive, que tenho e que terei. Aos espíritos de luz que me acompanham, pelas boas inspirações e intuições, auxiliando-me na minha evolução espiritual.

A minha mãe Vilma e ao meu pai Martinho, pelo amor incondicional e por serem meus alicerces, apoiando-me, incentivando-me e compreendendo-me sempre, mesmo nos momentos de dúvida e medo. Sem vocês, eu nada seria.

Ao meu amor Carol, companheira e amiga, por estar sempre ao meu lado, acompanhando-me nos momentos de alegria, de tristeza, de euforia e de inquietação. No seu amor encontro a paz, no seu abraço conforto e na sua presença o suporte para me tornar a melhor versão que posso ser.

A professora Ana Thereza Meirelles, queridíssima orientadora e amiga, sem a qual a realização desta etapa da minha vida não teria sido possível. Amável, gentil, humana e única, Ana Thereza representa a professora ideal. Suas palavras, sempre ditas com toda leveza e doçura, são transformadoras, pois expressam com profundidade o enorme conhecimento e empatia que sua alma sensível e inteligente carrega. Sinto-me sortudo por ser seu aluno e eterno orientando. Saiba que você transformou minha vida e me fez enxergar o caminho que quero seguir. O mundo seria um lugar melhor se houvesse mais pessoas como Ana Thereza. Conte comigo sempre e muito obrigado.

Aos professores do Programa de Pós-Graduação em Direito da Universidade Católica do Salvador - em nome do querido professor Tagore Trajano, entusiasta da educação, sempre devotado a fazer o melhor pelos seus alunos -, pelos ensinamentos compartilhados durante a trajetória do Mestrado. Saibam que todos vocês marcaram intensamente e positivamente a minha vida acadêmica. Aos demais funcionários do Programa, em nome de Jussara, sempre muito solícitos e gentis.

Aos meus amigos, colegas e familiares, sempre torcendo pelo meu sucesso e me motivando a superar as adversidades.

SUMÁRIO

PREFÁCIO

Escrever o prefácio do livro de Rafael Verdival simboliza imensa alegria, acompanhada de um sentimento de muita satisfação, motivadas pelo valor técnico do conteúdo e pela qualidade de pesquisador que caracteriza o autor. O livro, fruto da sua excelente e profunda pesquisa no âmbito do Programa de Pós-graduação em Direito da Universidade Católica do Salvador (PPGD-UCSAL), é a consolidação de um resultado louvável, que contribui com os estudos biojurídicos da temática.

Rafael tem como proposta central a análise das implicações bioéticas e jurídicas da possibilidade de usar a edição genética como um protocolo terapêutico, ou seja, como real alternativa de tratamento para uma doença. Para isso, teve, em sua trilha principal, o levantamento de informações que se concretizou também nas áreas médica e biomédica, na medida em que identificou importantes artigos, nas doutrinas nacional e estrangeira, que versam sobre a técnica.

O livro revela, com fluidez e conteúdo adequado, essa importante relação da Medicina (e Biomedicina) com o Direito, trazendo a premissa de que o acompanhamento paralelo das descobertas científicas é fundamental à garantia de um adequado direito à saúde, na sua dimensão pública ou suplementar.

Como capítulo inicial, o autor aporta conhecimentos essenciais para esclarecer as confusões terminológicas e conceituais que envolvem tipos distintos de manipulações biológicas e genéticas, preocupando-se, também, em apontar os fundamentos que legitimam a prática da medicina de predição, relacionada diretamente com o conhecimento genético. Na sequência, a edição genética passa ser profundamente investigada, a partir do seu conceito e finalidade, e da relação com as demais práticas manipulatórias, contribuindo, de maneira substancial, para o esclarecimento de termos que não são comumente conhecidos por juristas. Preocupa-se, ainda, em esclarecer a relação da técnica de edição com os procedimentos assistidos de reprodução, prática sem marco regulatório ordinário e submetida às normas deontológicas do Conselho Federal de Medicina.

No capítulo final, o autor, então, traz a análise do seu núcleo temático, investigando a transição da condição de protocolo experimental à condição de protocolo terapêutico, à luz das normativas brasileiras. A abordagem centra-se na importante relação entre a dinamicidade das descobertas da Medicina, que inclui, no caso, o conhecimento advindo da Genética, e a necessária cobertura por planos de saúde, sejam públicos ou privados. Traz, por fim, reflexões fundamentais à ideia da edição genética como protocolo terapêutico, em células somáticas e germinativas, a partir de limites extraídos de ponderações bioéticas e jurídicas.

O livro consolida conhecimentos relevantes à compreensão das manipulações biológicas (ou celulares) em geral, sendo construído por meio de uma escrita leve e técnica, pautada em responsável e atual investigação científica. Os temas que envolvem Genética representam sempre importante desafio ao jurista, já que possuem como natureza uma especificidade científica distante dos conhecimentos jurídicos. Rafael contribui, significativamente, para a aproximação entre as áreas, já que o texto transita com leveza entre os conhecimentos respectivos.

O trânsito entre as áreas do Direito e da Medicina simboliza a junção de perspectivas que devem revelar uma relação de complementação. Essa é a perspectiva proposta pela pesquisa contida no livro de Rafael Verdival – a construção de um conhecimento interdisciplinar para que o resultado seja colaborativo e interessante a todas as áreas envolvidas.

Salvador, 11 de janeiro de 2022.
Ana Thereza Meirelles

Pós-Doutora em Medicina pela Universidade Federal da Bahia (UFBA).
Doutora e Mestre em Direito pela Universidade Federal da Bahia (UFBA).
Professora da Universidade do Estado da Bahia (UNEB).
Professora membro do Corpo permanente do Programa de Pós-graduação em Direito da Universidade Católica do Salvador (UCSal).
Professora e Coordenadora da Pós-graduação em Direito Médico, da Saúde e Bioética da Faculdade Baiana de Direito.
Membro do Conselho Científico da Sociedade Brasileira de Bioética (SBB Nacional).
Líder do Grupo de pesquisa Cebid JusBioMed (UNEB).

1 INTRODUÇÃO

O estudo da genética sempre fascinou a humanidade. Desde a Antiguidade Clássica é possível encontrar, ainda na seara da filosofia, teses sobre esse elemento hereditário inerente aos seres vivos. Com o desenvolvimento científico, em especial a partir do trabalho de Mendel na segunda metade do século XIX, o conhecimento sobre hereditariedade começou a ter importantes bases estabelecidas. Após décadas de pesquisa e aprofundamento, o Projeto Genoma Humano conseguiu mapear o genoma dos seres humanos e abriu um leque de aplicações. Hoje, vislumbra-se a possibilidade de modificar diretamente o material genético da espécie, o que evidencia debates éticos fundamentais.

Nos últimos anos, com a implementação do sistema CRISPR-Cas9, a prática de edição genética alcançou um novo patamar. Unindo baixos custos e maior eficiência, essa tecnologia traz consigo novas perspectivas sobre as questões de saúde, uma vez que essa técnica se mostra como uma promissora ferramenta terapêutica. Esse potencial, visualizado no âmbito das terapias gênicas, manifesta-se em um contexto contemporâneo no qual a medicina começa a se enviesar por vertentes preditivas, seja por meio de atuação preventiva ou por meio de uma proposta profilática diante do surgimento de uma enfermidade. Consequentemente, o desenvolvimento e a incorporação desse novo instrumento terapêutico se tornam fundamenta para a efetivação do direito à saúde.

A presente dissertação fundamenta-se na necessidade de se investigar as implicações bioético-jurídicas decorrentes da utilização da edição genética como um protocolo terapêutico no contexto das relações de saúde no Brasil. Nesse sentido, o objetivo deste trabalho é analisar como a prática de edição genética terapêutica pode ser pensada na seara do sistema de saúde brasileiro, seja no âmbito do Sistema Único de Saúde, seja no âmbito da Saúde Complementar, levando em consideração os obstáculos jurídicos e fáticos de sua incorporação como um instrumento terapêutico, bem como as implicações ensejadas pela sua prática.

Para tanto, a fim de estabelecer os pressupostos necessários para a discussão da problemática proposta, o presente trabalho se estrutura em três partes principais. A primeira dela tem por objetivo discutir aspectos gerais do estudo da genética e das manipulações biológicas, estabelecendo alicerces conceituais imprescindíveis para a compreensão deste estudo.

Nesse sentido, o capítulo 2 se inicia traçando uma comparação entre o paradigma humano pré-genética e a nova perspectiva emergente com o desenvolvimento dessa ciência, em especial no que tange à medicina preditiva. Verifica-se como antes do surgimento da genética a questão da hereditariedade, apesar da existência de hipóteses fundadas na lógica, era associada ao divino. Essa forte influência da crendice religiosa reverberava na prática da medicina, na qual médicos eram, muitas vezes, considerados intermediários entre deuses e seres humanos.

Com o advento da modernidade, a razão passou a ser o parâmetro de pensamento, viabilizando a revolução científica. O espírito de curiosidade da época proporcionou muitos avanços, incluindo as descobertas de Mendel sobre hereditariedade e a criação do termo "genética" por Bateson.

No século XX, as pesquisas sobre genética se intensificam, de maneira que a medicina, antes focada na cura de doenças já manifestadas, passa a ter uma nova ótica: identificar e prevenir as patologias antes mesmo que elas se manifestem. A medicina, então, passa também a ser preditiva e preventiva.

Diante da nova realidade que se instaura a partir da genética, passam a surgir diversas possibilidades de uso desses conhecimentos. Por conta disso, faz-se necessário à compreensão do tema realizar uma clara distinção entre cada um desses usos. Embora muitos dos elementos em genética possam se assemelhar, cada conceito tem implicações próprias, razão pela qual a confusão conceitual pode prejudicar o adequado estudo sobre seus desdobramentos.

Sendo assim, o capítulo 2 visa esclarecer os principais aspectos envolvendo transgênicos, acesso ao genoma humano, engenharia genética, clonagem e terapia gênica. Destaca-se, mais uma vez, que, embora próximos, cada um desses elementos tem conceitos e significação próprios, sendo imprescindível sua diferenciação.

Após essa abordagem mais ampla sobre genética, passa-se a tratar das questões relacionadas à prática de edição genética especificamente. Nesse sentido, o capítulo 3 versa sobre a conceituação dessa técnica, que não se confunde com engenharia genética, embora faça parte dessa classificação. O objetivo desse capítulo é demonstrar como a utilização da edição genética traz consequências distintas de acordo com a finalidade perseguida e com o tipo de célula que se pretende editar. Ainda, sempre a fim de deixar bem estabelecido cada conceito, diferencia-se edição genética de outros conceitos que possam causar confusão, como clonagem e terapia gênica.

Nesse contexto, procura-se demonstrar as diferentes implicações envolvidas na edição genética. Partindo desse pressuposto, a primeira observação importante diz respeito ao tipo celular editado. Do ponto de vista científico, é possível praticar edição genética em células somáticas e células germinativas. As células somáticas são aquelas que fazem parte da composição dos órgãos e tecidos humanos. Modificações nessas células não são levadas à descendência, uma vez que não há hereditariedade. Sendo assim, intervenções dessa natureza tendem a ser eticamente mais aceitáveis.

As células germinativas, porém, são aquelas presentes nos gametas e nos embriões humanos, de maneira que são pautadas na hereditariedade. Logo, qualquer edição nessas células acarreta na transferência das modificações para as gerações futuras. Esse tipo de edição genética apresenta implicações éticas mais complexas, pois envolve debates relacionados à autonomia, dignidade humana e proteção do patrimônio genético da espécie. Consequentemente, sua prática é vista com maior resistência pela comunidade científica.

No que se refere à finalidade, é possível praticar edição genética com objetivo terapêutico ou para aperfeiçoamento genético. A vertente terapêutica é vista como um dos maiores benefícios do uso da técnica, afinal, há uma expectativa da comunidade científica acerca do uso dessa tecnologia para tratar doenças graves que, até então, apresentam grande dificuldade de tratamento. É o caso da anemia falciforme e da AIDS. Sendo assim, utilizar a edição genética para tratar doenças consiste em uma finalidade desejável.

Porém, uma vez que editar genes também permite modificar características não-patológicas, emerge o debate sobre o uso da técnica para melhorar atributos humanos gerais. Essa discussão ética é de grande complexidade e passa pela preocupação de Habermas com a mercantilização da espécie. Segundo o filósofo, o surgimento de técnicas para intervenção genômica pode levar à seleção de características tidas como mais desejáveis, pautadas em uma lógica de mercado onde se materializam preferências e preterições. Essa seletividade é denominada de eugenia liberal ou neoeugenia e pode, inclusive, transformar a própria forma como os seres humanos se autocompreendem[1].

Ainda na seara do capítulo 3, apresenta-se uma breve discussão acerca do uso da edição genética no âmbito da reprodução humana assistida e do acesso às células humanas germinativas. Destaca-se o experimento realizado pelo cientista chinês He Jiankui, responsável pelo nascimento das primeiras bebês geneticamente editadas da história. A experiência em questão gerou grande incômodo na comunidade científica internacional, reacendendo o debate sobre os limites da intervenção no patrimônio genético humano. Analisa-se, então, pontos positivos e negativos da edição genética em células germinativas, tecendo algumas considerações sobre o tema à luz da Resolução CFM 2.294/2021.

O último capítulo, cerne da presente pesquisa, inicia-se com a discussão sobre a democratização da genética e o acesso à saúde. O desenvolvimento do sistema CRISPR/Cas9 aperfeiçoou a prática de edição genética, deixando-a mais barata, rápida e eficiente. Com isso, o aprofundamento de pesquisas, voltadas à melhoria da segurança do procedimento e aperfeiçoamento

1 HABERMAS, Jürgen. **O futuro da natureza humana: a caminho de uma eugenia liberal?** São Paulo: Martins Fontes, 2004.

dos resultados, tornou-se mais viável, uma vez que menos recursos se fazem necessários para fomentar esses estudos.

Consequentemente, o uso da técnica se amplia, gerando expectativas acerca da implementação de tratamentos baseados em edição genética para diversas doenças, possibilitando a incorporação dessa nova tecnologia ao sistema e ampliando o acesso das pessoas à saúde. Sendo assim, pensa-se como o sistema CRISPR/Cas9 democratiza o acesso à edição genética, contribuindo para avanços científicos na seara médica.

Diante disso, considerando a dinamicidade das descobertas da medicina, defende-se a necessidade de atualização da cobertura de novos procedimentos de saúde de acordo com essa dinâmica, manifestada, por exemplo, através da edição genética terapêutica.

Dentro dessa perspectiva, passa-se a pensar a aplicação da terapia gênica por edição como modalidade de tratamento a partir dos pressupostos do Sistema Único de Saúde brasileiro, o SUS. Para tanto, deve-se considerar dois dos seus mais importantes princípios norteadores: a universalidade e a integralidade. Previstos tanto na Constituição Federal quanto na Lei nº 8.080/1990, esses princípios garantem que todas as pessoas devem ter acesso aos serviços de saúde, em seus diversos níveis, de maneira que tal assistência seja integral e contínua. Em outras palavras, é preciso garantir a todos os indivíduos igual acesso à saúde, bem como instrumentos suficientes para que haja sua efetivação.

Em um cenário no qual é preciso atender um país com mais de 200 milhões de habitantes e com recursos limitados, a incorporação de um protocolo terapêutico de baixo custo e eficiência é fundamental para fazer valer os preceitos constitucionais. Agregar a edição genética ao sistema de saúde brasileiro acarretará a diminuição de gastos, o que viabilizaria o investimento dos recursos economizados para a melhoria da própria assistência médica. Ainda, seria possível tratar doenças graves sem que, para isso, seja necessário recorrer a medicamentos demasiadamente custosos ou enfrentar demandas judiciais.

A incorporação da terapia gênica por edição, por sua vez, não deve ser restrita apenas à saúde pública, devendo compor também a Saúde Suplementar, por meio da iniciativa privada e dos planos de saúde. Porém, o enfrentamento dessa questão demanda esclarecer as diferenças entre terapia experimental e protocolo terapêutico. Assim, demonstra-se que o caráter experimental de uma aplicação terapêutica decorre da realização de testes, divididos em fases, cujo objetivo é garantir a segurança e a eficiência da terapia que está sendo desenvolvida. Dessa forma, a consolidação da edição genética como um protocolo terapêutico, apto a ser disponibilizado a todas as pessoas, depende do seu estabelecimento prévio como uma terapia experimental, observando as normativas previstas no sistema jurídico brasileiro.

Nesse âmbito da discussão, ressalta-se, porém, o atual caráter experimental das terapias gênicas baseadas em edição, o que seria um obstáculo à disponibilização desse tipo de tratamento pela Saúde Suplementar, uma vez que a Lei nº 9.656/1998 retira da cobertura dos planos terapias experimentais. A dinamicidade da medicina e os iminentes sucessos em pesquisas chamam a atenção para a necessidade de se pensar formas de incorporar essa tecnologia a esse núcleo do sistema de saúde em breve.

Em seguida, o mesmo capítulo 4 passa a pensar como a

desigualdade social em saúde no Brasil configura um obstáculo para a implementação da edição genética terapêutica. Nesse sentido, destaca-se a má distribuição de recursos e serviços de assistência de saúde no país. O investimento em saúde no Brasil é considerado baixo em comparação com outras partes do mundo que adotam um sistema único. Além disso, o aspecto continental do país, combinado à adoção de políticas públicas ruins, implica a concentração de serviços de saúde próximos aos grandes centros, deixando localidades mais distantes muitas vezes descobertas.

Logo, a incorporação da edição genética demanda reformulações na maneira como o SUS é gerido. É preciso afastar a lógica mercadológica das relações de saúde, fazendo valer uma distribuição mais equilibrada de recursos que promova, efetivamente, a universalidade e integralidade da cobertura e assistência.

Seguindo adiante, estuda-se os limites necessários para a prática da edição genética a partir de diretrizes bioéticas internacionais. A utilização dessa tecnologia no Brasil exige o estabelecimento de bases bioético-jurídicas robustas, razão pela qual o estudo de documentos transnacionais sobre o tema, elaborados por bioeticistas, geneticistas e juristas é imprescindível. Nessa senda, analisa-se a Declaração Universal sobre o Genoma Humano e os Direitos Humanos, o relatório *Human Genome Editing: Science, Ethics and Governance* e o *Documento sobre bioética y edición genómica en humanos*, além da perspectiva de estudiosos do tema como Juan Rámon Lacadena e Carlos Maria Romeo Casabona.

Dando continuidade a essa análise bioético-jurídica, vale-se da experiência estrangeira mais uma vez, porém pautando-se, agora, nas normativas internas sobre edição genética em diferentes partes do mundo. Para essa finalidade, seleciona-se três perfis normativos distintos, a fim de se verificar pontos positivos e negativos de cada um deles. Avalia-se, também, a regulamentação europeia, a chinesa e a estadunidense.

A experiência europeia traz como exemplo normativas importantes, como a Declaração de Bilbao de 1993 e a Convenção de Oviedo de 1997. Destaca-se o caráter restritivo dessas normativas, proibindo intervenções no genoma humano, salvo por motivos estritamente terapêuticos e que não interfiram em células germinativas. No mesmo sentido versa a Regulamento nº 536/2016 da União Europeia. Ainda na Europa, analisa-se alguns dispositivos legais e regulamentos sobre edição genética no Reino Unido, na Alemanha e na Espanha.

Partindo para a experiência chinesa, destaca-se o caráter demasiadamente permissivo das políticas públicas e fiscalizatórias do país asiático, que acarretou na realização da experiência das bebês editadas. A regulamentação menos rígida da China contribui para o alto número de pesquisas com CRISPR/Cas9 realizadas no país, o que possibilita o aperfeiçoamento da prática e a eficácia da técnica. Porém, a ausência de limites bem estabelecidos coloca em risco a eticidade das condutas lá realizadas, bem como a credibilidade dos próprios pesquisadores. Nesse sentido, destacam-se algumas mudanças legais realizadas pelos chineses após o polêmico caso do Dr. He.

No que tange à regulamentação estadunidense sobre o tema, chama a atenção o modelo intermediário adotado. Embora não se proíba expressamente a prática de edição genética na linha germinal, esse tipo de aplicação depende da regulamentação da agência de vigilância sanitária norte-americana. Outro ponto importante diz respeito à moratória imposta a essa modalidade pela mesma agência. No que tange à edição genética em células somáticas, os Estados Unidos mantêm uma postura mais incentivadora, criando, inclusive, um fundo denominado *Somatic Cell Genome Editing (SCGE)*, a fim de financiar pesquisas na área. A atuação de uma agência fiscalizadora e a ausência de proibição expressa chamam atenção como modelos nos quais o controle do uso da técnica existe, mas não representa um impedimento absoluto.

Diante do apresentado, o último capítulo se encerra fazendo uma abordagem acerca da plausibilidade da incorporação da edição genética como protocolo terapêutico no sistema de saúde brasileiro. Para tanto, propõe-se soluções diferentes de acordo com o tipo de célula a ser editada: somática ou germinativa. Nesse sentido, o presente trabalho analisa os fundamentos da impossibilidade de utilização da edição genética na linha germinativa humana, uma vez que essa prática, além de envolver consequências médicas ainda não mensuráveis, traz problemas éticos de grande complexidade, como a violação da autonomia dos indivíduos editados, a neoeugenia e o risco de danos ao patrimônio genético da humanidade.

Por outro lado, defende-se o avanço no que tange à prática de terapias gênicas baseadas na edição de células somáticas. Esse tipo celular tem implicações éticas semelhantes àquelas existentes em outras terapias e medicamentos experimentais, além de não resultar na transmissão das alterações à descendência. Ainda, é possível contar com o consentimento do paciente, uma vez que é um método aplicável em adultos. Por fim, o ordenamento jurídico brasileiro não estipula proibição da prática de edição genética em células somáticas, razão pela qual sistemas de controle presentes na Agência Nacional de Vigilância Sanitária, bem como na Agência Nacional de Saúde, como o CEP, CONEP e CONITEC, podem agir para garantir a incorporação segura e eficiente desse novo e promissor instrumento terapêutico.

Ressalta-se que o objetivo deste trabalho é realizar uma reflexão sobre as implicações do uso terapêutico da edição genética nas relações de saúde a partir de pressupostos bioético-jurídicos. Para tanto, busca-se entender quais os pontos mais pertinentes a essa discussão, motivo pela qual o presente trabalho dedica especial atenção à distinção dos conceitos em genética. O debate sugerido é direcionado para a possibilidade de se intervir no genoma humano para tratar doenças, pensando as consequências dessa conduta e os necessários limites legais que devem ser estabelecidos para evitar práticas neoeugênicas, além de garantir a segurança e a integridade dos sujeitos envolvidos.

Com essa finalidade, o presente estudo foi elaborado tendo como base a revisão bibliográfica de trabalhos das áreas médica, bioética e jurídica, além de pesquisa em documentos normativos internacionais e transnacionais e legislação, estando pautado na perspectiva metodológica dedutiva com abordagem qualitativa.

2 GENÉTICA, MANIPULAÇÕES BIOLÓGICAS E BIOÉTICA

Os crescentes e contínuos avanços biotecnológicos vêm transformando a maneira como o ser-humano interfere na natureza, seja uma intervenção mais ampla, manifestada em sua relação com o meio ambiente de maneira geral, ou através da própria modificação do corpo humano, fundamentada pelo aperfeiçoamento da medicina e com motivações terapêuticas[2]. Nesse contexto de desenvolvimento científico, o aprofundamento do conhecimento em genética e o surgimento de instrumentos viabilizadores de manipulações biológicas constituem alguns dos principais elementos dessa realidade emergente.

Em outubro de 2019, um estudo publicado na revista *Nature* apresentou uma nova técnica de edição de DNA, denominada *prime editing* - ou "edição qualificada", em tradução livre. A utilização dessa tecnologia permite reescrever informações genéticas de uma molécula de DNA de maneira muito precisa. A utilização do *prime editing* torna possível corrigir as mutações responsáveis pela anemia falciforme e pela doença de Tay-Sachs. Ainda, de acordo com o estudo, essa nova tecnologia pode, a princípio, ser aplicada na correção de até 89% das mutações genéticas conhecidas associadas a doenças humanas[3].

2 MEIRELLES, Ana Thereza. **Neoeugenia e reprodução humana artificial:** limites éticos e jurídicos. Salvador: Editora *Jus*PODIVM, 2014, p. 21.

3 ANZALONE, Andrew; RANDOLPH, Peyton; DAVIS, Jessie *et al.* Search-and-replace genome editing without double-strand breaks or donor DNA. **Nature**, n. 576, p. 149–157, 2019. Disponível em: https://doi.org/10.1038/s41586-019-1711-4. Acesso em: 15 fev. 2021.

Não obstante, a importância da genética para a saúde não se restringe às intervenções realizadas diretamente nos corpos dos seres humanos. Nesse sentido, a empresa de tecnologia Oxitec Ltd. desenvolveu linhagens geneticamente modificadas do mosquito *Aedes aegypti*[4], responsável pela transmissão de doenças como febre amarela, dengue, Chikungunya e Zika. Apenas mosquitos fêmeas picam seres humanos, uma vez que necessitam de sangue para o desenvolvimento dos ovos.

Diante dessas circunstâncias, a modificação genética foi realizada em mosquitos machos para que estes carregassem em seu genoma a transmissão de uma proteína letal para filhotes fêmeas. Sendo assim, a reprodução entre os mosquitos machos modificados e as fêmeas do meio ambiente acarretaria a redução da população do *Aedes aegypti* e, consequentemente, a diminuição da disseminação de doenças aos seres humanos.

Além de contribuírem para o aperfeiçoamento da saúde humana, as manipulações genéticas também têm impacto sobre a economia e preservação de recursos ambientais. Em 2018, por exemplo, pesquisadores conseguiram desenvolver cerveja de lúpulo sem utilizar este grão[5], valendo-se, para tanto, da biossintetização do aroma e do sabor do lúpulo a partir da incorporação do DNA recombinante de fermento, hortelã e

4 EVANS, Benjamin; KOTSAKIOZI, Panayiota; COSTA-DA-SILVA, André Luis *et al.* Transgenic *Aedes aegypti* Mosquitoes Transfer Genes into a Natural Population. **Scientific Reports**, n. 9, artigo 13047, 2019. Disponível em: https://doi.org/10.1038/s41598-019-49660-6. Acesso em: 15 fev. 2021.

5 DENBY, Charles; LI, Rachel; VU, Van *et al.* Industrial brewing yeast engineered for the production of primary flavor determinants in hopped beer. **Nature Communications**, n. 9, artigo 965, 2018. Disponível em: https://doi.org/10.1038/s41467-018-03293-x Acesso em: 15 fev. 2021.

manjericão. A criação desse tipo de cerveja, de forma natural, demanda o uso de mais de 100 bilhões de litros de água por ano, apenas nos Estados Unidos. Além disso, é preciso ocupar grandes parcelas de solo para o cultivo do grão. Sendo assim, a partir do momento em que se torna possível produzir a mesma cerveja sem gerar esses custos, obtém-se benefícios ambientais e econômicos.

Em meio às variadas possibilidades intrínsecas à genética, retoma-se que a presente obra tem como principal escopo discutir a possibilidade de utilização das técnicas de edição genética como protocolo terapêutico, analisando as implicações bioético-jurídicas dessa aplicação. A edição genética, em especial a partir do desenvolvimento do sistema CRISPR-Cas9, vem apresentando rápida evolução e os procedimentos terapêuticos baseados nesta técnica já são realidade[6]. Essa nova ferramenta tem potencial para revolucionar práticas terapêuticas e transformar a própria medicina, intervindo em áreas como infectologia, oncologia, hematologia, neurologia e transplante de órgãos[7].

Porém, para que se possa compreender o que é edição genética, como se aplica e por que essa técnica é importante para a área de saúde, primeiro faz-se fundamental entender o caminho percorrido até o seu surgimento. Para tanto, neste primeiro momento, o presente trabalho concentra sua atenção em três pontos que contribuem para contextualização do objeto principal de estudo, sendo esses: a) a análise do panorama geral das

6 GÜELL, Marc. Gene editing in translational research. **Revista de Bioética y Derecho**, n. 47, nov. 2019. Disponível em: https://doi.org/10.1344/rbd2019.0.28570 Acesso em: 15 fev. 2021, p. 8.

7 MAEDER, Morgan; GERSBACH, Charles. Genome-editing technologies for gene and cell therapy. **Molecular Theraphy**, vol. 24, 2016. Disponível em: https://doi.org/10.1038/mt.2016.10. Acesso em: 15 fev. 2021.

práticas de saúde humanas antes do surgimento da genética; b) a mudança de perspectiva que o estudo da genética proporciona às pessoas; e c) a diferenciação básica dos principais conceitos que envolvem a prática da genética em seres humanos e não-humanos.

Considerando que edição genética é uma temática nova, cuja base bioético-jurídica ainda está em construção, contextualizar a matéria, diferenciar os conceitos básicos e situar adequadamente seus elementos são etapas fundamentais para que se obtenha o alicerce teórico necessário para viabilizar o estudo e a compreensão do objeto principal desta dissertação: a análise da aplicação da edição genética como protocolo terapêutico.

A análise da história da saúde humana permite entender, de maneira geral, como se dava a relação dos seres humanos com a medicina antes do surgimento da genética. Neste ponto, destaca-se o impacto que cada avanço científico representava nos protocolos terapêuticos de cada época, levando em consideração o contexto histórico, cultural, social e científico do momento, constituindo um elemento de transformação. Dentro dessa ambientação, pretende-se demonstrar como a ascensão da genética se tornou fundamento para que a eficácia de tratamentos médicos passasse a aumentar rapidamente, consolidando um novo paradigma.

Com base nesse novo paradigma, passa-se a pensar como o estudo da genética trouxe novas possibilidades aos seres humanos, especialmente no que tange à prática médica. Nesta senda, realiza-se uma breve exposição acerca dos benefícios que os avanços em genética trouxeram no âmbito da medicina preditiva e preventiva. É importante ressaltar que não se trata, ainda, do estudo da edição genética, conceito específico, aplicada como protocolo terapêutico, mas de uma demonstração de como outras descobertas e usos anteriores do conhecimento genético já interferem significativamente na saúde humana.

Considerando que a edição genética é um conceito genético específico, a parte final deste capítulo se preocupa com a distinção de alguns dos principais elementos relacionados à genética. Nessa ótica, o presente estudo passa a desenvolver os aportes conceituais relativos à genética aplicada a seres humanos e não humanos, esclarecendo pontos fundamentais de questões como: transgênese; acesso ao genoma humano; engenharia genética; clonagem e terapia gênica.

A ambientação da temática e a diferenciação entre os conceitos mencionados é imprescindível para o adequado desenvolvimento dessa pesquisa. Sem a compreensão de como a ciência genética foi sendo construída, não é possível entender claramente a forma como cada novo avanço transforma a forma de entender a vida – em seu sentido biológico e existencial.

Esse entendimento passa, necessariamente, pela distinção dos conceitos relacionados à genética, uma vez que, em um primeiro momento, esses conceitos podem parecer semelhantes, ou até mesmo iguais. Nesse sentido, é possível que se confunda "engenharia genética" e "edição genética", por exemplo. Embora relacionados, são conceitos diferentes, com aplicações e consequências distintas. Por isso, a preocupação em definir com clareza cada um desses elementos, evitando confusões conceituais que possam prejudicar a análise do objeto principal do trabalho.

Feitas estas considerações, passa-se, então, à uma breve análise da vida do ser humano antes da genética, a fim de entender um pouco mais como algumas questões médicas eram enfrentadas antes do surgimento do estudo da hereditariedade.

2.1 A SAÚDE HUMANA PRÉ GENÉTICA

O termo “gene” foi criado pelo botânico dinamarquês Wilhem Johannsen, em 1901, a fim de designar o elemento relacionado aos padrões hereditários observados em seres vivos[8]. Já a palavra “genética” foi concebida em 1905, pelo biólogo inglês William Bateson – à época aluno de Francis Galton[9]. Ambas as expressões derivam do radical grego para “nascimento”. Embora essas palavras já estejam incorporadas à terminologia científica há mais de um século, a hereditariedade é objeto da curiosidade humana há muito mais tempo.

Ainda durante a Antiguidade clássica, o filósofo Hipócrates de Cós II (460-370 a.C) valia-se da denominada “herança dos caracteres adquiridos” para explicar as semelhanças entre descendentes e ascendentes[10]. Para Hipócrates, existiria uma “semente” que provém de cada parte do corpo humano. Essa semente seria o elemento hereditário que implica determinada característica fenotípica. Por meio dessa “semente” é que as características,

8 SANTOS, Maria Concepción Novoa Santos. **Genética humana:** sociedade, saúde e educação. Tese (Doutorado em Educação) – Faculdade de Educação da Universidade Federal da Bahia. Salvador, 2008, p. 06.

9 MANASSE, Henri. The other side of the human genome. **American journal of health-system pharmacy**, v. 62, n. 10, p. 1080-1086, 2005. Disponível em: https://academic.oup.com/ajhp/article-abstract/62/10/1080/5134431?redirectedFrom=fulltext Acesso em: 04 jan. 2021, p. 1081.

10 ARCANJO, Fernanda Gonçalves; SILVA, Edson Pereira. Pangênese, genes, epigênese. **História, Ciências, Saúde**, v.24, n.3, p.707-726, jul.-set. 2017. Disponível em: https://www.scielo.br/pdf/hcsm/v24n3/0104-5970-hcsm-24-03-0707.pdf Acesso em: 04 jan. 2021, p. 716.

saudáveis ou não, seriam transmitidas entre pais e filhos[11].

O olhar de Hipócrates simbolizava o raciocínio lógico-racional grego. Sua forma de executar a medicina era baseada em "um exame minucioso acerca dos fatos naturais sobre a moléstia acometida"[12]. Essa característica observadora certamente contribuiu para que Hipócrates descrevesse, ainda na Antiguidade, algo semelhante ao que seria a genética.

No âmbito da discussão sobre as origens da hereditariedade, no mundo helênico, Aristóteles discordava de que todas as partes do corpo humano pudessem prover as "sementes" responsáveis pela perpetuação de características. Para o filósofo, homens e mulheres contribuiriam de formas distintas com o processo de hereditariedade. Nesse contexto, para Aristóteles, o sangue menstrual das mulheres conteria partes de um novo organismo e, quando em contato com o sémen masculino, possibilitaria a concepção de um novo indivíduo[13]. Era notável que a hereditariedade gerava curiosidade.

A prática médica dos gregos, durante a Antiguidade, apesar de contar com reflexões lógicas, como as identificadas em Aristóteles e Hipócrates, também era caracterizada pela associação ao divino. A influência dos deuses na saúde humana era flagrante, como se verifica, por exemplo, através da

11 CAIRUS, Henrique. Ares, águas e lugares. *In*: CAIRUS, Henrique; RIBEIRO JR., Wilson. **Textos hipocráticos:** o doente, o médico e a doença [online]. Rio de Janeiro: Editora FIOCRUZ, 2005, p. 91-129. Disponível em: http://books.scielo.org/id/9n2wg/pdf/cairus-9788575413753-07.pdf Acesso em: 04 jan. 2021, p. 105.

12 VASCONCELOS, Camila. **Direito Médico e bioética:** história e judicialização da relação médico-paciente. Rio de Janeiro: Lumen Juris, 2020, p. 7.

13 FERRARI, Nadir; SCHEID, Neusa Maria John. Pangênese e teoria cromossômica da herança: a persistência de idéias? **Filosofia e História da Biologia**, v. 3, p. 305-316, 2008. Disponível em: http://www.abfhib.org/FHB/FHB-03/FHB-v03-16.html Acesso em: 04 jan. 2021, p. 307.

figura de Asclépios – o deus da medicina. Porém, para além da ótica mítica e religiosa, os gregos praticavam medicina com base em pressupostos lógico-racionais sobre a doença[14].

Os protocolos terapêuticos na Grécia Antiga envolviam regulação dietética de estilos de vida, uso de drogas e medicamentos e, em última instância, cirurgia. Vinho era utilizado para evitar infecções em operações cirúrgicas. Havia uma considerável abrangência da prática médica, com recomendações para tratamento de fraturas, feridas na cabeça e prolapso uterino – apesar do conhecimento aprofundado sobre anatomia e órgãos internos ser limitado[15].

Em outras regiões e momentos históricos do Mundo Antigo, a prática da medicina era mais fortemente relacionada com a crendice religiosa. As pessoas acreditavam que a saúde humana estaria diretamente conectada aos humores divinos. Na Antiga Mesopotâmia, entre os séculos XVIII e XVII a.C, por exemplo, tanto deuses quanto demônios eram considerados responsáveis pelas mazelas que recaíam sobre o corpo humano. A incidência dos poderes das divindades poderia prejudicar ou restabelecer a saúde a alguém, de acordo com o comportamento social do sujeito[16].

Textos clínicos babilônicos, datados de aproximadamente 650 a.C, descrevem com significativa precisão o quadro sintomático da epilepsia, destacando o agravamento das

---

14 VASCONCELOS, Camila. **Direito Médico e bioética:** história e judicialização da relação médico-paciente. Rio de Janeiro: Lumen Juris, 2020, p. 6.

15 NUTTON, Vivian. The rise of medicine. *In*: PORTER, Roy (Ed.). **The Cambridge Illustrated history of medicine**. Cambridge: University Press Press, 1996, p. 57.

16 VASCONCELOS, Camila. **Direito Médico e bioética:** história e judicialização da relação médico-paciente. Rio de Janeiro: Lumen Juris, 2020, p. 4.

convulsões quando ocorridas durante o sono ou de forma recorrente. Vivian Nutton destaca que a prática médica na Babilônia se relacionava com os conhecimentos desse povo em previsões astronômicas, o que implicava a atribuição de doenças a deuses ou espíritos. Assim como outros povos antigos, os babilônios tinham protocolos terapêuticos materiais e espirituais. Nesse sentido, enquanto um grupo de curandeiros tratava as mazelas com poções, bandagens, drogas e ervas, outro realizava exorcismos, encantamentos e rituais de cura[17].

Os egípcios da época, por sua vez, apostavam em um contato mais próximo com o paciente. As consultas e atendimentos eram marcados por questionários prévios e exames físicos detalhistas. Porém, embora médico e paciente se aproximassem através de um diálogo franco, a prática de orações aos deuses era um dos principais protocolos terapêuticos. Na Antiguidade, a relação entre saúde e divindades fazia dos médicos intermediários entre a humanidade e os deuses[18].

Apesar da atmosfera mística que envolvia as práticas terapêuticas no Mundo Antigo, ao se observar a curiosidade grega sobre assuntos como reprodução humana e hereditariedade, ainda na seara da filosofia, torna-se possível perceber traços do que, posteriormente, seria objeto de estudo da ciência. Durante os séculos XVIII e XIX, com a ascensão da racionalidade e com a revolução científica, a genética avança. Mesmo com

17 NUTTON, Vivian. The rise of medicine. *In*: PORTER, Roy (Ed.). **The Cambridge Illustrated history of medicine**. Cambridge: University Press Press, 1996, p. 54.

18 VASCONCELOS, Camila. **Direito Médico e bioética:** história e judicialização da relação médico-paciente. Rio de Janeiro: Lumen Juris, 2020, p. 5.

a devoção à ciência que marca o período, os questionamentos filosóficos que surgiram na Antiguidade se mantiveram presentes.

Seguindo uma tendência de retorno ao pensamento grego clássico, lógico e racional, a Idade Moderna ficou marcada pela valorização da razão. A racionalidade deveria ser o parâmetro para se justificar as coisas, não a fé ou os mitos. Essa nova forma de pensar contribuiu para o desenvolvimento da ciência, o que influenciou diretamente a medicina.

Durante a Modernidade, passou-se a ter maior acesso ao corpo humano, o que viabilizou o aprofundamento dos estudos em anatomia. As universidades médicas, gradativamente, foram substituindo a fé pela razão. O espírito de curiosidade e a atitude científica racional, em conjunto com a "necessidade de desvendar mistérios da natureza do corpo humano" levaram a prática médica a evoluir[19]. Havia uma atmosfera de descobertas, o que levava à contínua busca pelo conhecimento e à experimentação.

Os primeiros passos da genética, durante a Modernidade, são influenciados, principalmente, pela ideia da herança dos caracteres adquiridos. Charles Darwin, por exemplo, em sua tentativa de explicar a hereditariedade através da denominada teoria das células gêmulas, retorna a Hipócrates e introduz o termo "Pangênese"[20].

De acordo com a Pangênese darwiniana, as "gêmulas", unidades que compõem cada indivíduo, são coletadas de todas as partes do corpo e, juntas, formam os "elementos sexuais".

19 VASCONCELOS, Camila. **Direito Médico e bioética:** história e judicialização da relação médico-paciente. Rio de Janeiro: Lumen Juris, 2020, p. 14.

20 FERRARI, Nadir; SCHEID, Neusa Maria John. Pangênese e teoria cromossômica da herança: a persistência de idéias? **Filosofia e História da Biologia**, v. 3, p. 305-316, 2008. Disponível em: http://www.abfhib.org/FHB/FHB-03/FHB-v03-16.html Acesso em: 04 jan. 2021, p. 308.

O desenvolvimento dessas gêmulas depende da união com outras células já previamente desenvolvidas. A hipótese trabalhada por Darwin assume que as gêmulas dormentes teriam "afinidade mútua", o que viabilizaria sua junção em elementos sexuais. Sendo assim, não seriam os órgãos reprodutores os responsáveis pela geração de um novo indivíduo, mas essas unidades – gêmulas – que compõem cada ser[21].

Ao formular a teoria da Pangênese, Charles Darwin almejava explicar, de maneira unificada e universal, os ainda obscuros fenômenos envolvidos no processo biológico da hereditariedade. Foi uma tentativa de lançar luz sobre um assunto ainda desconhecido, embora há muito pensado[22]. Era notório que a construção do conhecimento estava ocorrendo de maneira progressiva, e que seria questão de tempo até um grande acontecimento impulsionar significativamente essa ciência pré-genética.

Enquanto a teoria darwiniana tentava desvendar os mistérios da hereditariedade, a medicina tradicional da Modernidade trabalhava com o que tinha. No âmbito da atenção primária, por exemplo, até 1900, os médicos dedicavam sua atenção, na maior parte do tempo, à febre. O estado febril do paciente era o cerne da consulta médica tradicional nos séculos XVIII e XIX. O cenário terapêutico era marcado por um paciente acamado com febre e por um médico em consulta domiciliar[23].

21 DARWIN, Charles. **The variation of animals and plants under domestication**. London: John Murray, 1868, p. 457.

22 ARCANJO, Fernanda Gonçalves; SILVA, Edson Pereira. Pangênese, genes, epigênese. **História, Ciências, Saúde**, v.24, n.3, p.707-726, jul.-set. 2017. Disponível em: https://www.scielo.br/pdf/hcsm/v24n3/0104-5970-hcsm-24-03-0707.pdf Acesso em: 04 jan. 2021, p. 710.

23 SHORTER, Edward. Primary care. *In*: PORTER, Roy (Ed.). **The Cambridge**

É nesse contexto de racionalidade e ciência que a história da genética começa a ser revolucionada. O impulso para essa mudança ocorre com o monge agostiniano Gregor Mendel. A trajetória acadêmica de Mendel se confunde com a religiosa, uma vez que o ingresso do cientista na ordem dos monges agostinianos a ocorre como uma forma de garantir a continuidade dos seus estudos[24].

Foi no mosteiro de Brno que Mendel pôde desenvolver seu aprendizado sobre ciências naturais, realizando experimentos voltados ao cruzamento de plantas e animais. Após ser reprovado em um exame para professor, Gregor Mendel ingressa em um estágio de dois anos na Universidade de Viena, onde tem a oportunidade de cursar física, matemática e fisiologia vegetal[25]. Foi essa base acadêmica que lhe permitiu encontrar a abordagem mais adequada para seus estudos sobre hibridização em ervilhas, trazendo, mais tarde, novos contornos à ciência da hereditariedade[26].

Mendel realizou cruzamentos padronizados entre variedades de ervilhas, que se diferenciavam pela altura, cor e textura das sementes. As plantas utilizadas eram variadas.

Illustrated history of medicine. Cambridge: University Press Press, 1996, p. 120.

24 GONÇALVES, Pablo Rodrigues; PAIVA, Samuel Rezende. De Mendel a Hennig: a incorporação de dados genéticos na sistemática filogenética. *In*: ARAGÃO, Francisco José Lima; MOREIRA, José Roberto (Ed.). **Mendel:** das leis da hereditariedade à engenharia genética. Brasília: Embrapa, 2017, p. 222.

25 GONÇALVES, Pablo Rodrigues; PAIVA, Samuel Rezende. De Mendel a Hennig: a incorporação de dados genéticos na sistemática filogenética. *In*: ARAGÃO, Francisco José Lima; MOREIRA, José Roberto (Ed.). **Mendel:** das leis da hereditariedade à engenharia genética. Brasília: Embrapa, 2017, p. 223.

26 GONÇALVES, Pablo Rodrigues; PAIVA, Samuel Rezende. De Mendel a Hennig: a incorporação de dados genéticos na sistemática filogenética. *In*: ARAGÃO, Francisco José Lima; MOREIRA, José Roberto (Ed.). **Mendel:** das leis da hereditariedade à engenharia genética. Brasília: Embrapa, 2017, p. 223.

Altas e baixas, amarelas e verdes, com sementes lisas e rugosas. Em um primeiro momento, o monge cruzou ervilhas "puras", mas de características opostas, por exemplo, sementes lisas e rugosas, gerando plantas híbridas denominadas F1. Em seguida, Mendel cruzou esses híbridos F1 entre si, obtendo uma geração F2. Com o experimento, foi observado que os indivíduos da prole seguiam uma proporção de 3:1, ou seja, para cada três sementes lisas geradas, havia uma rugosa[27].

As observações feitas através dos experimentos de hibridização de ervilhas levaram Mendel a elaborar alguns princípios para explicar a proporção descoberta. Foi assim que o cientista concebeu a existência de condições dominantes e recessivas relacionadas a determinadas características. Essas condições, por sua vez, são oriundas de cada um dos ancestrais imediatos daquele indivíduo, ou seja, cada parental contribui com um elemento, e a junção desses elementos resulta na característica[28].

Durante a segunda metade do século XIX, enquanto a pesquisa mendeliana se desenvolvia dentro do monastério, a medicina, especialmente na Inglaterra industrial, se fortalecia em um contexto chamado por Foucault de "controle médico da população". De acordo com o filósofo francês, os serviços de saúde que surgem na Inglaterra em 1875 tinham a função de controlar vacinação,

27 GONÇALVES, Pablo Rodrigues; PAIVA, Samuel Rezende. De Mendel a Hennig: a incorporação de dados genéticos na sistemática filogenética. *In*: ARAGÃO, Francisco José Lima; MOREIRA, José Roberto (Ed.). **Mendel:** das leis da hereditariedade à engenharia genética. Brasília: Embrapa, 2017, p. 223-224.

28 GONÇALVES, Pablo Rodrigues; PAIVA, Samuel Rezende. De Mendel a Hennig: a incorporação de dados genéticos na sistemática filogenética. *In*: ARAGÃO, Francisco José Lima; MOREIRA, José Roberto (Ed.). **Mendel:** das leis da hereditariedade à engenharia genética. Brasília: Embrapa, 2017, p. 224.

organizar o registro de epidemias e doenças com potencial epidêmicas e identificar e destruir locais considerados insalubres[29].

É durante o século XIX que importantes avanços técnicos ocorrem. É o caso, por exemplo, do aperfeiçoamento de procedimentos cirúrgicos a partir do desenvolvimento e utilização de anestésicos e antissépticos. Em 1842, nos Estados Unidos, William E. Clarke realiza uma extração dentária utilizando éter como anestésico. Mais tarde, 1844, outro dentista, Horace Wells, vale-se de óxido nitroso para obter a anestesia. Em 1846, o éter já era utilizado anestesicamente para amputação de membros. Em 1847, o clorofórmio ocupa essa função, com James Young Simpson[30].

Não obstante, é também no século XIX que a medicina se internacionaliza, adquirindo caráter mais global, em razão do contexto imperialista da época. Neste liame, é possível citar a criação da Cruz Vermelha, em 1864, pela Convenção de Geneva, além da inaugurações dos congressos médicos internacionais, em 1867, em Paris[31].

É importante perceber como o desenvolvimento da medicina em um período pré-genética acabou concentrando a atenção em aspectos mais organizacionais – como a criação de instituições globais, e pragmáticas, como o aperfeiçoamento da anestesia, criando um instrumento que permite controlar a dor e viabilizar a realização de cirurgias mais complexas. Os conhecimentos sobre

29 FOUCAULT, Michel. **Microfísica do poder**. 8.ed. Rio de Janeiro/São Paulo: Paz e Terra, 2018, p. 167.

30 PORTER, Roy. Hospitals and surgery. *In*: PORTER, Roy (Ed.). **The Cambridge Illustrated history of medicine**. Cambridge: University Press Press, 1996, p. 229.

31 PORTER, Roy. Hospitals and surgery. *In*: PORTER, Roy (Ed.). **The Cambridge Illustrated history of medicine**. Cambridge: University Press Press, 1996, p. 185.

genética se relacionam diretamente com a saúde humana, seja em caráter preditivo, preventivo ou interventivo. Porém, apenas no início do século XX tal relação iria começar a se desenvolver.

A teoria da hereditariedade mendeliana é fundamental para o desenvolvimento da genética, além de ser revolucionária. Porém, não obstante Mendel ter apresentado seus resultados em duas conferências da Sociedade de História Natural de Brünn em 1865, a comunidade científica só atentou para a importância do estudo 35 anos mais tarde, em 1900. A redescoberta de Mendel se deu através de três pesquisadores europeus, trabalhando separadamente, sendo eles: Hugo De Vries (1848-1935), Erich von Tschermak-Szeneygg (1871-1962) e Carl Correns (1864-1933). Porém, o grande responsável por difundir as ideias mendelianas foi William Bateson (1861-1926)[32].

Bateson, além de cunhar termos como "genética", "alelomorfo" e "mendelismo", contribuiu para a difusão da ideia de que é o genótipo que determina os fenótipos – ou seja, as características dos indivíduos. A partir de William Bateson, a teoria mendeliana se espalhou com mais força pela comunidade científica, consequentemente causando maior impacto e influência nos estudos da área. A teoria foi se consolidando ao adquirir respaldo de importantes estudos citológicos, como os realizados por Thomas Hunt Morgan (1866-1945) em mosquinhas-de-fruta, concluindo que os genes ficam localizados nos cromossomos[33].

32 GONÇALVES, Pablo Rodrigues; PAIVA, Samuel Rezende. De Mendel a Hennig: a incorporação de dados genéticos na sistemática filogenética. *In*: ARAGÃO, Francisco José Lima; MOREIRA, José Roberto (Ed.). **Mendel:** das leis da hereditariedade à engenharia genética. Brasília: Embrapa, 2017, p. 224-225.

33 GONÇALVES, Pablo Rodrigues; PAIVA, Samuel Rezende. De Mendel

A redescoberta de Gregor Mendel, no início do século XX, foi fundamental para o impulsionamento do trabalho científico em genética. Foi a partir dos estudos do monge agostiniano que a ciência encontrou um paradigma para solidificar suas pesquisas e experimentações. Não é à toa que, durante o século XX, é possível observar grandes avanços científicos, técnicos e teóricos, que vêm transformando a própria forma como o ser humano se autocompreende.

A construção do conhecimento em genética transforma o indivíduo. Cada novo avanço representa mudanças existenciais e físicas. Trata-se de um autoconhecimento biológico, um entendimento sobre alguns dos fatores que fazem cada um dos seres humanos serem o que são. Nesse cenário, o progresso é uma constante. No século XXI, vêm à tona as possibilidades de interferência direta no genoma. Com isso, emergem esperanças, possibilidades e receios. O estudo da genética traz uma nova perspectiva. Uma perspectiva antecipatória.

2.2 O ESTUDO DA GENÉTICA: UMA NOVA PERSPECTIVA À LUZ DA MEDICINA PREDITIVA

Tradicionalmente, os principais objetivos da medicina são evitar a morte, prolongar a vida, conservar a saúde, promover cuidados paliativos e aliviar a dor e o sofrimento[34]. O aprofundamento

a Hennig: a incorporação de dados genéticos na sistemática filogenética. *In*: ARAGÃO, Francisco José Lima; MOREIRA, José Roberto (Ed.). **Mendel:** das leis da hereditariedade à engenharia genética. Brasília: Embrapa, 2017, p. 225.

34 ABELLÁN, Fernando. **Selección genética de embriones**: entre la libertad reproductiva y la eugenesia. Granada: Editorial Comares, 2007, p. 3.

dos estudos em genética, porém, traz elementos que transformam esses objetivos. Para além de lidar com problemas de saúde já existentes, faz-se possível evitar que essas mazelas sequer ocorram.

O século XX foi uma época de grandes transformações. A expectativa de vida aumentou consideravelmente, os direitos das mulheres vêm sendo mais considerados e respeitados, passou-se a dar maior atenção à saúde dos trabalhadores e as descobertas científicas surgem como um horizonte de esperança para as pessoas. No que tange à genética, os avanços também foram significativos e o Projeto Genoma Humano trouxe à tona vasto leque de possibilidades para a humanidade, entre as quais a identificação pré-natal de "genes de risco", potenciais causadores de patologias[35].

A identificação de genes propensos à manifestação de determinada doença, realizada de forma precoce, relaciona-se com a chamada medicina preditiva. Este tipo de prática médica consiste em prever potenciais patologias e agir para tratá-las, mesmo antes do aparecimento dos sintomas. Em outras palavras, trata-se de identificar geneticamente uma doença em potencial e atacá-la previamente à sua manifestação.

É possível que haja alguma confusão entre os termos "medicina preditiva" e "medicina preventiva". Embora tais expressões tenham significado semelhante e remetam a uma abordagem médica de natureza antecipatória, correspondem a práticas diferentes. Por isso, faz necessário diferenciar tais conceitos.

Nesse sentido, conforme explica Aitziber Emaldi Cirión,

35 GARRAFA, Volnei; COSTA, Sergio Ibiapina Ferreira; OSELKA, Gabriel. A Bioética no Século XXI. **Revista Bioética,** v. 7, n. 2, 1999. Disponível em: https://revistabioetica.cfm.org.br/index.php/revista_bioetica/article/view/313 Acesso em: 11 jan. 2021, p. 2.

a prática da medicina preventiva é consequência direta da medicina preditiva. A autora explica que predizer significa "*anunciar lo que va a suceder en un futuro*", enquanto prevenir é "*preparar con anticipación una respuesta a lo que se previó*"[36]. Em outras palavras, a medicina preditiva se preocupa em indicar com antecedência a manifestação de uma doença – predizendo-a. Já a medicina preventiva se preocupa em encontrar formas de enfrentar antecipadamente essa doença – evitando, se possível, sua manifestação.

A prática médica preditiva é voltada para o futuro. Aponta algo que pode acontecer ou não, indicando probabilidades. Com base nessa predição, realizam-se práticas preventivas. Ocorre que, muitas vezes, a enfermidade anunciada ainda carece de tratamentos disponíveis, o que inviabiliza sua prevenção[37]. Com os avanços em genética, o nível de precisão da medicina preditiva aumenta, assim como as possibilidades objetivas de enfrentamento dessa previsão médica.

A utilização preditiva da genética passa pela realização da testagem dos genes. Esse tipo de teste consiste em examinar o DNA de um indivíduo, a fim de identificar alguma mutação que possa indicar uma doença ou desordem química. Os tipos de testes genéticos são variados. Alguns são capazes de identificar mutações envolvendo todo o cromossomo. Já outros atuam sobre "pedaços curtos de DNA marcadores, dentro ou próximos aos

36 EMALDI CIRIÓN, Aitziber. **El consejo genético y sus implicaciones jurídicas**. Bilbao-Granada: Cátedra Interuniversitaria, Fundación BBVA-Diputacón y Editorial Comares, 2001, p. 10.

37 EMALDI CIRIÓN, Aitziber. **El consejo genético y sus implicaciones jurídicas**. Bilbao-Granada: Cátedra Interuniversitaria, Fundación BBVA-Diputacón y Editorial Comares, 2001, p. 10.

genes, ou ainda procuram por produtos proteicos dos genes"[38].

O uso da biotecnologia genética tem importância ímpar na predição e prevenção de doenças. A capacidade de prever a manifestação de uma enfermidade grave é fundamental para que se possa enfrentar tal patologia. Essa necessidade de antecipação é flagrante, por exemplo, na seara oncológica, uma vez que a detecção de tumores em estágios iniciais aumenta as chances de prognósticos positivos para o paciente. Nesse contexto, uma vez que a descoberta precoce de um câncer existente contribui para o aumento das probabilidades de recuperação do indivíduo, a aplicação de análises genéticas que anteveem o surgimento do tumor pode ser um instrumento de erradicação da patologia.

Evidências preliminares de um trabalho publicado em julho de 2020 na revista *Nature Communications* apontam para a promissora possibilidade de se identificar cinco tipos de câncer, através de exames de sangue, até quatro anos antes de diagnósticos convencionais, como mamografia ou colonoscopia[39]. O método diagnóstico utilizado pelos pesquisadores é denominado *Panseer*, e se baseia na

38 BARBOSA NETO, João Gonçalves; BRAZ, Marlene. Bioética, testes genéticos e a sociedade pós-genômica. *In*: SCHRAMM, Fermin Roland; BRAZ, Marlene (org.) **Bioética e saúde:** novos tempos para mulheres e crianças? São Paulo: Editora FIOCRUZ, 2005. Disponível em: http://books.scielo.org/id/wnz6g/10 Acesso em: 11 jan. 2021, p. 198.

39 Valendo-se de informações presentes em um banco de plasma chamado *Taizhou Longitudinal Study*, que conta com mais de 100.000 voluntários, os cientistas conseguem obter padrões epigenéticos relativos a múltiplos tipos de câncer. Com esses dados, os pesquisadores conseguiram detectar sinais de câncer no plasma de pacientes que, até o momento, estavam assintomáticos, mas que acabaram desenvolvendo a doença quatro anos mais tarde (CHEN, Xingdong; GOLE, Jeffrey; GORE, Athurva *et al.* Non-invasive early detection of cancer four years before conventional diagnosis using a blood test. **Nature Communications**, n. 11, artigo 3475, 2020. Disponível em: https://doi.org/10.1038/s41467-020-17316-z Acesso em: 15 fev. 2021).

epigenética, ou seja, em alterações químicas presentes no DNA.

A capacidade diagnóstica e de investigação genética avança rapidamente, ampliando o alcance das técnicas disponíveis e tornando possível a prática de medicina preditiva. Porém, a utilização preditiva da genética gera dilemas éticos relacionados aos limites dessa investigação. É o que acontece, por exemplo, com o Diagnóstico Genético Pré-natal, ou DGP – utilizado para detectar doenças genéticas em fetos.

Valendo-se do DGP, não é necessário aguardar até o nascimento para agir sobre a saúde do indivíduo, uma vez que os diagnósticos podem ser realizados intrauterinamente. Este tipo de diagnóstico tem três etapas. A primeira etapa é a assessoria genética, na qual se leva em consideração as informações coletadas, a tecnologia disponível para a realização do tratamento, as possibilidades de acesso a esse tratamento e, até mesmo, quais enfermidades fazem parte de determinado programa pré-natal. A segunda etapa, por sua vez, diz respeito à escolha e aplicação das técnicas diagnósticas, como ultrassom ou fetoscopia – que permitem detectar anomalias anatômicas como lábios leporinos e afetações cardíacas; ou anomalias cromossômicas, como a síndrome de Down. A terceira etapa, por fim, é a tomada de decisão[40].

40 De acordo com Fabiola Córtes e Jorge Salgado, o DGP é uma opção acessível e menos invasiva para identificação de patologias genéticas. A técnica é indicada, geralmente, quando se verifica pelo menos uma das seguintes situações: a) ao menos um dos parentais tenha antecedentes genéticos de risco; b) os parentais tenham gerado, anteriormente, um filho com graves enfermidades; ou c) quando a idade da mãe for superior a 35 anos. Ainda, destacam os autores que a finalidade do Diagnóstico Genético Pré-natal é meramente terapêutica, a fim de tratar a patologia identificada (CÓRTES, Fabiola Villela; SALGADO, Jorge Linares. Diagnostico genético prenatal y aborto. Dos cuestiones de eugenesia y discriminación. **Revista Bioética y Derecho**, n. 24, p. 31-43, jan. 2012. Disponível em: http://scielo.isciii.es/scielo.

A possibilidade de antever o surgimento de doenças genéticas graves, como o câncer, por exemplo, parece atrair a atenção da população. Nesse sentido, destaca-se o investimento de empresas de tecnologia na disponibilização de exames e mapeamento genético ao grande público, dispensando-se, inclusive, prescrição médica. É o caso do Grupo Fleury[41], com o negócio "Sommos DNA"; e da Startup Meu DNA[42]. A testagem genética oferecida pelas empresas pode ser feita em casa, pelo próprio testado, custando entre R$ 1.200,00 e R$ 1.399,00.

Embora a utilização de testagem genética tenha grande importância para a identificação precoce de doenças genéticas graves, sua aplicação pode trazer consequências sérias para o indivíduo testado. Isso porque, ao tomar conhecimento sobre os genes de risco que porta, e, consequentemente, sobre as potenciais patologias que pode desenvolver, a pessoa pode sofrer danos de natureza emocional, social e psicológica. É por isso que a efetiva prática de medicina preditiva deve observar a utilidade clínica e social do teste genético.

A utilidade clínica e social se relaciona com a avaliação envolvendo os benefícios e os custos ou riscos em potencial da testagem. Nesse sentido, é necessário que os benefícios proporcionados pelo teste genético superem os riscos ou

php?script=sci_arttext&pid=S1886-58872012000100004 Acesso em: 11 jan. 2021, p. 33-34).

41 DESIDÉRIO, Mariana. Fleury lança teste genético que detecta risco de ter câncer. **Exame**. Online, 16 dez. 2021. Disponível em: https://exame.com/negocios/fleury-lanca-teste-genetico-que-detecta-chances-de-ter-cancer/ Acesso em: 17 fev. 2021.

42 ARIMATHEA, Bruna. Startup MeuDNA lança teste genético com foco em saúde por R$ 1,2 mil. **Terra**. Online, 30 jun. 2020. Disponível em: https://www.terra.com.br/noticias/tecnologia/inovacao/startup-meudna-lanca-teste-genetico-com-foco-em-saude-por-r-12-mil,39936706025d43b5a5981efbdf9e6695y3xw6w10.html Acesso em: 17 fev. 2021.

custos. É por isso que se faz necessário estabelecer claramente as vantagens e desvantagens em potencial do teste de genes.

Como benefícios, é possível citar, além do esclarecimento sobre o diagnóstico e o prognóstico, a "redução da necessidade de realização de outros exames de alto custo, desconfortáveis e/ou invasivos; fornecimento de informações sobre riscos de recorrência para a prole e outros membros da família, podendo influenciar a tomada de decisão sobre a reprodução"[43].

Dentre os pontos positivos, destaca-se o aumento da informação do paciente, fundamental para a preservação da sua autonomia e consequente tomadas de decisões. Não obstante, é preciso deixar claro que a testagem genética envolve análises de risco, ou seja, não é possível afirmar se a pessoa vai ter ou não a doença.

Conforme ensinam Barbosa Neto e Braz, os testes genéticos têm a finalidade de detectar mutações nos genes, não propriamente doenças. Isso significa que a identificação de um gene mutante não necessariamente implicará o desenvolvimento da patologia. Como exemplo, mulheres portadoras de mutações no gene BRCA1, suscetível ao câncer de mama, apresentam 80% de chance desenvolver a doença por volta dos 65 anos de idade. Porém, apesar do alto risco, pode ser que aquela mulher nunca tenha câncer de mama. Por outro lado, também

43 SOCIEDADE BRASILEIRA DE GENÉTICA MÉDICA E GENÔMICA – SBGM. **Parecer técnico da Sociedade Brasileira de Genética Médica e Genômica sobre testes genéticos** - Volume 1 recomendações sobre a qualidade técnica e laudo dos principais exames em genética médica. Porto Alegre-RS, 2018/2020. Disponível em: https://www.sbgm.org.br/uploads/PARECER%20T%C3%89CNICO%20DA%20SOCIEDADE%20BRASILEIRA%20DE%20GEN%C3%89TICA%20M%C3%89DICA%20E%20GEN%C3%94MICA%20SOBRE%20TESTES%20GEN%C3%89TICOS%20FINAL.pdf Acesso em: 11 jan. 2021, p. 9.

é possível que algum familiar, testado negativo para a mutação no gene BRCA1, tenha a doença por outras mutações[44].

O que se pretende demonstrar é que, diante desse cenário de probabilidades, é preciso avaliar e sopesar até que ponto a testagem genética contribui positivamente para a saúde das pessoas, podendo ser considerada como uma prática de medicina preditiva. Ainda, é necessário levar em consideração, também, a autonomia do indivíduo e o seu direito ao autoconhecimento genético. Nesse contexto, o esclarecimento é, de fato, fundamental para se obter a melhor utilidade clínica e social dos testes.

Sendo assim, a pessoa que se submete à testagem deve ser informada sobre aspectos como a possibilidade de identificação de determinada mutação genética potencial causadora de patologia ainda sem tratamento, bem como acerca das chances de se identificar uma possível patologia previamente, viabilizando condutas profiláticas. O importante é dar à pessoa que é testada o conhecimento necessário para decidir o que fazer.

Um estudo publicado em março de 2017[45] analisou os impactos psicológicos, níveis de compreensão psicológica e utilização da informação genética de 242 mulheres que se submeteram ao aconselhamento genético para câncer de mama e ovário hereditários. De acordo com a pesquisa, com a maior difusão

44 BARBOSA NETO, João Gonçalves; BRAZ, Marlene. Bioética, testes genéticos e a sociedade pós-genômica. In: SCHRAMM, Fermin Roland; BRAZ, Marlene (org.) **Bioética e saúde:** novos tempos para mulheres e crianças? São Paulo: Editora FIOCRUZ, 2005. Disponível em: http://books.scielo.org/id/wnz6g/10 Acesso em: 11 jan. 2021, p. 202.

45 LUMISH, Heidi; STEINFELD, Hallie; KOVAL, Carrie *et al.* Impact of Panel Gene Testing for Hereditary Breast and Ovarian Cancer on Patients. **Journal of Genetic Counselling**, n. 26, p. 1116 1129, 2017. Disponível em: https://doi.org/10.1007/s10897-017-0090-y Acesso em: 15 fev. 2021.

de testes genéticos, haverá também maior detecção de genes com potencial moderado para o desenvolvimento de patologias, mas sem diretrizes clínicas estabelecidas. Além disso, o número de variantes genéticas inconclusivas também deve aumentar, gerando incertezas acerca do caráter dessas variantes – benignas ou malignas.

Os resultados obtidos no referido estudo sugerem que as pacientes sem histórico familiar de câncer, mas com resultados de propensão genética positivos são mais afetadas pelos testes. Segundo a pesquisa, identificou-se nessas pessoas maior incidência de pensamentos angustiantes, invasivos e até mesmo de negação. Um padrão semelhante de comportamento foi identificado também nas pacientes que obtiveram resultados considerados inconclusivas. Maiores índices de sofrimento foram observados nossos seguintes grupos de mulheres: a) mais jovens; b) pretas; c) de origem hispânica; e d) com menores níveis de escolaridade.

Segundo os pesquisadores, esses resultados apontam para a necessidade de se investir na educação e no aconselhamento pré-teste como forma de ajudar as pacientes a lidar com os diferentes tipos possíveis de resultados, compreendendo-os adequadamente e dando a essas mulheres maior empoderamento para decidir sobre a realização dos testes[46].

Possíveis incorreções ou inconsistências nos testes genéticos e suas implicações devem ser consideradas quando se analisa os desdobramentos da medicina preditiva genética. Um estudo publicado em fevereiro de 2021 chama

46 LUMISH, Heidi; STEINFELD, Hallie; KOVAL, Carrie *et al.* Impact of Panel Gene Testing for Hereditary Breast and Ovarian Cancer on Patients. **Journal of Genetic Counseling,** n. 26, p. 1116–1129, 2017. Disponível em: https://doi.org/10.1007/s10897-017-0090-y. Acesso em: 15 fev. 2021.

a atenção para a possibilidade de um teste genético comum ter, na verdade, uma taxa de erro elevada[47]. A pesquisa indica que o índice de acerto preditivo da testagem aplicada a mutações nos genes BRCA1 e BRCA2, responsáveis pela identificação dos cânceres de mama e ovário, é de apenas 4,2%.

Em 2013, a atriz Angelina Jolie relatou em um editorial do jornal *The New York Times* que havia se submetido a uma dupla mastectomia profilática, após uma testagem nos genes BRCA1 e BRCA2 estimar que sua probabilidade de desenvolver câncer de mama era de 87%, além de 50% de chances de desenvolvimento de câncer nos ovários. Em seu texto, Angelina explica que sua mãe faleceu aos 56 anos, após lutar contra o câncer por quase uma década. A fim de minimizar o máximo possível os riscos, e baseada nas informações decorrentes da testagem genética, decidiu retirar os seios preventivamente[48].

Nesse caso, o teste genético teve utilidade clínica e social, uma vez que a paciente, na plena manifestação de sua autonomia e ciente dos riscos, pôde tomar uma decisão esclarecida e optar por um tratamento preditivo. Porém, a indicação de que o tipo de testagem realizada pela atriz pode não ser tão efetiva assim demanda cuidado. No caso de Angelina, a medida preventiva foi a retirada de suas mamas. Trata-se de uma medida de intervenção no próprio corpo com consequências médicas, sociais e psicológicas

47 WEEDON, M.N.; JACKSON, L.; RUTH, K.S *et al.* Use of SNP chips to detect rare pathogenic variants: retrospective, population based diagnostic evaluation. **BMJ**, 372:n214, 2021. Disponível em: https://doi.org/10.1136/bmj.n214. Acesso em 19 fev. 2021.

48 JOLIE, Angelina. My Medical Choice. **The New York Times**. Los Angeles, 14 mai. 2013. Disponível em: https://www.nytimes.com/2013/05/14/opinion/my-medical-choice.html Acesso em: 17 jan. 2021.

para a mulher. Para que se possa ter um real benefício terapêutico na testagem, é preciso diligência e cuidado, uma vez que os impactos da genética nas vidas das pessoas são intensos e profundos.

Não obstante a importância terapêutica da testagem de genes, em especial no que tange à medicina preditiva, não se pode deixar de considerar as delicadas questões éticas que envolvem a intimidade genética de um indivíduo. Se, por um lado, o acesso à informação genética de alguém viabiliza a detecção, prevenção e tratamento de patologias graves, por outro, liga o alerta quanto à vulnerabilidade do ser humano, que passa a ter o conhecimento de suas singularidades genéticas compartilhado com terceiros que podem interferir perigosamente no âmbito de sua vida privada e social[49].

A informação genética é um bem de grande importância e delicadeza. De grande importância, pois, por se tratar de dados personalíssimos, podem acarretar perigos para a liberdade e para identidade do indivíduo. É de grande delicadeza, pois, afeta mais diretamente a dignidade humana, uma vez que os dados genéticos permitem traçar um perfil preciso daquela pessoa, incluindo características físicas e enfermidades existentes ou em potencial[50].

As implicações ao redor do acesso à informação genética de alguém têm natureza sensível, pessoal, familiar e social. Por estes motivos, a confidencialidade é um elemento essencial quando se pretende utilizar tais informações com finalidades

---

49 GALLARDO, Mercedes Vidal. Riesgo genético y discriminación. **Revista Derecho y Genoma Humano**, n. 33, p. 127-167, 2010. Disponível em: https://dialnet.unirioja.es/servlet/articulo?codigo=3433175 Acesso em: 19 jan. 2021, p. 131-132.

50 GALLARDO, Mercedes Vidal. Riesgo genético y discriminación. **Revista Derecho y Genoma Humano**, n. 33, p. 127-167, 2010. Disponível em: https://dialnet.unirioja.es/servlet/articulo?codigo=3433175 Acesso em: 19 jan. 2021, p. 133.

terapêuticas. Nesta senda, como afirma Carlos Maria Romeo Casabona, apesar da preservação da confidencialidade genética não diferir de outros aspectos do sigilo médico de maneira geral, a forma como o público concebe essas informações é diferente[51].

Portanto, mesmo na seara da medicina preditiva, é preciso ter cuidado e estabelecer proteções éticas e legais, de maneira a potencializar, o melhor possível, a preservação da intimidade de todo aquele que participa das testagens. A justificativa para o acesso à informação genética deve ser a melhora da saúde.

Não obstante a relevância de conceitos como medicina preventiva e preditiva, hodiernamente o aprofundamento científico em patologias oncológicas, descortinando o câncer para além de uma patologia singular e compreendendo-o como várias doenças de incidência simultânea, tem levado os cientistas a buscarem tratamentos personalizados e respostas terapêuticas mais específicas. Essa nova postura médica, alicerçada na oncogenética, faz surgir a denominada medicina de precisão[52].

Por meio da medicina de precisão, passa-se a olhar para o paciente de forma mais singular. O tratamento da patologia, por sua vez, passa a levar em consideração tanto fatores ambientais quanto genéticos. O objetivo é a formulação de diagnósticos, tratamentos e métodos preventivos personalizados, baseados na individualidade daquele paciente – formada tanto pelos seus genes,

51 CASABONA, Carlos Maria. Predictivity, Genetic Tests and Insurance Law. **Revista de derecho y genoma humano = Law and the human genome review**, n. 31, p. 107-122, 2009. Disponível em: https://pubmed.ncbi.nlm.nih.gov/18942509/ Acesso em: 19 fev 2021, p. 113.

52 GUINDALINI, Rodrigo *et al.* Personalizing Precision Oncology Clinical Trials in Latin America: An Expert Panel on Challenges and Opportunities. **The Oncologist**, 24, 8, p.709- 719, 2019. Disponível em: https://doi.org/10.1634/theoncologist.2018-0318 Acesso em: 21 jul. 2021.

quanto pela influência do ambiente externo e do seu estilo de vida[53].

As vantagens de protocolos personalizados para identificação e prevenção de câncer são flagrantes. O diagnóstico de câncer realizado antes da faixa etária habitual para aqueles indivíduos que têm histórico familiar de neoplasia, por exemplo, aponta para uma possível predisposição para o câncer. Com essa informação, é possível realizar aconselhamento e testes genéticos nesses indivíduos, o que viabiliza a constituição de protocolos de tratamento especializados nos casos onde mutações germinativas sejam observadas[54].

A proposta da medicina de precisão baseia-se na informação especializada acerca do perfil molecular do paciente, bem como do tumor que será tratado. Esse conhecimento específico fundamenta a elaboração de protocolos terapêuticos individualizados capazes de potencializar os resultados e amenizar a toxicidade. Além disso, a obtenção de dados acerca de mutações germinativas, prognósticas e preditivas, bem como sobre o perfil do paciente em relação à metabolização de fármacos, também constitui um fator importante para personalização do tratamento da medicina de precisão[55].

Ainda, vale dizer que a acessibilidade às análises genéticas, ocasionada pela redução dos seus custos, representa um dos elementos

53 GUINDALINI, Rodrigo; RIECHELMANN, Rachel; ARAI, Roberto. Ethics in Clinical Cancer Research. *In:* R. L. C. Araújo, R. P. Riechelmann (eds.). **Methods and Biostatistics in Oncology**, 2018. Disponível em: https://doi.org/10.1007/978-3-319-71324-3_15 Acesso em: 21 jul. 2021.

54 DANCEY, Janet; *et al.* The Genetic Basis for Cancer Treatment Decisions. **Cell**, v. 148, n. 3, p. 409–420, 2021. Disponível em: https://pubmed.ncbi.nlm.nih.gov/22304912/ Acesso em: 21 jul. 2021.

55 GUINDALINI, Rodrigo; SABBAGA, Jorge. Uso clínico de biomercadores para diagnóstico e tratamento de neoplasias. *In:* **Biomarcadores Neoplasias**. June 17, 2013, p. 4.

que vêm impulsionando os avanços nas áreas de oncogenética e medicina de precisão. Nesse contexto, a bioinformática, reunião multidisciplinar de conhecimentos com o objetivo de enfrentar problemas biológicos, permite que haja o processo e interpretação de dados relativos a manifestações genéticas e suas variações. Com isso, faz-se possível obter panoramas específicos sobre a relação entre determinadas doenças e condições de saúde[56].

Percebe-se, então, que o desenvolvimento da Genética transforma a medicina, agregando novos instrumentos voltados ao melhoramento da saúde humana em suas diversas searas – preditiva, preventiva, terapêutica. A percepção desse novo cenário que se constrói permite formular novas formas de se pensar as relações de saúde nos próximos anos. Entretanto, antes de partir para essa análise, faz-se necessário traçar considerações acerca de alguns aportes conceituais em genética, a fim de evitar confusões ou incongruências na aplicação e compreensão das diversificadas aplicações dessa área do conhecimento.

2.3 APORTES CONCEITUAIS EM GENÉTICA

Os experimentos de Gregor Mendel com ervilhas foram o alicerce para o desenvolvimento da genética. Após a redescoberta dos seus estudos, em 1900, diversas pesquisas envolvendo genes foram desenvolvidas, contribuindo para construção do conhecimento científico nessa área nova que vinha à tona. Graças ao

56 NEGRI, Fernanda de; UZIEL, Daniela. **O que é medicina de precisão e como ela pode impactar o setor de saúde?** *In:* INSTITUTO DE PESQUISA ECONOMICA (IPEA). Texto para Discussão. Rio de Janeiro: IPEA, 2020, p. 10.

trabalho revolucionário do monge agostiniano e aos estudos que lhe sucederam, o século XX foi um período fértil para a ciência genética.

A molécula de DNA foi descoberta em 1869 por um cientista suíço, não muito conhecido, chamado Friedrich Miescher[57] . Ele foi a primeira pessoa a isolar esse material hereditário, iniciando a construção de um saber que, anos mais tarde, viabilizaria ao ser humano manipular seus próprios genes.

Os estudos de Miescher tinham como objetivo determinar a composição química das células. Para tanto, sua pesquisa se valeu de experimentos realizados em linfócitos presentes no pus. O material de trabalho era facilmente obtido por Miescher em bandagens para ferimentos, coletadas em uma clínica cirúrgica próxima. As células de pus eram ideais para o trabalho, uma vez que apresentam núcleos grandes, que permitem isolar o citoplasma com maior facilidade[58].

Em um primeiro momento, Miescher focou nos diversos tipos de proteína que faziam parte da composição dos leucócitos, considerando tais proteínas como os alvos mais promissores para entender como uma célula funcionava. Durante seus experimentos, Miescher percebeu que uma substância se precipitava da solução quando ácido era adicionado, e se dissolvia quando álcali era adicionado. Foi assim que, pela

57 DAHM, Ralf. Friedrich Miescher and the discovery of DNA. **Developmental Biology**, 278, 2, p. 274-288, 2005. Disponível em: https://www.sciencedirect.com/science/article/pii/S0012160604008231?via%3Dihub. Acesso em: 19 jan. 2021, p. 274.

58 DAHM, Ralf. Friedrich Miescher and the discovery of DNA. **Developmental Biology**, 278, 2, p. 274-288, 2005. Disponível em: https://www.sciencedirect.com/science/article/pii/S0012160604008231?via%3Dihub. Acesso em: 19 jan. 2021, p. 276.

primeira vez, uma molécula bruta de DNA foi obtida[59].

Anos mais tarde, em 1953, uma nova descoberta revoluciona, mais uma vez, a ciência genética. Trata-se da identificação da dupla hélice da molécula de DNA, publicada pelos cientistas James Watson e Francis Crick em um artigo de duas páginas na revista científica *Nature*[60], que, anos mais tarde, resultaria no Prêmio Nobel de Fisiologia e Medicina para os pesquisadores. A construção da capacidade humana de manipular genes tem como marco, especialmente, os trabalhos de Miescher e Watson e Crick, responsáveis pela identificação da molécula de DNA e pela compreensão da sua estrutura, respectivamente[61].

A partir da descoberta de Watson e Crick, o estudo de genética passou a ultrapassar a barreira da observação para apresentar implicações práticas nas vidas dos seres humanos. Isso porque é na molécula de DNA que se torna possível a intervenção humana, manipulando as características de um gene e levantando questionamentos sobre o que significa ser humano. A identificação e descrição do DNA é o ponto de partida para a engenharia genética e todos desdobramentos dali oriundos, como terapia genética, clonagem, transgênicos, edição genética – que serão abordados mais adiante neste trabalho.

59 DAHM, Ralf. Friedrich Miescher and the discovery of DNA. **Developmental Biology**, 278, 2, p. 274-288, 2005. Disponível em: https://www.sciencedirect.com/science/article/pii/S0012160604008231?via%3Dihub Acesso em: 19 jan. 2021, p. 276.

60 WATSON, James, CRICK, Francis. Molecular Structure of Nucleic Acids: A Structure for Deoxyribose Nucleic Acid. **Nature**, 171, p. 737–738, 1953. Disponível em: https://doi.org/10.1038/171737a0. Acesso em: 19 jan. 2021.

61 FURTADO, Rafael. **Controvérsias sobre edição genética humana**: da crise do humanismo aos impasses da modificação do DNA . Tese (Doutorado em Psicologia Social)- Pontifícia Universidade Católica de São Paulo. São Paulo, 2017, p. 58).

O estudo da genética atualmente começa com a compreensão do DNA, uma vez que estas moléculas são o material genético em si. A sigla DNA vem do inglês e significa *deoxyribonucleic acid* – ou, em português, ácido desoxirribonucleico. Esse termo designa um polímero, ou seja, uma macromolécula, em formato de cadeia, composta de subunidades denominadas monômeros. No DNA, esses monômeros são chamados de nucleotídeos, que, por sua vez, unem-se para formar cadeias de polinucleotídeos[62].

Em virtude das diferentes aplicações decorrentes dos conhecimentos em genética, faz-se necessário realizar uma distinção conceitual entre as principais aplicações. Engenharia genética, transgênese, terapia gênica, clonagem. Todos esses termos fazem parte do estudo da genética, porém, embora sua semântica, e até mesmo suas conotações no senso comum, possam sugerir que se trate da mesma coisa, cada um desses termos tem significado específico.

Além disso, esses conceitos têm características particulares, seja quanto à aplicação, à finalidade, ou até mesmo à forma. Por conta disso, as consequências, sejam médicas, bioéticas, jurídicas, de cada aplicação são singulares. Sendo assim, a fim de evitar confusões conceituais e viabilizar o entendimento do objeto principal desta dissertação, a edição genética como um protocolo terapêutico, é imprescindível abordar os pontos mais marcantes de cada um dos principais conceitos relacionados à prática genética.

O objetivo não é realizar uma análise aprofundada e

62 BROWN, T. **Introduction to genetics:** a molecular approach. New York: Garland Science, 2012.

completa sobre cada um desses elementos, que por si sós podem ser objeto de trabalhos extensos, mas chamar a atenção para as diferenças entre os conceitos a seguir abordados e a edição genética (estudada de forma individualizada mais à frente).

Nesse contexto, o presente tópico trata dos aportes conceituais envolvendo seres não-humanos e do acesso ao genoma humano. O tópico seguinte, por sua vez, irá se restringir àqueles conceitos correlatos à prática genética em seres humanos.

2.3.1 Transgênicos: genética nos vegetais e nos animais não-humanos

O desenvolvimento da genética e da biologia molecular afeta diversas áreas da vida humana. A tendência é que, nos próximos anos, a biotecnologia desempenhe uma função ainda mais importante nas vidas das pessoas. Nesse sentido, estima-se que, em breve, o impacto causado pela biotecnologia será comparável aos efeitos econômicos, sociais e científicos gerados pelas tecnologias de informação e comunicação[63].

Dentro desse contexto biotecnológico, uma das temáticas mais discutidas diz respeito à utilização de organismos geneticamente modificados, também conhecidos como transgênicos, e seus impactos sociais e econômicos. Resultado dos avanços científicos em genética e com repercussões relevantes nas vidas das pessoas, compreender um pouco sobre aspectos basilares envolvendo transgênese é fundamental para se obter um panorama mais amplo sobre as formas como a genética transforma a vida humana.

Embora o aprofundamento nas variadas temáticas

envolvendo transgênicos não seja o principal escopo deste trabalho, opta-se por realizar uma breve introdução a algumas de suas mais importantes aplicações, a fim de esclarecer e destacar o potencial de intervenção e transformação econômica, social, ambiental e existencial que os avanços em genética trazem consigo.

O primeiro organismo transgênico gerado foi uma bactéria, em 1973[64]. À época, o termo "transgênico" ainda não havido sido, sequer, criado. Um ano mais tarde, em 1974[65], foi criado o primeiro animal transgênico – um camundongo gerado por microinjeção. De acordo com Maria de Fátima Ferreira, a transgênese é uma biotecnologia aplicável a animais e vegetais. Nesse contexto, retira-se de determinado organismo um gene, inserindo-o ao genoma de outro indivíduo o qual se pretende modificar. Esse gene incorporado ao "genoma hospedeiro" é denominado "transgene". O caráter dado ao indivíduo que recebe o transgene pode ser transmitido à descendência, o que dá à transgênese características germinativas[66].

Dentre as diversas ramificações da biotecnologia, uma das que mais proporciona desafios aos juristas diz respeito aos alimentos transgênicos. Quando se fala em alimentos transgênicos,

64 COHEN, Stanley; CHANG, Annie; BOYER, Hebert *et al.* Construction of biologically functional bacterial plasmids in vitro. **Proceedings of the National Academy of Science**, 70, 11, p. 3240-3244, 1973. Disponível em: https://www.ncbi.nlm.nih.gov/pmc/articles/PMC427208/ Acesso em: 17 fev. 2021.

65 JAENISCH, Rudolf; MINTZ, Beatrice. Simian Virus 40 DNA Sequences in DNA of Healthy Adult Mice Derived from Preimplantation Blastocysts Injected with Viral DNA. **Proceedings of the National Academy of Science**, 71, 4, p. 1250-1254, 1974. Disponível em: https://www.ncbi.nlm.nih.gov/pmc/articles/PMC388203/ Acesso em: 17 fev. 2021.

66 FERREIRA, Maria de Fátima Oliveira. **Engenharia Genética**: o sétimo dia de criação. São Paulo: Moderna, 1995, p. 25.

deve-se pensar naqueles alimentos "que são ou contêm organismos modificados geneticamente (OGM)", bem como aqueles que "sem conter OGM, foram produzidos a partir deles"[67]. Em outras palavras, o transgênese é resultado de uma manipulação genética que proporciona o cruzamento de características de seres que nunca se cruzariam de forma natural – de maneira espontânea.

As possibilidades de utilização do transgênese são variadas, podendo-se aplicar à produção alimentícia, criação de insumos industriais, preservação ambiental ou terapêutica médica. Além disso, é possível utilizar técnicas de engenharia genética para modificar tanto vegetais, quanto animais ou microrganismos. Cada objetivo almejado e cada tipo de espécie modificada traz repercussões específicas, demandando reflexões específicas.

Os transgênicos vegetais, por exemplo, são importantes para o agronegócio de diversas formas. Notadamente, destaca-se a ótica econômica de sua aplicação nas searas alimentícia e de produção industrial. Variedades de cultivos como algodão e cereais, soja, milho ou colza, são alguns dos principais objetos de melhoria genética em vegetais, constituindo um dos objetivos mais buscados no desenvolvimento agrícola. Não é à toa que tais variedades são as que mais ocupam superfícies semeadas, no âmbito dos transgênicos. Geralmente, vegetais transgênicos não são ingeridos diretamente por seres-humanos, mas fazem parte da produção de alimentos derivados. Ainda, podem servir para alimentação de

---

67 EPIFANIO, Leire Escajedo San. Segurança dos alimentos transgênicos e proteção constitucional dos direitos dos consumidores. *In*: CASABONA, Carlos María Romeo; SÁ, Maria de Fátima Freire de (Orgs.). **Desafios Jurídicos da Biotecnologia**. Belo Horizonte: Mandamentos, 2007, p. 450-451.

animais de criação ou como matéria-prima para criação de tecidos[68].

Quando se trata de melhorias genéticas em variedades vegetais, é possível harmonizar economia financeira e ambiental. Algumas modificações têm como objetivo otimizar ou suprimir a utilização de produtos químicos voltados ao combate às pragas. Nesse sentido, obtém-se vantagens financeiras ao evitar que se percam safras para as pragas, enquanto, simultaneamente, obtém-se benefícios ambientais, uma vez que os produtos químicos têm impacto negativo no meio ambiente. Dessa forma, as melhorias genéticas podem tanto tornar os vegetais mais tolerantes aos efeitos dos pesticidas/herbicidas, quanto promover a resistência dos cultivos às pragas em si[69].

Em caminho contrário às expectativas relacionadas ao uso de produtos químicos em vegetais transgênicos, desde 2008, o Brasil ocupa a primeira posição no ranking mundial de utilização de agrotóxicos. Em 2015, cerca de 70% dos alimentos *in natura* consumidos no país estavam contaminados por agrotóxico. Esse dado se torna mais alarmante quando se observa que a soja, um dos produtos transgênicos mais relevantes na economia brasileira, é o cultivo com maior índice de consumo de produtos químicos[70].

68 EPIFANIO, Leire Escajedo San. Avanços biotecnológicos e meio ambiente: implicações ética e jurídicas da Biossegurança. *In*: CASABONA, Carlos María Romeo; QUEIROZ, Juliane Fernandes (Orgs.). **Biotecnologia e suas implicações ético-jurídicas**. Belo Horizonte: Del Rey, 2004, p. 382.

69 EPIFANIO, Leire Escajedo San. Avanços biotecnológicos e meio ambiente: implicações ética e jurídicas da Biossegurança. *In*: CASABONA, Carlos María Romeo; QUEIROZ, Juliane Fernandes (Orgs.). **Biotecnologia e suas implicações ético-jurídicas**. Belo Horizonte: Del Rey, 2004, p. 383.

70 ROSSI, Marina. O "alarmante" uso de agrotóxicos no Brasil atinge 70% dos alimentos. **El País**. São Paulo, 30 abr. 2015. Disponível em: https://brasil.elpais.

Apesar das aparentes vantagens na utilização de vegetais transgênicos, é necessário atentar para possíveis distorções presentes nos discursos pró-transgênese – que podem camuflar intenções meramente mercadológicas. É comum se falar na necessidade de fomentar a produção de alimentos transgênicos a fim de suprir a demanda de uma população crescente. Porém, no Brasil, por exemplo, o não acesso a alimentos se relaciona mais com as desigualdades econômico-sociais do país, do que com a escassez de recursos[71].

Os riscos do cultivo e comercialização de vegetais transgênicos são tão relevantes quanto os seus benefícios, podendo afetar a saúde humana e o meio ambiente. Um dos primeiros problemas diz respeito à ameaça à biodiversidade, uma vez que a disseminação de plantas modificadas geneticamente pode diminuir a variedade de organismos no meio. Além disso, há dúvidas quanto aos impactos dos alimentos transgênicos no corpo humano, seja através de alergias não identificadas, surgimento de resistência a medicamentos, ou "troca de genes entre as plantas geneticamente modificadas e plantas não modificadas trazendo ameaças indiretas à segurança alimentar"[72].

---

com/brasil/2015/04/29/politica/1430321822_851653.html Acesso em: 17 fev. 2021.

71 CINI, Ricardo; ROSANELI, Caroline; CUNHA, Thiago. Soberanía alimentaria en la intersección entre bioética y derechos humanos: una revisión integrada de literatura. **Revista de Bioética y Derecho**, n. 42, p. 51-69, 2018. Disponível em: https://doi.org/10.1344/rbd2018.1.19395 Acesso em: 17 fev. 2021, p. 61.

72 MIRANDA, Ary Carvalho; MOREIRA, Josino Costa; CARVALHO, René de *et al*. Neoliberalismo, uso de agrotóxicos e a crise da soberania alimentar no Brasil. **Ciência & Saúde Coletiva**, Rio de Janeiro , v. 12, n. 1, p. 7-14, mar. 2007. Disponível em: http://www.scielo.br/scielo.php?script=sci_arttext&pid=S1413-81232007000100002&lng=en&nrm=iso Acesso em: 17 fev. 2021, p. 10.

A questão da segurança dos alimentos transgênicos não é pacífica entre pesquisadores da área. Em setembro de 2012, por exemplo, foi publicado na revista *Food and Chemical Toxicology* um estudo indicando que ratos alimentados com milho transgênico desenvolviam câncer e morriam. Porém, em novembro do mesmo ano, duas comissões científicas pediram retratação do artigo, uma vez que os métodos utilizados teriam sido inadequados, de maneira que não era possível relacionar os tumores à ingestão do milho transgênico[73].

Inserido em um contexto mercadológico globalizado, mas caracterizado pelas peculiaridades de cada nicho de mercado, o uso de transgênicos para alimentação atinge a esfera de alguns direitos fundamentais, como a liberdade de consciência e o direito à saúde[74]. Isso ocorre, muitas vezes, quando há carência de informações sobre aquele alimento que está sendo colocado à disposição do consumidor, o que prejudica o entendimento sobre as características básicas daquele produto, além de dados importantes sobre sua segurança.

Após a ocorrência de diversos escândalos envolvendo alimentos, como a crise da vaca louca, passou a haver uma maior preocupação com a segurança alimentar. Com isso, iniciativas foram tomadas a fim de aumentar a confiança que os consumidores tinham

73 SÉRALINI, Gilles-Eric; CLARI, Emile; MESNAGE, Robin. RETRACTED: Long term toxicity of a Roundup herbicide and a Roundup-tolerant genetically modified maize. **Food and Chemical Toxicology**, v. 50, 11, p. 4221-4231, nov. 2012. Disponível em: https://www.sciencedirect.com/science/article/pii/S0278691512005637 Acesso em: 17 fev. 2021.

74 EPIFANIO, Leire Escajedo San. Segurança dos alimentos transgênicos e proteção constitucional dos direitos dos consumidores. *In*: CASABONA, Carlos María Romeo; SÁ, Maria de Fátima Freire de (Orgs.). **Desafios Jurídicos da Biotecnologia**. Belo Horizonte: Mandamentos, 2007, p. 451.

no mercado, incluindo o mercado de alimentos transgênicos[75].

Uma dessas medidas é a rotulagem dos alimentos transgênicos, contendo os dados necessários para garantir o respeito ao direito à informação. O rótulo, trazendo as informações imprescindíveis para dar ao consumidor a autonomia necessária para decidir se irá consumir aquele produto, além de ser um instrumento fundamental para a promoção da saúde pública, consiste em ferramenta para aumentar a confiança desse consumidor no mercado através da transparência[76].

Para além de vegetais, é possível, também, se valer de diversas técnicas para se obter animais transgênicos. Uma delas, por exemplo, consiste em realizar a microinjeção de DNA no pronúcleo de embriões, geralmente machos, ainda no estágio unicelular, e, em seguida, transferi-los aos ovidutos de receptáculos fêmeas. Outra técnica, por sua vez, vale-se de retrovírus modificados para clonar fragmentos de DNA, utilizando-os, em seguida, como vetores para infectar embriões de animais. Ainda, pode-se citar, também, a técnica que utiliza células embrionárias totipotentes (que podem formar qualquer tecido celular) implantadas em embriões receptáculos, formando, assim, quimeras[77].

75 EPIFANIO, Leire Escajedo San. Segurança dos alimentos transgênicos e proteção constitucional dos direitos dos consumidores. *In*: CASABONA, Carlos María Romeo; SÁ, Maria de Fátima Freire de (Orgs.). **Desafios Jurídicos da Biotecnologia**. Belo Horizonte: Mandamentos, 2007, p. 453.

76 EPIFANIO, Leire Escajedo San. Segurança dos alimentos transgênicos e proteção constitucional dos direitos dos consumidores. *In*: CASABONA, Carlos María Romeo; SÁ, Maria de Fátima Freire de (Orgs.). **Desafios Jurídicos da Biotecnologia**. Belo Horizonte: Mandamentos, 2007, p. 472.

77 BONASTRE, Armand Sánchez; ALBAREDA, Josep. Transgénesis y mejora animal. *In*: CASADO, María; GONZÁLEZ-DUARTE, Roser (Eds.). **Los retos de la genética en el siglo**

De acordo com Bonastre e Albareda, existem quatro justificativas principais para o interesse científico na criação de animais transgênicos. A primeira é a melhora de características economicamente produtivas. Nesse caso, potencializa-se determinado atributo do animal a fim de obter maior benefício financeiro. É o caso de modificações de ovelhas para produzir mais lã, ou de vacas para melhorar a qualidade do leite[78].

Em 2012, por exemplo, um grupo de cientistas conseguiu desenvolver uma vaca transgênica cujo leite produzido não contém a proteína beta-lactoglobulina, que, normalmente, está presente no soro do leite e pode causar alergia. Isso significa que o leite produzido por esta vaca tem menor potencial alérgico, já que a beta-lactoglobulina é uma das principais causas de alergia à lactose em seres humanos[79]. O estudo publicado na revista *Proceedings of the National Academy of Science* sofreu algumas correções nas designações das tabelas em 2016[80], mas os ajustes, apenas nas legendas utilizadas, em nada influenciam os resultados obtidos no trabalho.

A segunda justificativa consiste no aumento da resistência

XXI: genética y bioética. Barcelona: Edicions de la Universitat de Barcelona, 1999, p. 193-195.

78 BONASTRE, Armand Sánchez; ALBAREDA, Josep. Transgénesis y mejora animal. *In*: CASADO, María; GONZÁLEZ-DUARTE, Roser (Eds.). **Los retos de la genética en el siglo XXI:** genética y bioética. Barcelona: Edicions de la Universitat de Barcelona, 1999, p. 196-197.

79 JABED, Anower; WAGNER, Stefan; MCRACKEN, Judi *et al.* Targeted microRNA expression in dairy cattle directs production of β-lactoglobulin-free, high-casein milk. **Proceedings of the National Academy of Science**, 109, 42, p. 16811-16816, 2012. Disponível em: https://www.pnas.org/content/109/42/16811 Acesso em: 17 fev. 2021.

80 JABED, Anower; WAGNER, Stefan; MCRACKEN, Judi *et al.* Targeted microRNA expression in dairy cattle directs production of β-lactoglobulin-free, high-casein milk. **Proceedings of the National Academy of Science**, 109, 42, p. 16811-16816, 2012. Disponível em: https://www.pnas.org/content/109/42/16811 Acesso em: 17 fev. 2021.

do animal a enfermidades, valendo-se da transferência de genes de resistência natural, anticorpos ou proteínas oriundas das membras virais. Já a terceira diz respeito às modificações realizadas a fim de utilizar os animais como cobaias para doenças humanas. Por fim, a quarta justificativa se refere à sintetização de produtos biomédicos e órgãos para transplantes. Esta aplicação é realizada para obter, por exemplo, proteínas terapêuticas humanas que são muito difíceis de se obter de outras formas[81].

No contexto da transgênese e melhoria genética de animais de criação, o foco de interesse da Biotecnologia se concentra na pecuária e na piscicultura. Há também, nesta esfera, o viés econômico. Nesse sentido, os melhoramentos têm como objetivo potencializar o crescimento dos animais, bem como otimizar a qualidade dos produtos que podem ser deles extraídos. A título de exemplo, cita-se a produção de ovos com maior resistência a bactérias e o leite de vaca com composição aproximada ao leite humano. Diferentemente dos vegetais, "as carnes animais e seus derivados são destinados, em grande porcentagem, à alimentação humana"[82]. Por conta disso, sua disponibilização ao mercado consumidor humano demanda maior controle de qualidade para variedades transgênicas.

Outra vertente importante da transgênese diz respeito

81 BONASTRE, Armand Sánchez; ALBAREDA, Josep. Transgénesis y mejora animal. *In*: CASADO, María; GONZÁLEZ-DUARTE, Roser (Eds.). **Los retos de la genética en el siglo XXI:** genética y bioética. Barcelona: Edicions de la Universitat de Barcelona, 1999, p. 198-199.

82 EPIFANIO, Leire Escajedo San. Avanços biotecnológicos e meio ambiente: implicações ética e jurídicas da Biossegurança. *In*: CASABONA, Carlos María Romeo; QUEIROZ, Juliane Fernandes (Orgs.). **Biotecnologia e suas implicações ético-jurídicas**. Belo Horizonte: Del Rey, 2004, p. 385.

aos microrganismos geneticamente modificados. No âmbito alimentício, por exemplo, utiliza-se esses seres para a produção de itens como cerveja, queijo e pão, por exemplo. Embora os microrganismos geneticamente modificados não constituam matéria-prima principal dos alimentos, sua utilização é fundamental para o desenrolar do processo produtivo. Além disso, esses transgênicos também podem ser utilizados para a criação de agentes microbianos e antitumorais, inseticidas e imunossupressores[83].

Para além da aplicação econômica dos transgênicos, é importante destacar o seu papel na área da saúde. As possibilidades funcionais da transgênese tornam as aplicações médicas um dos campos mais relevantes do desenvolvimento biotecnológico animal e vegetal. A sua utilização em pesquisas, experimentos, terapias e diagnósticos agrega valor econômico e social à transgênese, uma vez que permite diminuir o uso de animais em experimentos científicos e eliminar fatores genéticos que possam prejudicar o andamento de uma pesquisa[84]. Além disso, a utilização de microrganismos geneticamente modificados ajuda na elaboração de insumos médicos como a insulina, o hormônio do crescimento e os medicamentos hemofílicos[85].

83 EPIFANIO, Leire Escajedo San. Avanços biotecnológicos e meio ambiente: implicações ética e jurídicas da Biossegurança. *In*: CASABONA, Carlos María Romeo; QUEIROZ, Juliane Fernandes (Orgs.). **Biotecnologia e suas implicações ético-jurídicas**. Belo Horizonte: Del Rey, 2004, p. 386.

84 EPIFANIO, Leire Escajedo San. Avanços biotecnológicos e meio ambiente: implicações ética e jurídicas da Biossegurança. *In*: CASABONA, Carlos María Romeo; QUEIROZ, Juliane Fernandes (Orgs.). **Biotecnologia e suas implicações ético-jurídicas**. Belo Horizonte: Del Rey, 2004, p. 386..

85 EPIFANIO, Leire Escajedo San. Avanços biotecnológicos e meio ambiente: implicações ética e jurídicas da Biossegurança. *In*: CASABONA,

Por fim, vale ressaltar que organismos modificados geneticamente podem ser utilizados como instrumento de proteção dos recursos naturais e meio ambiente, valendo-se deles para a restauração de zonas ambientais degradadas. Não obstante, é possível, também, aplicar microrganismos transgênicos em substituição a produtos químicos durante produções industriais, reduzindo, assim, o número de resíduos nocivos ao meio ambiente[86].

Segundo a geneticista Gemma Marfany, a utilização de biotecnologia genética em seres não humanos traz o seguinte questionamento: quando se fala em vegetais, animais ou microrganismos editados geneticamente, deve-se considerar esses organismos como transgênicos, aplicando-lhes a regulação pertinente aos organismos modificados geneticamente?[87]

A genética será abordada por este trabalho posteriormente, no capítulo 4. Porém, a questão levantada por Marfany é importante, uma vez que permite vislumbrar como a distinção conceitual clara entre os elementos relacionados à biotecnologia genética é fundamental para que se faça a adequada reflexão bioética-jurídica sobre a temática. A forma como se compreende esses conceitos, edição genética e transgênese, por exemplo, reverbera na maneira como a interpretação ética irá influenciar a legislação.

Carlos María Romeo; QUEIROZ, Juliane Fernandes (Orgs.). **Biotecnologia e suas implicações ético-jurídicas**. Belo Horizonte: Del Rey, 2004, p. 387.

86 EPIFANIO, Leire Escajedo San. Avanços biotecnológicos e meio ambiente: implicações ética e jurídicas da Biossegurança. *In*: CASABONA, Carlos María Romeo; QUEIROZ, Juliane Fernandes (Orgs.). **Biotecnologia e suas implicações ético-jurídicas**. Belo Horizonte: Del Rey, 2004, p. 388.

87 MARFANY, Gemma. Interrogantes y retos actuales de la edición genética. **Revista de Bioética y Derecho**, n. 47, p. 17-31, nov. 2019. Disponível em: https://revistes.ub.edu/index.php/RBD/article/view/28551 Acesso em: 16 fev. 2021, p. 21.

Nesse sentido, a agência reguladora americana *Food and Drug Administration (FDA)* entende que organismos editados não são considerados transgênicos desde que a mutação gerada pela edição seja comparável a modificações que possam ocorrer naturalmente, ou seja, sem intervenção humana. Já na Europa, qualquer organismo editado, independentemente da finalidade ou método utilizados no procedimento, está sob a regulação da legislação que cuida dos organismos modificados geneticamente para alimentação[88]. Percebe-se, então, que a ausência de distinção conceitual, principalmente na Europa – leva a uma insuficiência legal, uma vez que uma lei específica sobre alimentos será demasiadamente restritiva para tratar de um assunto tão amplo e complexo quanto manipulações genéticas em seres vivos.

2.3.2 O acesso ao genoma humano

O século XX foi um período de grandes descobertas e avanços. Foram diversas inovações tecnológicas e científicas que trouxeram benefícios individuais, sociais e econômicos. Uma das áreas com desenvolvimento mais promissor foi a Biologia Molecular, e isso se deu, principalmente, em razão das pesquisas realizadas no âmbito de um projeto revolucionário que estabeleceu um novo paradigma para a genética: o Projeto Genoma Humano[89].

88 MARFANY, Gemma. Interrogantes y retos actuales de la edición genética. **Revista de Bioética y Derecho**, n. 47, p. 17-31, nov. 2019. Disponível em: https://revistes.ub.edu/index.php/RBD/article/view/28551 Acesso em: 16 fev. 2021, p. 21.

89 CASABONA, Carlos María Romeo. Genética e Direito. *In*: CASABONA, Carlos María Romeo. **Biotecnologia, Direito e Bioética**: perspectivas em Direito Comparado. Belo Horizonte: Del Rey e Puc Minas, 2002, p. 24.

Iniciado em meados dos anos 80, nos Estados Unidos, o Projeto surgiu como uma pesquisa de natureza instrumental, uma vez que sua finalidade originária consistia em estudar o efeito que a exposição dos genes humanos a baixas intensidades de radiação poderia causar. Porém, por conta dos vários benefícios que o estudo sobre o genoma humano poderia trazer, em especial na seara médica, vários cientistas e centros de pesquisas começaram a apresentar, simultaneamente, propostas para a continuidade do trabalho. Assim, diversos países e instituições foram se incorporando ao Projeto, resultando na criação da Organização do Genoma Humano (ou "HUGO", na sigla em inglês), responsável pela coordenação dos variados projetos de pesquisa existentes ao redor mundo[90].

A criação de um projeto voltado ao estudo aprofundado do genoma dos seres humanos é consequência de décadas de pesquisas e avanços científicos. Como foi dito, o século XX foi um importante período para a construção do conhecimento em genética. Em 1944, a descoberta da molécula de DNA[91], para além da identificação do ácido nucleico feita por Miescher em 1869, permitiu classificar os mecanismos de transmissão hereditária. Em 1953, tem-se a descoberta sobre a estrutura de dupla-hélice do DNA[92], o que permite codificar as características

90 CASABONA, Carlos María Romeo. Genética e Direito. *In*: CASABONA, Carlos María Romeo. **Biotecnologia, Direito e Bioética**: perspectivas em Direito Comparado. Belo Horizonte: Del Rey e Puc Minas, 2002, p. 24-25

91 AVERY, Oswald; MACLEOD, Colin; MCCARY, Maclyn. Studies on the chemical nature of the substance inducing transformation of pneumococcal types : induction of transformation by a desoxyribonucleic acid fraction isolated from pneumococcus type III. **The Journal of Experimental Medicine**, 79 (2), p. 137–158, 1944. Disponível em: https://doi.org/10.1084/jem.79.2.137 Acesso em: 18 fev. 2021.

92 WATSON, James, CRICK, Francis. Molecular Structure of Nucleic

de um indivíduo com base em sua informação genética. Esses dois avanços, em especial, representam a divisão da "história da Genética em duas fases: Antes do DNA e Depois do DNA"[93].

Diversos benefícios vieram à tona a partir do aperfeiçoamento da biologia molecular, ocorrido através da análise do "processo de formação das enzimas e das sequências dos aminoácidos nas proteínas, a partir da combinação das bases do DNA"[94]. Nesse sentido, é possível mencionar a criação de novos medicamentos, elaborados por meio da "tecnologia do DNA recombinante para misturar pedaços e peças do material hereditário"[95].

O Projeto Genoma Humano consiste nos esforços conjuntos da comunidade internacional para sequenciar os inúmeros pares de bases de DNA que compõem o genoma da espécie humana[96]. Porém, essa busca aprofundada sobre a constituição genética dos seres não se resume à mera localização dos milhares de genes existentes nas células cromossômicas. Em verdade, a finalidade maior é terapêutica, objetivando a promoção do bem comum dos indivíduos e sociedades[97].

Acids: A Structure for Deoxyribose Nucleic Acid. **Nature**, 171, p. 737–738, 1953. Disponível em: https://doi.org/10.1038/171737a0. Acesso em: 19 jan. 2021.

93 MEIRELLES, Ana Thereza. **Neoeugenia e reprodução humana artificial:** limites éticos e jurídicos. Salvador: Editora *Jus*PODIVM, 2014, p. 98.

94 MEIRELLES, Ana Thereza. **Neoeugenia e reprodução humana artificial:** limites éticos e jurídicos. Salvador: Editora *Jus*PODIVM, 2014, p. 99.

95 BARBAS, Stela Marcos de Almeida. **Direito do Genoma Humano**. Tese de doutoramento em Ciências Jurídicas na Universidade Autonoma de Lisboa. Coimbra: Almedina, 2007, p. 47.

96 ROMEO MALANDA, Sergio. **Intervenciones genéticas sobre el ser humano y Derecho penal**: consideraciones político-criminales y consequencias dogmáticas. Bilbao-Granada: Cátedra Interuniversitaria, Fundación BBVA-Diputacón y Editorial Comares, 2006, p. 10.

97 BUXÓ I REY, Maria Jesús. Genoma, riesgo y cultura. *In*: CASADO, María;

Após uma fase de preparação, em 1990 o Projeto Genoma Humano começa oficialmente. Em uma primeira estimativa, previa-se a conclusão da empreitada dentro de 15 anos, no ano de 2005, com um custo aproximado de três bilhões de dólares[98]. Porém, os avanços tecnológicos e científicos se mostraram mais promissores do que o esperado e, em 2000, foi anunciado o sequenciamento quase completo do genoma humano[99].

O objetivo do Projeto Genoma Humano era cartografar os genes dos seres humanos. Nesse sentido, propunha-se a localizar e identificar esses genes, determinando características específicas como sua posição e distância entre genes e cromossomos humanos, valendo-se, para tanto, do sequenciamento de suas bases. Essa cartografia genética, muito mais do que apenas catalogar os genes, traz um vasto leque de possibilidades. Dentre essas, pode-se mencionar a localização de genes potencialmente causadores de doenças, além do sequenciamento de fragmentos de DNA com relevância terapêutica[100].

Ana Thereza Meirelles sintetiza os objetivos do Projeto Genoma Humano da seguinte maneira: a) mapeamento e análise

GONZÁLEZ-DUARTE, Roser (Eds.). **Los retos de la genética en el siglo XXI:** genética y bioética. Barcelona: Edicions de la Universitat de Barcelona, 1999, p. 95.

98 BUXÓ I REY, Maria Jesús. Genoma, riesgo y cultura. *In*: CASADO, María; GONZÁLEZ-DUARTE, Roser (Eds.). **Los retos de la genética en el siglo XXI:** genética y bioética. Barcelona: Edicions de la Universitat de Barcelona, 1999, p. 95.

99 ROMEO MALANDA, Sergio. **Intervenciones genéticas sobre el ser humano y Derecho penal**: consideraciones político-criminales y consequencias dogmáticas. Bilbao-Granada: Cátedra Interuniversitaria, Fundación BBVA-Diputacón y Editorial Comares, 2006, p. 10.

100 ROMEO CASABONA, Carlos María. Genética e Direito. *In*: ROMEO CASABONA, Carlos María. **Biotecnologia, Direito e Bioética**: perspectivas em Direito Comparado. Belo Horizonte: Del Rey e Puc Minas, 2002, p. 25.

do genoma, obtendo-se o seu sequenciamento ordenado; b) identificação dos fatores determinantes para enfermidades, demonstrando a função dos genes na "etiologia e na patogenia da doença"; c) aperfeiçoamento de exames e testes genéticos; d) criação de formas de melhoramento nos processos de reparação ou substituição de genes potencialmente patológicos[101].

Com o resultado do sequenciamento, a comunidade científica pôde observar que, ao contrário de uma crença geral que estimava o genoma humano como composto por aproximadamente 100 mil genes[102], existem aproximadamente 30 mil genes, embora o trabalho não esteja definitivamente concluído[103].

No âmbito da saúde pública, o conhecimento resultante do Projeto passou a permitir que se compreenda determinadas enfermidades genéticas, viabilizando o seu enfrentamento. Isso porque muitas dessas doenças decorrem de anomalias moleculares que têm como base alterações genéticas nas células, causando a enfermidade. Ainda, é a partir do Projeto Genoma Humano que surgem áreas da medicina como a farmacogenética, que consiste na terapia individualizada para cada paciente, pautando-se em sua composição genética[104].

101 MEIRELLES, Ana Thereza. **Neoeugenia e reprodução humana artificial:** limites éticos e jurídicos. Salvador: Editora *Jus*PODIVM, 2014, p. 100.

102 ROMEO MALANDA, Sergio. **Intervenciones genéticas sobre el ser humano y Derecho penal**: consideraciones político-criminales y consequencias dogmáticas. Bilbao-Granada: Cátedra Interuniversitaria, Fundación BBVA-Diputacón y Editorial Comares, 2006, p. 10.

103 BARBAS, Stela Marcos de Almeida. **Direito do Genoma Humano**. Tese de doutoramento em Ciências Jurídicas na Universidade Autonoma de Lisboa. Coimbra: Almedina, 2007, p. 56.

104 ROMEO MALANDA, Sergio. **Intervenciones genéticas sobre el ser humano y Derecho penal**: consideraciones político-criminales y consequencias dogmáticas. Bilbao-

As tecnologias genéticas permitem o descobrimento de doenças graves que, anteriormente, não tinham cura, no máximo havia a possibilidade de promover cuidados paliativos. Além disso, tais tecnologias potencializam a medicina preditiva, apontando padrões de enfermidades ou anomalias genéticas antes mesmo da manifestação das doenças[105]. O desenvolvimento da medicina preditiva, também chamada de medicina genômica, permite identificar padrões relativos à manifestação de doenças inseridos no genoma do indivíduo, valendo-se, para tanto, de testes genéticos. O nível de precisão das práticas genéticas preditivas é alto, permitindo antecipar, em décadas, o aparecimento de enfermidades[106].

Não obstante a importância terapêutica do Projeto Genoma Humano, pode-se mencionar também seu valor econômico, seja na seara da indústria farmacêutica, que investe no mercado de produtos biotecnológicos, ou na esfera do agronegócio, através da exploração de produtos transgênicos[107].

Os resultados obtidos com o Projeto Genoma Humano evidenciam o que Carlos Romeo Casabona aponta como uma forte tendência observada nas ciências biomédicas nos últimos anos: a "multidisciplinaridade"[108]. Essa característica, intrínseca

Granada: Cátedra Interuniversitaria, Fundación BBVA-Diputacón y Editorial Comares, 2006, p. 10.

105 BUXÓ I REY, Maria Jesús. Genoma, riesgo y cultura. *In*: CASADO, María; GONZÁLEZ-DUARTE, Roser (Eds.). **Los retos de la genética en el siglo XXI:** genética y bioética. Barcelona: Edicions de la Universitat de Barcelona, 1999, p. 96.

106 MEIRELLES, Ana Thereza. **Neoeugenia e reprodução humana artificial:** limites éticos e jurídicos. Salvador: Editora *Jus*PODIVM, 2014, p. 100.

107 BUXÓ I REY, Maria Jesús. Genoma, riesgo y cultura. *In*: CASADO, María; GONZÁLEZ-DUARTE, Roser (Eds.). **Los retos de la genética en el siglo XXI:** genética y bioética. Barcelona: Edicions de la Universitat de Barcelona, 1999, p. 96.

108 ROMEO CASABONA, Carlos María Romeo. Genética e Direito. *In*:

ao estudo da genética, em especial na sua aplicação humana, é evidenciada em virtude da complexidade oriunda da análise das implicações que o acesso ao genoma traz aos seres humanos.

Ainda segundo Romeo Casabona, as Ciências Biomédicas demandam maior aproximação entre Ética e Direito, e o ponto que une essas três disciplinas é a Bioética. Ressalta o autor que, em sentido estrito, a Bioética é uma área da Ética aplicada às ciências da vida, o que justifica essa sua perspectiva multidisciplinar[109].

Entretanto, além dessa perspectiva multidisciplinar, na qual diferentes áreas do conhecimento incidem sobre o mesmo objeto, a genética apresenta também um aspecto transdisciplinar. Isto é, ao mesmo tempo em que as temáticas sobre genética podem ser analisadas através da ótica da biomedicina, do direito ou da ética, os conteúdos dessas disciplinas dialogam e se intercalam.

Essa interação entre diferentes áreas do conhecimento é perceptível nas temáticas oriundas do Projeto Genoma Humano. Por exemplo, enquanto a biomedicina busca conhecer uma realidade e explicá-la, prevendo e controlando acontecimentos, a ética estuda a legitimidade das condutas sob uma ótica de moralidade e adequação, enquanto o direito, por sua vez, atuando sobre um problema social definido, elabora leis e procedimentos a fim de promover a ordem e prover soluções jutas[110].

ROMEO CASABONA, Carlos María Romeo. **Biotecnologia, Direito e Bioética**: perspectivas em Direito Comparado. Belo Horizonte: Del Rey e Puc Minas, 2002, p. 26.

109 ROMEO CASABONA, Carlos María Romeo. Genética e Direito. *In*: ROMEO CASABONA, Carlos María Romeo. **Biotecnologia, Direito e Bioética**: perspectivas em Direito Comparado. Belo Horizonte: Del Rey e Puc Minas, 2002, p. 26.

110 BUXÓ I REY, Maria Jesús. Genoma, riesgo y cultura. *In*: CASADO, María; GONZÁLEZ-DUARTE, Roser (Eds.). **Los retos de la genética en el siglo XXI:** genética y bioética. Barcelona: Edicions de la Universitat de Barcelona, 1999, p. 99.

Com a obtenção do sequenciamento completo do genoma humano, a comunidade científica passa a ter os dados fundamentais para continuar progredindo. Passa-se a buscar um saber mais aprofundado, através da caracterização das proteínas que correspondem às diferentes sequências identificadas. O estudo passa de uma genética estrutural, o sequenciamento dos genes, para uma genética funcional, focada na compreensão da função que cada um desses genes exerce. Em outras palavras, com o arcabouço teórico obtido a partir do Projeto Genoma Humano, a genética adquire ferramentas para uma atuação prática[111].

O sucesso do Projeto Genoma Humano revolucionou a genética. Por conta da grandeza das implicações dessa empreitada, diversas questões éticas vieram à tona novamente em meados da década de 1990. É o caso, por exemplo, da discussão acerca do determinismo genético, o condicionamento da conduta humana à sua expressão genômica. Richard Dawkins, em sua obra "O Gene Egoísta"[112], de 1976, defende uma teoria na qual a evolução das espécies é explicada a partir do gene, e não da espécie. De acordo com Dawkins, o corpo, ou organismo, é apenas um receptáculo, ou máquina, utilizada pelo gene para sua autorreplicação. Nesse sentido, cada espécie representa nada além do que o instrumento necessário para a perpetuação do gene.

Essa teoria leva a crer que os seres humanos são a expressão dos seus genes, que, por sua vez, estabelecem

111 ROMEO MALANDA, Sergio. **Intervenciones genéticas sobre el ser humano y Derecho penal**: consideraciones político-criminales y consequencias dogmáticas. Bilbao-Granada: Cátedra Interuniversitaria, Fundación BBVA-Diputacón y Editorial Comares, 2006, p. 11.

112 DAWKINS, Richard. **O gene egoísta**. Tradução de Rejane Rubino. São Paulo: Companhia das Letras, 2007.

características do indivíduo. Nesse sentido, os genes seriam responsáveis até mesmo por características subjetivas, como maldade e bondade, sexualidade, e até mesmo criminalidade[113]. Entretanto, conforme Ana Thereza Meirelles, a construção da personalidade e dos comportamentos de alguém não se restringe ao seu genoma, uma vez que o ambiente no qual aquele ser está inserido também influencia na formação da essência do sujeito[114].

A possibilidade de acesso e conhecimento sobre a essência genética dos seres humanos trouxe esperanças e receios, em especial da própria comunidade científica. Carlos Romeo Casabona, por exemplo, jurista e bioeticista, em 1995, questionava sobre as implicações da análise genética e das intervenções no genoma através da utilização do DNA recombinante. Havia preocupações como a obrigatoriedade de submissão a investigações genéticas a fim de determinar paternidade biológica ou auxiliar investigações criminais, evidenciando conflitos entre direitos fundamentais de natureza individual, como liberdade, intimidade e autonomia, em contrapartida aos interesses coletivos da comunidade[115].

A atenção dada pela doutrina a esse tipo de problema, anos antes do Projeto Genoma Humano atingir seus objetivos, mostra como a genética precisa ser pensada de forma plural, para além dos laboratórios. Faz-se necessário, portanto, realizar

113 CASTIEL, Luis David; CARDOSO, Maria Helena Cabral de Almeida. Saúde coletiva, nova genética e eugenia de mercado. **Caderno de Saúde Pública**, Rio de Janeiro, v. 19, n.2, mar./abr. 2003, p. 654.

114 MEIRELLES, Ana Thereza. **Neoeugenia e reprodução humana artificial:** limites éticos e jurídicos. Salvador: Editora *Jus*PODIVM, 2014, p. 102.

115 ROMEO CASABONA, Carlos Maria. Consideraciones jurídicas sobre las tecnicas geneticas. **Anuario de filosofía del derecho**, n. 12, p. 15-38, 1995. Disponível em: https://dialnet.unirioja.es/servlet/articulo?codigo=142331 Acesso em: 04 out. 2020, p. 18-19.

reflexões de natureza bioética – aqui compreendida como a ética aplicada, de maneira transdisciplinar, às questões da vida.

Justamente a fim de potencializar a compreensão acerca das implicações bioéticas envolvendo a genética humana, torna-se imprescindível diferenciar conceitos que, embora semelhantes, apresentam significações consideravelmente distintas. Essa abordagem metodológica, baseada na clara distinção conceitual e na intersecção entre biomedicina, ética e direito, é utilizada por Carlos Romeo Casabona para explicar pontos complexos da genética[116], e também é adotada por este trabalho.

Sendo assim, a fim de esclarecer de que maneira a genética é aplicada, na prática, nas pessoas, bem como com o objetivo de evitar confusões conceituais, passa-se a realizar um panorama conceitual prévio das condutas evolvendo manipulações biológicas em seres humanos. Nesse sentido, o tópico a seguir aborda e diferencia três elementos: engenharia genética, clonagem e terapia gênica.

Essa distinção é imprescindível para a compreensão do tema, uma vez que, para entender adequadamente o que é edição genética e quais são as suas implicações bioético-jurídicas, deve-se compreender o que a distingue de outras práticas existentes no âmbito da Genética. Assim, torna-se possível verificar o que há de comum entre essas práticas, bem como o que há de específico na edição genética.

116 MEIRELLES, Ana Thereza; VERDIVAL, Rafael. Implicações bioético-jurídicas do uso da edição genética como alternativa terapêutica nas relações de saúde no Brasil. **Revista da Faculdade Mineira de Direito**, v. 23, n. 46, p. 161-186, 2020. Disponível em: http://periodicos.pucminas.br/index.php/Direito/article/view/24704/17447 Acesso em: 18 nov. 2020, p. 167.

2.4 MANIPULAÇÕES BIOLÓGICAS EM HUMANOS: UM PANORAMA CONCEITUAL PRÉVIO DAS CONDUTAS

A possibilidade de intervir ativamente na composição genética dos seres humanos foi construída, gradativamente, com os sucessivos avanços tecnocientíficos ocorridos na genética. Desde as descobertas de Mendel, em 1865, a ciência genética vem aperfeiçoando paradigmas, descobrindo novos elementos e aprofundando experimentos. Em 2000, com os resultados do Projeto Genoma Humano, decodificou-se "os 3 bilhões de pares básicos do genoma humano". Atualmente, os seres humanos sabem que seu genoma é composto por, aproximadamente, 30 mil genes, organizados em 23 pares de cromossomos que, por sua vez, são formados por quatro bases químicas: Adenina, Guanina, Citosina e Timina. Essas bases são responsáveis pelas informações genéticas existentes no DNA e a forma como se dispõem "resulta na identidade genética de cada indivíduo"[117].

O estudo sobre a genética é amplo, uma vez que a aplicação do conhecimento pode ocorrer de variadas formas. Anteriormente, tratou-se da utilização prática da genética em seres não-humanos – vegetais, animais, microrganismos. Demonstrou-se algumas das finalidades das manipulações biológicas nesta seara, destacando-se benefícios científicos, médicos, econômicos, alimentares. Também foram levantadas algumas questões éticas que devem

117 BARTH, Wilmar Luiz. Engenharia genética e bioética. **Revista da Pontifícia Universidade Católica do Rio Grande do Sul**. Porto Alegre, v. 35, n. 149, set/2005. Disponível em: https://revistaseletronicas.pucrs.br/ojs/index.php/teo/article/view/1694 Acesso em: 08 fev. 2021, p. 362.

ser observadas para que essa perspectiva prática não cause danos desproporcionais à humanidade e à natureza de maneira geral.

A importância da análise desses aportes conceituais, como já foi mencionado, está na necessidade de definir e situar cada elemento e cada aplicação da genética. Isso porque cada técnica, cada método, cada fim almejado traz implicações bioético-jurídicas distintas. A modificação de um ser vivo com finalidade econômica é diferente da finalidade terapêutica. Modificar vegetais é diferente de modificar animais. É preciso separar conceitualmente cada elemento para que se possa compreender suas implicações.

Após tratar das práticas genéticas em vegetais, animais e microrganismos, o tópico anterior discutiu o acesso ao genoma humano, especialmente em consequência do Projeto Genoma Humano. Com o sequenciamento dos genes dos seres humanos, bem como com o aprofundamento do conhecimento sobre sua composição, a aplicabilidade da genética se ampliou. Novas possibilidades de intervenção vieram à tona, dessa vez tendo como objeto o próprio ser humano.

Por conta disso, assim como se fez necessário analisar alguns pontos relacionados à prática genética em outros seres vivos, faz-se imprescindível tratar sobre questões envolvendo essa prática nos seres humanos. Mais especificamente, faz-se necessário conceituar e esclarecer os fundamentos da engenharia genética, da clonagem humana e da terapia gênica. A justificativa para esse esclarecimento é evitar confusões conceituais e estabelecer uma base teórica para, mais adiante, compreender a edição genética e sua aplicabilidade terapêutica.

Quando se fala em manipulação genética, é possível

compreendê-la em sentido amplo, como "toda técnica de manejo de células, gametas ou embriões, incluindo as técnicas de reprodução assistida", bem como em sentido estrito, referindo-se "às técnicas de engenharia genética consistentes na modificação de material genético"[118]. Por conta dessa amplitude conceitual acerca do que é manipulação genética é que se propõe a distinção de alguns elementos que, embora representem manipulações, têm atributos específicos que os individualizam.

Feitas estas considerações, deixa-se claro que os pontos a seguir trabalhados têm como objeto a prática genética em seres humanos. O primeiro ponto versa sobre engenharia genética, em sentido amplo. O segundo ponto discute a clonagem em seres humanos, analisando seu significado, suas aplicações, suas potencialidades e seus aspectos bioéticos. O terceiro, por fim, versa sobre a terapia gênica, demonstrando essa importante aplicação da genética, que, como será visto posteriormente, pode ser materializada através de edição, técnica fundamental para se tratar de protocolos terapêuticos nos capítulos subsequentes.

2.4.1 Engenharia genética

O conhecimento continuamente construído sobre genética, acumulado durante décadas de pesquisas, tornou possível intervir diretamente sobre os genes que compõem o corpo de uma pessoa. É nesse contexto que se torna viável falar em engenharia genética. Este termo, segundo Wilmar Barth, significa a "transferência de

118 SÁ, Maria de Fátima Freire; NAVES, Bruno Torquato de Oliveira. **Bioética e Biodireito**. 5. ed. Indaiatuba-SP: Editora Foco, 2021, p. 197.

material genético de um ser vivo a outro, o que acaba modificando, em parte ou até mesmo estruturalmente, este outro"[119]. Nesse sentido, tem-se, então, práticas que viabilizam a realização de novas combinações de material hereditário, de forma a ocasionar artificialmente a manifestação de certas características fenotípicas.

A engenharia genética está relacionada com a "ampla alteração da constituição natural do DNA", fazendo-se possível mediante "manipulação, produção e modificação de moléculas do gene"[120]. Trata-se de um conjunto de técnicas utilizado para modificar o material genético de uma espécie. A aplicação dessas técnicas, por sua vez, pode ter objetivo terapêutico – visando combater patologias de origem genética – ou simplesmente transformador – alterando o genoma do indivíduo a fim de obter características que nunca ocorreriam naturalmente[121]. Pode-se compreender, então, que a engenharia genética é um gênero composto por diversas espécies de técnicas que viabilizam a manipulação genômica de um ser.

O termo "manipulação genética" pode ser compreendido em sentido estrito ou amplo. O sentido estrito se relaciona com a modificação de características naturais de um patrimônio

119 BARTH, Wilmar Luiz. Engenharia genética e bioética. **Revista da Pontifícia Universidade Católica do Rio Grande do Sul**. Porto Alegre, v. 35, n. 149, set/2005. Disponível em: https://revistaseletronicas.pucrs.br/ojs/index.php/teo/article/view/1694 Acesso em: 08 fev. 2021, p. 363-364.

120 MEIRELLES, Ana Thereza; VERDIVAL, Rafael. Implicações bioético-jurídicas do uso da edição genética como alternativa terapêutica nas relações de saúde no Brasil. **Revista da Faculdade Mineira de Direito**, v. 23, n. 46, p. 161-186, 2020. Disponível em: http://periodicos.pucminas.br/index.php/Direito/article/view/24704 Acesso em: 18 nov. 2020, p. 169.

121 MARTÍNEZ, Stella Maris. **Manipulación genética y derecho penal**. Buenos Aires: Editorial Universidad, 1994, p. 32.

genético, acarretando o surgimento de novos genótipos. Esse procedimento é feito através das técnicas de transferência de material genético entre seres diferentes. Já o sentido amplo envolve, também, manipulações genética realizadas em gametas e embriões. Nesse caso, não necessariamente se persegue a modificação de um patrimônio genético, mas a sua perpetuação ou estudo. É o caso da manipulação genética voltada à reprodução, à clonagem, à análise genética, ao aconselhamento genético ou ao diagnóstico. Nessas situações, o material hereditário não é modificado, mas manuseado, a fim de se alcançar um objetivo que não envolve a modificação da natureza genética do ser[122].

Sergio Romeo Malanda chama a atenção para o fato de que muitos juristas, filósofos e cientistas usam as expressões "manipulação genética" e "engenharia genética" com o mesmo significado. Essa equiparação acontece por conta da conotação negativa a que o termo "manipulação" remeteria, levando esses estudiosos a preferiram adotar a expressão "engenharia genética" para se referir ao mesmo conceito[123].

Porém, para Romeo Malanda, esses termos não se confundem, sendo a manipulação genética uma espécie de engenharia genética. Nesse liame, tem-se manipulação genética quando se utilizam técnicas voltadas à modificação do patrimônio genético de uma espécie. Dessa forma, o fator modificativo seria o

122 ROMEO MALANDA, Sergio. **Intervenciones genéticas sobre el ser humano y Derecho penal**: consideraciones político-criminales y consequencias dogmáticas. Bilbao-Granada: Cátedra Interuniversitaria, Fundación BBVA-Diputacón y Editorial Comares, 2006, p. 13.

123 ROMEO MALANDA, Sergio. **Intervenciones genéticas sobre el ser humano y Derecho penal**: consideraciones político-criminales y consequencias dogmáticas. Bilbao-Granada: Cátedra Interuniversitaria, Fundación BBVA-Diputacón y Editorial Comares, 2006, p. 13.

principal elemento caracterizador da manipulação. Nesse sentido, "*toda manipulación genética es ingeniería genética, pero no toda ingeniería genética es una manipulación en el sentido referido*"[124].

Neste diapasão, a clonagem, por exemplo, embora envolva intervenção genética, não tem como objetivo modificar os genes ou as características do ser, mas replicá-lo. Logo, tem-se outra espécie de engenharia genética, e não uma manipulação.

A prática de engenharia genética deve ser pensada levando em consideração elementos determinantes para a intensidade dos seus efeitos, seja no que diz respeito à autocompreensão humana ou às preocupações ambientais de maneira geral. Barth aponta alguns aspectos que, baseado em discussões éticas sobre o assunto, trazem preocupações importantes. São eles: a) a finalidade da intervenção genética; b) os sujeitos implicados; c) os níveis de intervenção; e d) os riscos da intervenção[125].

A especificação dos elementos presentes no contexto da engenharia genética é importante porque permite diferenciar adequadamente as implicações do uso das técnicas, bem como avaliar a eticidade das intervenções de maneira mais clara. As consequências de modificar o genoma humano para tratar uma enfermidade grave, por exemplo, são diferentes daquelas que pretendem obter características físicas apenas para satisfazer uma

124 ROMEO MALANDA, Sergio. **Intervenciones genéticas sobre el ser humano y Derecho penal**: consideraciones político-criminales y consequencias dogmáticas. Bilbao-Granada: Cátedra Interuniversitaria, Fundación BBVA-Diputacón y Editorial Comares, 2006, p. 14.

125 BARTH, Wilmar Luiz. Engenharia genética e bioética. **Revista da Pontifícia Universidade Católica do Rio Grande do Sul**. Porto Alegre, v. 35, n. 149, set/2005. Disponível em: https://revistaseletronicas.pucrs.br/ojs/index.php/teo/article/view/1694 Acesso em: 08 fev. 2021, p. 386.

impressão estética subjetiva – como cor dos olhos ou do cabelo.

Modificar o DNA de uma bactéria, a fim de aumentar a produtividade de cerveja, é diferente de modificar o DNA de um ser humano. Até mesmo a manipulação de células somáticas difere substancialmente da manipulação de células reprodutivas.

A necessidade de pensar a engenharia genética como um instrumento de transformação dos seres humanos passa pela adequada contextualização de finalidades, sujeitos, intensidade e riscos. Isso ocorre porque os desdobramentos bioéticos oriundos da prática de manipulações biológicas são diversos, contribuindo para o aumento da complexidade das problemáticas emergentes[126].

A análise dos elementos mencionados permite que se estabeleçam diretrizes e limites à aplicação das técnicas de engenharia genética, almejando garantir, na maior medida possível, que a prática dessas técnicas traga mais benefícios do que prejuízos à vida humana.

A função e o sentido da genética precisam ser redimensionados conforme os avanços em biotecnologia ampliem as possibilidades de manipulação de genes. Essa necessidade se justifica no fato de que a genética "descortina, concomitantemente, promessas e dilemas"[127]. Nesse sentido, há uma expectativa de que a genética transformará as relações de saúde, permitindo o

126 MEIRELLES, Ana Thereza; VERDIVAL, Rafael. Implicações bioético-jurídicas do uso da edição genética como alternativa terapêutica nas relações de saúde no Brasil. **Revista da Faculdade Mineira de Direito**, v. 23, n. 46, p. 161-186, 2020. Disponível em: http://periodicos.pucminas.br/index.php/Direito/article/view/24704/17447 Acesso em: 18 nov. 2020, p. 163.

127 MEIRELLES, Ana Thereza; VERDIVAL, Rafael. Implicações bioético-jurídicas do uso da edição genética como alternativa terapêutica nas relações de saúde no Brasil. **Revista da Faculdade Mineira de Direito**, v. 23, n. 46, p. 161-186, 2020. Disponível em: http://periodicos.pucminas.br/index.php/Direito/article/view/24704/17447 Acesso em: 18 nov. 2020, p. 165.

tratamento e a prevenção de diversas enfermidades debilitantes.

Por outro lado, como alerta Michael Sandel, o "recém-descoberto conhecimento genético também pode permitir a manipulação de nossa própria natureza"[128]. Desta forma, esse dilema, inicialmente de natureza ética, em virtude das transformações ocorridas nas demandas sociais, passa a se relacionar com Direito. Isso se dá porque vem à tona a necessidade de se definir limitações às práticas que possam ofender bens jurídicos de tutela contínua.

Em outras palavras, é preciso estabelecer limites à prática de engenharia genética, a fim de se proteger determinados bens jurídicos. Porém, para que se possa identificar quais bens jurídicos podem ser violados e, consequentemente, quais limitações precisam ser impostas, faz-se necessário compreender as implicações éticas decorrentes da aplicação das técnicas de engenharia genética. Essas implicações, por sua vez, variam de acordo com os elementos mencionados anteriormente (finalidade, sujeitos, intensidade, riscos). Sendo assim, a adequada compreensão das consequências da engenharia genética passa pela análise dos diferentes vieses envolvidos em sua prática.

No Brasil, o artigo 25 da Lei de Biossegurança proíbe a prática de engenharia genética em célula germinal humana, bem como em zigoto ou embrião. Conforme será analisado mais adiante, a legislação deve ser revisada no sentido de esclarecer a extensão do conteúdo do seu artigo 25, especialmente no que tange à prática de terapia gênica. Nesse sentido, Ana Thereza Meirelles afirma que "não se consegue perceber

128 SANDEL, Michael: **Contra a perfeição:** Ética na era da engenharia genética. Tradução de Ana Carolina Mesquita. 3.ed. Rio de Janeiro: Ed. Civilização Brasileira, 2018, p. 19.

legitimidade na proibição da terapia gênica", uma vez que a motivação de sua prática é a promoção da saúde humana, não havendo danos à integridade do patrimônio genético[129].

2.4.2 Clonagem em seres humanos

No final da década de 1990, foi anunciado ao mundo o nascimento da ovelha Dolly: o primeiro mamífero concebido através da clonagem a partir de células oriundas de um animal adulto. O impacto dessa notícia foi grande e a história da ovelha clonada logo se espalhou pelos noticiários de todo o mundo. A relevância do anúncio era tanta que o então presidente dos Estados Unidos Bill Clinton convocou a comissão de bioética a fim de obter um parecer técnico sobre as implicações éticas da clonagem. A notícia do nascimento do primeiro mamífero clonado parecia anunciar que a clonagem de seres humanos era uma questão de tempo[130].

Toda a especulação envolvendo o surgimento de possíveis clones humanos inflamou o debate sobre a temática durante a virada do século XX para o século XXI. Conforme Harry Griffin, muito do que se especulava sobre clonagem vinha mais do imaginário de ficção científica do que do sentido científico adequado. Por conta disso, algumas pessoas passaram a ter a falsa ideia de que eventuais seres humanos nascidos pelas técnicas de clonagem seriam, de alguma forma, inferiores

---

129 MEIRELLES, Ana Thereza. **Neoeugenia e reprodução humana artificial:** limites éticos e jurídicos. Salvador: Editora *Jus*PODIVM, 2014, p. 185-186.

130 GRIFFIN, Harry. La clonación de Dolly. *In*: CASADO, María; GONZÁLEZ-DUARTE, Roser (Eds.). **Los retos de la genética en el siglo XXI:** genética y bioética. Barcelona: Edicions de la Universitat de Barcelona, 1999, p. 203-204.

aos outros humanos. Outros imaginaram que a clonagem geraria cópias idênticas de um indivíduo, sem a capacidade de desenvolver personalidade e comportamentos próprios[131].

Todos esses mitos faziam parte do contexto de um relevante avanço científico que gerou curiosidade, esperanças e receios. Conforme Heloisa Helena Barboza, "os ovinos simbolizam para o Ocidente cristão a inocência e a paz", mas "a notícia do nascimento de Dolly desencadeou uma onda de medo"[132]. A tecnologia que viabiliza a clonagem gera expectativas voltadas para "espetaculares avanços terapêuticos", que se confrontam com temores relacionados a criação de cópias genéticas idênticas de seres humanos[133].

Mais de duas décadas se passaram desde o nascimento de Dolly, que morreu em 2003. Durante esse período, a ciência continuou se aprofundando nos estudos sobre a clonagem, afastando especulações e lançando luz sobre possibilidades concretas de melhorias na qualidade de vida humana a partir da técnica. Nesse contexto, torna-se possível classificar a utilização da clonagem com base em duas principais finalidades: reprodutiva e terapêutica.

De acordo com Marcus Düwell, os conceitos de clonagem reprodutiva e terapêutica representam uma "dicotomia terminológica" na qual se pressupõe que todas as finalidades das

131 GRIFFIN, Harry. La clonación de Dolly. *In*: CASADO, María; GONZÁLEZ-DUARTE, Roser (Eds.). **Los retos de la genética en el siglo XXI:** genética y bioética. Barcelona: Edicions de la Universitat de Barcelona, 1999, p. 209.

132 BARBOZA, Heloisa Helena. A clonagem humana para fins reprodutivos: um debate não concluído. *In*: ROMEO CASABONA, Carlos María; SÁ, Maria de Fátima Freire de (Orgs.). **Desafios Jurídicos da Biotecnologia**. Belo Horizonte: Mandamentos, 2007, p. 178.

133 DÜWELL, Marcus. Clonagem – dimensões da reflexão ética. *In*: CASABONA, Carlos María Romeo; SÁ, Maria de Fátima Freire de (Orgs.). **Desafios Jurídicos da Biotecnologia**. Belo Horizonte: Mandamentos, 2007, p. 333.

aplicações da clonagem já seriam conhecidas. O autor explica que essa dicotomia consiste em se conceber apenas duas aplicações das técnicas de clonagem: para reprodução ou para terapia, de maneira que a utilização de uma dessas aplicações excluiria a outra. Essa lógica, para Düwell, não faz sentido, uma vez que não se pode definir a finalidade da clonagem apenas por exclusão[134].

Por conta disso, faz-se fundamental estabelecer definições conceituais claras, que diferenciem as abordagens da técnica, individualizando-as e identificando as consequências éticas que decorrem de sua própria conceituação positiva.

Carlos Maria Romeo Casabona assevera que é necessário diferenciar a clonagem reprodutiva de outros tipos de clonagem, tanto por uma questão de metodologia ética, quanto pelas cargas valorativas envolvidas nesta aplicação da técnica. Nesse sentido, a clonagem reprodutiva envolve três diferentes conceitos: a clonagem verdadeira, a paraclonagem e a gemelaridade artificial. Cada uma dessas técnicas, por sua vez, traz consequências e persegue objetivos únicos, dentro do contexto da clonagem reprodutiva[135].

Com efeito, a clonagem verdadeira corresponde à técnica utilizada para o nascimento da ovelha Dolly. Retira-se o núcleo de uma célula de um indivíduo adulto, transferindo-o para um ovócito enucleado, ou seja, que teve o seu próprio núcleo

134 DÜWELL, Marcus. Clonagem – dimensões da reflexão ética. *In*: CASABONA, Carlos María Romeo; SÁ, Maria de Fátima Freire de (Orgs.). **Desafios Jurídicos da Biotecnologia**. Belo Horizonte: Mandamentos, 2007, p. 336.

135 ROMEO CASABONA, Carlos Maria. La clonación humana: los presupuestos para la intervención penal. **Revista galega de administración pública**, n. 27, jan-abr 2001. Disponível em: https://egap.xunta.gal/revistas/REGAP/article/download/799/1261/ Acesso em: 04 out. 2020, p. 128.

extraído. No caso da ovelha Dolly, o núcleo celular doado veio de uma célula mamária do animal, mas qualquer célula somática do indivíduo pode ser utilizada. O resultado do procedimento é a geração de um ser geneticamente idêntico ao doador do núcleo celular, salvo no que se refere ao DNA mitocondrial, que já preexiste no citoplasma do ovócito receptor[136].

A paraclonagem, por sua vez, se assemelha tecnicamente à clonagem verdadeira. Porém, a transferência dos núcleos celulares ocorre a partir de indivíduos não-nascidos. Neste caso, o ser originado será único, ou seja, não seria geneticamente idêntico a nenhum dos doadores de material[137].

E, por fim, além da clonagem verdadeira e da paraclonagem, tem-se a gemelaridade artificial, que é a divisão de embriões, gerando dois indivíduos totalmente idênticos entre si, mas distintos quanto a outros seres já nascidos, de maneira semelhante ao que ocorre com os gêmeos monozigóticos. Romeo Casabona ressalta que a transferência do núcleo entre um ovócito e outro, para posterior fecundação por espermatozoide, não é considerada clonagem, mas apenas uma técnica reprodutiva que tem o objetivo de evitar a transmissão de doenças advindas do núcleo original[138].

---

136 ROMEO CASABONA, Carlos Maria. La clonación humana: los presupuestos para la intervención penal. **Revista galega de administración pública**, n. 27, jan-abr 2001. Disponível em: https://egap.xunta.gal/revistas/REGAP/article/download/799/1261/ Acesso em: 04 out. 2020, p. 128.

137 ROMEO CASABONA, Carlos Maria. La clonación humana: los presupuestos para la intervención penal. **Revista galega de administración pública**, n. 27, jan-abr 2001. Disponível em: https://egap.xunta.gal/revistas/REGAP/article/download/799/1261/ Acesso em: 04 out. 2020, p. 128.

138 ROMEO CASABONA, Carlos Maria. La clonación humana: los presupuestos para la intervención penal. **Revista galega de administración**

Quando se fala em clonagem reprodutiva, refere-se à criação de um embrião a partir células doadas por um "potencial parente". O indivíduo nascido desse procedimento será "um gêmeo geneticamente idêntico ao doador da célula" [139]. Uma das abordagens relacionadas à clonagem reprodutiva diz respeito ao tratamento para infertilidade. O uso da técnica, nesse caso, é mais voltado para facilitar a concepção do que para gerar um indivíduo idêntico ao outro.

A clonagem de seres humanos envolve bens jurídicos a serem protegidos, a exemplo da integridade física daqueles que vierem a nascer a partir dessa técnica. Além disso, deve-se pensar também na questão da identidade genética. O ser nascido por clonagem é privado da condição de ser "*único, irrepetible y distinto a otros individuos existentes*", sendo idêntico geneticamente ao doador do núcleo celular utilizado para a clonagem.

Ainda, vale dizer que o ser clonado não tem dupla parentalidade biológica, constituída por pai e mãe genéticos, uma vez que sua origem genética provém de apenas um indivíduo. Essa é uma consequência importante, tendo em vista que o desconhecimento de sua origem biológica traz angústia à vida das pessoas. Não obstante, é importante ter em mente que a diversidade genética constitui um fator fundamental para a preservação da espécie humana, uma vez que auxilia na proteção do indivíduo

pública, n. 27, jan-abr 2001. Disponível em: https://egap.xunta.gal/revistas/REGAP/article/download/799/1261/ Acesso em: 04 out. 2020, p. 128.

139 BARBOZA, Heloisa Helena. A clonagem humana para fins reprodutivos: um debate não concluído. *In*: ROMEO CASABONA, Carlos María; SÁ, Maria de Fátima Freire de (Orgs.). **Desafios Jurídicos da Biotecnologia**. Belo Horizonte: Mandamentos, 2007, p. 188.

perante doenças contagiosas ou patógenos externos[140]. Esses bens jurídicos envolvidos se relacionam com aspectos basilares da vida de uma pessoa, seja sob uma perspectiva física-corporal ou psíquica. Por conta disso, não se pode pensar em clonagem apenas a partir da ótica de quem clona, mas também da ótica de quem é clonado.

Se, por um lado, a possibilidade de clonagem de seres humanos demanda proteção aos bens jurídicos envolvidos, por outro a aplicação das técnicas pode trazer benefícios consideráveis à qualidade de vida das pessoas. Dentre esses benefícios, menciona Carlos Romeo Casabona: solução para alguns problemas de infertilidade; impedimento de transmissão de enfermidades hereditárias graves; obtenção de células e tecidos para transplante a partir de embriões clonados apenas para suprir essa necessidade terapêutica; desenvolvimento de conhecimento científico a partir de pesquisas realizadas com embriões humanos clonados[141].

A clonagem terapêutica consiste, justamente, na criação de embriões geneticamente idênticos a um indivíduo doador de material, porém, ao contrário do que acontece na clonagem reprodutiva, esse embrião gerado não é implantado. É uma técnica voltada ao cultivo celular ou de embriões pré-implantados sem o objetivo gerar um novo indivíduo[142].

140 ROMEO CASABONA, Carlos Maria. Bienes jurídicos implicados en la clonación. **Revista de derecho y ciencias penales: Ciencias Sociales y Políticas**, n. 2, 2000. Disponível em: https://rduss.com/index.php/rduss/article/view/310 Acesso em: 04 out. 2020, p. 148.

141 ROMEO CASABONA. La clonación humana: los presupuestos para la intervención penal. **Revista galega de administración pública**, n. 27, jan-abr 2001. Disponível em: https://egap.xunta.gal/revistas/REGAP/article/download/799/1261/ Acesso em: 04 out. 2020, p. 130-131.

142 ROMEO MALANDA, Sergio. **Intervenciones genéticas sobre el ser humano y Derecho penal**: consideraciones político-criminales y consequencias dogmáticas. Bilbao Granada: Cátedra Interuniversitaria, Fundación BBVA-Diputacón y Editorial Comares, 2006, p. 26.

Em verdade, ocorre o seu cultivo em "uma linhagem celular embrionária tronco, imortalizando essas células". Em outras palavras, esse embrião clonado é utilizado como um fornecedor de células-troncos que podem ser utilizadas terapeuticamente em favor do doente através de processos de diferenciação induzidos quimicamente[143].

Seria possível, então, ter uma fonte de fornecimento de tecidos e células prontas para serem usados terapeuticamente pelo indivíduo clonado, uma vez que ali há o seu próprio material genético, o que afastaria o risco de incompatibilidade. O problema é que esses embriões se tornam inviáveis após cumprirem sua função de fornecimento de material genético, o que implica a sua destruição – algo que gera discordâncias morais e religiosas[144].

Em maio de 2015, após várias tentativas fracassadas e uma fraude constatada[145], cientistas conseguiram criar células-tronco utilizando a mesma técnica de clonagem da ovelha Dolly[146]. No artigo publicado na revista *Cell*, a equipe liderada por Shoukhrat Mitalipov demonstra como realizou a transferência de material genético extraído de células somáticas de crianças para óvulos

143 BARBOZA, Heloisa Helena. A clonagem humana para fins reprodutivos: um debate não concluído. *In*: ROMEO CASABONA, Carlos María; SÁ, Maria de Fátima Freire de (Orgs.). **Desafios Jurídicos da Biotecnologia**. Belo Horizonte: Mandamentos, 2007, p. 188.

144 ROMEO MALANDA, Sergio. **Intervenciones genéticas sobre el ser humano y Derecho penal**: consideraciones político-criminales y consequencias dogmáticas. Bilbao-Granada: Cátedra Interuniversitaria, Fundación BBVA-Diputacón y Editorial Comares, 2006, p. 26.

145 RESNIK, David; SHAMOO, Adil; KRIMSKY, Sheldon. Fraudulent human embryonic stem cell research in South Korea: lessons learned. **Accountability in research**, 13 (1), p. 101–109. Disponível em: https://doi.org/10.1080/08989620600634193 Acesso em: 18 fev. 2021.

146 MITALIPOV, Shoukhrat; TACHIBANA, Masahito; AMATO, Paula *et al.* Human Embryonic Stem Cells Derived by Somatic Cell Nuclear Transfer. **Cell**, v. 153 (6), p. 1228-1238, 2013. Disponível em: https://doi.org/10.1016/j.cell.2013.05.006 Aceso em: 18 fev. 2021.

cujo núcleo foi removido. Como resultado, os pesquisadores obtiveram seis embriões, de onde as células-troncos são extraídas.

Esse sucesso na obtenção de células-tronco mediante técnicas de clonagem chama a atenção para a possibilidade de se clonar, efetivamente, seres humanos. A técnica utilizada, e bem-sucedida, viabilizou a criação de embriões com material genético idêntico ao dos doadores. A finalidade da pesquisa era obter células pluripotentes (que podem se diferenciar em qualquer tipo celular), razão pela qual os embriões obtidos não são implantados. Porém, a implantação é o que falta para que se dê um passo adiante nessa eticamente controvertida questão da clonagem de seres humanos. O desenvolvimento da tecnologia, por sua vez, pode indicar que essa possibilidade não esteja tão distante assim.

Apesar dos temores adjacentes à clonagem de seres humanos e à possibilidade de surgimento de "cópias" genéticas de indivíduos, Carlos Romeo Casabona aduz que é improvável cientificamente que possam existir dois seres totalmente idênticos. Primeiro porque a técnica utilizada para clonagem, por si só, já ocasiona algum nível de diferenciação entre os sujeitos, uma vez que o DNA mitocondrial presente nos ovócitos receptores não é sempre o mesmo. Segundo porque a identidade genética de alguém não se confunde com sua identidade pessoal. Enquanto a composição genética de alguém pode ser a mesma de outrem, por conta da clonagem, sua personalidade se forma com base em aspectos familiares, sociais, culturais, temporais. São fatores variáveis e abstratos que contribuem para que cada ser humano tenha algo único, mesmo quando exista compartilhamento de material genético, a exemplo dos gêmeos monozigóticos[147].

No Brasil, a Lei nº 11.105/2005, Lei de Biossegurança, proíbe expressamente a clonagem humana, conforme disposto em seu artigo 6º, inciso IV[148]. Este presente trabalho não tem o objetivo de discutir os aspectos legais envolvendo clonagem, reservando-se a apresentar algumas noções introdutórias sobre o tema, a fim de construir um panorama conceitual que auxilie a compreensão do seu objeto principal. Porém, é válido ressaltar que o conteúdo da Lei de Biossegurança brasileira, no que tange à clonagem, é demasiadamente restritivo, o que ocorre, também, em relação à edição genética, posteriormente discutido.

Ainda não se tem notícia sobre o nascimento de um indivíduo clonado. Embora a tecnologia atual já permita uma empreitada do tipo, é provável que o primeiro clone humano ainda demore alguns anos, talvez décadas, para nascer. Por outro lado, a clonagem humana terapêutica já é uma realidade e pode ajudar a salvar muitas vidas que já estão por aqui. Por esta razão, é preciso que as regulações normativas se atualizem, trabalhando e diferenciando conceitos, e conduzindo a aplicação das técnicas de clonagem com base em pressupostos bioético-jurídicos construídos antes mesmo da ovelha Dolly nascer.

147 ROMEO CASABONA, Carlos Maria. Bienes jurídicos implicados en la clonación. **Revista de derecho y ciencias penales: Ciencias Sociales y Políticas**, n. 2, 2000. Disponível em: https://rduss.com/index.php/rduss/article/view/310 Acesso em: 04 out. 2020, p. 149.

148 BRASIL. **Lei 11.105 de 24 de março de 2005**. Regulamenta os incisos II, IV e V do § 1º do art. 225 da Constituição Federal, estabelece normas de segurança e mecanismos de fiscalização de atividades que envolvam organismos geneticamente modificados [...]. Disponível em: http://www.planalto.gov.br/ccivil_03/_ato2004-2006/2005/lei/l11105.htm Acesso em: 18 fev. 2021.

2.4.3 Terapia gênica

Uma das aplicações mais importantes decorrentes dos avanços científicos em genética é a possibilidade de terapia gênica humana. Por terapia gênica humana entende-se "a transferência deliberada de material genético para as células de um paciente com a intenção de curar ou prevenir uma enfermidade"[149]. Em outras palavras, vale-se de técnicas de engenharia genética para modificar a estrutura de genes que compõem uma célula humana, com a finalidade de reverter ou evitar a manifestação de uma patologia. Deve-se atentar para o fato de que a engenharia genética não é terapia genética, mas esta é uma aplicação das técnicas de engenharia genética. Engenharia genética é gênero, terapia genética é espécie.

Trata-se de uma possibilidade relevante no âmbito da saúde, considerando que existe um grande número de enfermidades relacionadas aos genes e à hereditariedade, que afetam de maneiras distintas pessoas e populações ao redor do planeta. Na Finlândia, por exemplo, país com um alto grau de homogeneidade populacional, há diversas doenças genéticas que, praticamente, só existem naquele lugar – uma vez que "durante séculos, poucos estrangeiros foram viver na Finlândia"[150]. Por conta disso, a população finlandesa convive com essas

149 NYS, Herman. Terapia gênica humana. *In*: ROMEO CASABONA, Carlos María. **Biotecnologia, Direito e Bioética**: perspectivas em Direito Comparado. Belo Horizonte: Del Rey e Puc Minas, 2002, p. 66.

150 RUSANEN, Timo. Aspectos sociais e jurídicos relacionados à terapia gênica na Finlândia. *In*: ROMEO CASABONA, Carlos María. **Biotecnologia, Direito e Bioética**: perspectivas em Direito Comparado. Belo Horizonte: Del Rey e Puc Minas, 2002, p. 92.

condições de saúde, de cunho hereditário, e poderiam se beneficiar de terapias gênicas no combate a essas enfermidades.

As patologias genéticas podem ser mais ou menos raras, centralizadas em determinadas localidades, como o caso da Finlândia, ou serem mais globais. Podem ser doenças raras ou, até mesmo, mazelas comuns, com o colesterol alto[151]. Seja qual for o aspecto envolvido, doenças genéticas hereditárias afetam entre 6% e 8%[152] da população mundial, representando uma relevante questão de natureza sanitária e social. Neste liame, a busca por técnicas terapêuticas que auxiliem o enfrentamento dessas doenças deve ser incentivada. É nesse contexto que as terapias gênicas se mostram uma alternativa valorosa.

Existem duas modalidades de terapia gênica em seres humanas, classificadas de acordo com o tipo de célula que recebe a transferência de material genético. Uma delas é a terapia gênica germinativa, que ocorre quando a técnica incide sobre células reprodutivas, como gametas e células embrionárias não-diferenciadas. A outra é a terapia gênica somática, caracterizada pela transferência de material genético às células somáticas, ou seja, as demais células que compõem um organismo. A principal diferença entre essas duas espécies de terapia gênica é que, na terapia germinativa, as modificações realizadas são transmitidas à descendência daquele paciente,

151 BIERNATH, André. Colesterol alto causado por mutações do DNA está entre as doenças genéticas mais comuns. **BBC News Brasil**. São Paulo, 04 jan. 2021. Disponível em: https://www.bbc.com/portuguese/geral-55525401 Acesso em: 17 fev. 2021.

152 MARFANY, Gemma. Interrogantes y retos actuales de la edición genética. **Revista de Bioética y Derecho**, n. 47, p. 17-31, nov. 2019. Disponível em: https://revistes.ub.edu/index.php/RBD/article/view/28551 Acesso em: 16 fev. 2021 p. 22.

enquanto na terapia somática essa transmissão não ocorre[153].

A modificação genética é o método utilizado para corrigir alguma anomalia genética, fazendo com que esse gene anômalo volte a funcionar. Interfere-se diretamente em um gene preexistente no organismo do ser, fazendo com que ele deixe de se expressar anomalamente e mude seu comportamento. A substituição genética, por sua vez, como a nomenclatura sugere, consiste na prática terapêutica voltada à troca de um gene anômalo por outro normal. Obtém-se o resultado desejado não através da modificação da estrutura de um gene, mas por meio de sua substituição integral. Por fim, no método terapêutico de inserção genética, introduz-se um gene normal no organismo do paciente, sem que se retire o gene anômalo. Nesse sentido, o resultado esperado pela terapia é obtido através da expressão resultante do gene inserido, que corrige as anomalias do que gene mutante que sobressaia anteriormente[154].

A utilização de terapia gênica em seres humanos, assim como ocorre em outras aplicações da genética, traz problemas de natureza ética e médica. Nesse sentido, para que se possa introduzir a reflexão sobre esta temática, faz-

153 Ainda nesta esfera de ambientação, é importante destacar que existem diferentes métodos de aplicação para a terapia gênica em seres humanos (seja germinativa ou somática). Nesse sentido, é possível realizar terapia gênica através de: a) modificação genética; b) substituição genética; ou c) inserção genética. Todos esses métodos interferem na estrutura celular, a fim de se obter um resultado fenotípico que contribua para a melhora da saúde do paciente – curando ou prevenindo doenças (NYS, Herman. Terapia gênica humana. *In*: ROMEO CASABONA, Carlos María. **Biotecnologia, Direito e Bioética**: perspectivas em Direito Comparado. Belo Horizonte: Del Rey e Puc Minas, 2002, p. 66).

154 NYS, Herman. Terapia gênica humana. *In*: ROMEO CASABONA, Carlos María. **Biotecnologia, Direito e Bioética**: perspectivas em Direito Comparado. Belo Horizonte: Del Rey e Puc Minas, 2002,p. 66.

se necessário apontar algumas das problemáticas mais reiteradas no âmbito da terapia gênica humana, bem como ponderar sobre os riscos e benefícios envolvidos na prática.

No âmbito da terapia gênica, muitas consequências de sua aplicação ainda são desconhecidas. Nesse sentido, existem algumas restrições quanto à sua utilização, justamente visando amenizar esses riscos. No que se refere à terapia gênica germinativa, por exemplo, em virtude da ausência de maior clareza sobre as implicações que o procedimento pode trazer aos seres humanos, tem-se um "acordo" na comunidade científica para que não se utilize este tipo de terapia enquanto não sejam identificados subsídios suficientes para "permitir um controle do capital genética humano"[155]. O motivo é a possibilidade de que as alterações produzidas em um indivíduo sejam transferidas à sua descendência.

Já no que diz respeito à terapia gênica somática, entende-se que esta deve ser realizada apenas para enfermidades que impliquem grande debilitação ou morte e que não contem com outros métodos terapêuticos alternativos[156]. Sendo assim, tem-se a terapia gênica como uma última opção, de maneira que a gravidade da doença seja tão elevada que os eventuais danos causados por efeitos colaterais da terapia não sejam mais gravosos do que os efeitos já existentes da enfermidade.

De acordo com José Ramón Callizo, a terapia gênica somática

155 CALLIZO, José Ramón. A terapia gênica no meio hospitalar: importância dos comitês assistenciais de ética. *In*: ROMEO CASABONA, Carlos María. **Biotecnologia, Direito e Bioética**: perspectivas em Direito Comparado. Belo Horizonte: Del Rey e Puc Minas, 2002, p. 84.

156 NYS, Herman. Terapia gênica humana. *In*: ROMEO CASABONA, Carlos María. **Biotecnologia, Direito e Bioética**: perspectivas em Direito Comparado. Belo Horizonte: Del Rey e Puc Minas, 2002, p. 66.

pode ser comparada a métodos terapêuticos convencionais, nos quais são utilizados "medicamentos" para tratar patologias determinadas, dotada de indicações, efeitos colaterais e custos específicos. Por esse motivo, para o autor, os problemas morais envolvidos na terapia gênica somática não seriam muito diferentes dos que já se debatem na esfera de outras práticas terapêuticas[157].

Amelia Martín Uranga destaca que a intervenção realizada pela terapia gênica somática deve pretender tratar enfermidades graves, assumindo que não existem outras terapias disponíveis com grau de confiabilidade suficiente para dar seguimento à terapêutica relacionada àquela doença. Ainda, aduz a autora que a intervenção terapêutica genética deve considerar que as células somáticas e seus componentes, objeto da intervenção, fazem parte da "integridade pessoal do indivíduo", mais especificamente a "integridade genética". Por isso, a proteção jurídica que se deve dar a essas células decorreria do bem jurídico integridade pessoal[158].

O leque de sujeitos que podem participar dos protocolos terapêuticos genéticos é amplo e abarca crianças, adultos e, até mesmo, embriões e fetos. Em adultos e crianças, aplica-se, de imediato, a verificação dos requisitos mencionados anteriormente, quais sejam, gravidade da enfermidade e ausência de terapias alternativas. Porém, essa enfermidade não pode estar tão avançada a ponto de as possibilidades de melhora serem ínfimas, apesar de

157 CALLIZO, José Ramón. A terapia gênica no meio hospitalar: importância dos comitês assistenciais de ética. *In*: ROMEO CASABONA, Carlos María. **Biotecnologia, Direito e Bioética**: perspectivas em Direito Comparado. Belo Horizonte: Del Rey e Puc Minas, 2002, p. 84.

158 URANGA, Amelia Martín. O quadro legal da terapia gênica na Espanha. *In*: ROMEO CASABONA, Carlos María. **Biotecnologia, Direito e Bioética**: perspectivas em Direito Comparado. Belo Horizonte: Del Rey e Puc Minas, 2002, p. 87.

que adultos nesses estados podem se oferecer para participar de pesquisas, caso queiram. Nesse sentido, recomenda-se que a terapia gênica ocorra nas etapas iniciais da patologia combatida. Como, em muitos casos, os efeitos das doenças se manifestam desde cedo nos indivíduos, é comum que crianças com essascondições genéticas tenham prioridade para receber a terapia gênica[159][160].

Porém, essa possibilidade terapêutica não é de fácil materialização. Isso porque a dificuldade de se chegar ao órgão que será tratado é muito maior quando o ser ainda está dentro do útero materno. Em situações *in vitro,* a depender da fase em que o embrião esteja, ainda há o risco de que a inserção de células somáticas, por exemplo, acabe resultando, em verdade, em uma terapia gênica germinativa, com a transmissão das modificações feitas à futura prole. Ainda, a realização da terapia já durante a gestação pode acabar causando danos à saúde da gestante[161]. São variáveis delicadas e problemáticas, mas que devem ser levadas em consideração quando se pensa na ampliação do uso dessas modalidades terapêuticas.

159 NYS, Herman. Terapia gênica humana. *In*: ROMEO CASABONA, Carlos María. **Biotecnologia, Direito e Bioética**: perspectivas em Direito Comparado. Belo Horizonte: Del Rey e Puc Minas, 2002, p. 67.

160 Apesar dos testes e das aplicações práticas das terapias gênicas ocorrerem em seres nascidos, é preciso pensar também em abordagens terapêuticas voltadas a seres ainda em condições pré-natais. Através de mapeamentos genéticos e das práticas de medicina preditiva em genética (tratadas anteriormente), é possível identificar doenças existentes mesmo antes do nascimento, ou até indicar altos índices de probabilidade dessas doenças se manifestarem no futuro. Nesse contexto, valer-se da terapia gênica pré-natal poderia auxiliar na erradicação dessas enfermidades antes mesmo que o indivíduo nasça, agregando-lhe qualidade de vida e saúde.

161 NYS, Herman. Terapia gênica humana. *In*: ROMEO CASABONA, Carlos María. **Biotecnologia, Direito e Bioética**: perspectivas em Direito Comparado. Belo Horizonte: Del Rey e Puc Minas, 2002, p. 69.

Considerando as possíveis implicações decorrentes da terapia gênica, bem como toda a complexidade das questões éticas envolvidas no processo, é imprescindível que a privacidade dos pacientes que fazem esse tipo de terapia seja respeitada. Porém, o interesse em massa sobre esse tipo de assunto, atraindo a atenção do público, do governo, do setor médico torna difícil preservar o anonimato dos participantes. Assuntos como métodos terapêuticos inovadores ou tecnologias revolucionárias atraem os meios de comunicação, que dispõem de diversos meios para identificar aqueles que fazem parte desse tipo de pesquisa. Justamente por conta disso é que a possibilidade de exposição midiática deve ser informada aos pacientes como uma das contrapartidas das terapias gênicas[162].

A informação, por sua vez, é um dos elementos fundamentais para que haja a efetiva preservação da intimidade do paciente, bem como a materialização da sua autonomia, possibilitando-lhe tomar decisões fundamentadas e conscientes acerca de sua participação nos protocolos. Nesse contexto, o médico deve informar sobre possíveis efeitos colaterais da terapia, como "influências não suspeitadas em células reprodutivas, possibilidade de desenvolvimento de tumores ou efeitos ambientais -, fazendo isso com clareza, abrangência e de maneira não tendenciosa. É a partir dessa informação que se faz possível obter do paciente o consentimento livre e esclarecido, realizado com base em ponderações embasadas

162 NYS, Herman. Terapia gênica humana. *In*: ROMEO CASABONA, Carlos María. **Biotecnologia, Direito e Bioética**: perspectivas em Direito Comparado. Belo Horizonte: Del Rey e Puc Minas, 2002, p. 71.

sobre riscos, benefícios e real proveito daquela terapia[163].

A terapia gênica pode ser aplicada tanto em adultos quanto em crianças e seres pré-natais. É neste segundo grupo que a questão do consentimento se torna mais desafiadora. De acordo com Uranga, há uma tendência a se pensar que os pais e tutores, após receberem as informações necessárias, decidirão sempre levando em consideração o maior benefício da criança, acatando a utilização da terapia gênica de acordo com todos os requisitos abordados, gravidade da enfermidade do paciente, ausência de terapias alternativas confiáveis, custo/benefício. Porém, o "problema aparece quando eles se opõem". Nessas situações, a adequação da decisão dos pais ou tutores pode ser questionada judicialmente, acarretando uma ordem judicial que exclua – de forma temporária, o seu pátrio poder, transferindo-o aos médicos responsáveis, os quais ficariam responsáveis pela decisão final[164].

A tecnologia envolvida nas práticas de terapia gênica é inovadora e, por conta desse caráter, cara. Nesse sentido, um outro problema que merece destaque diz respeito à distribuição geográfica e financeira de recursos no âmbito da saúde, de maneira a proporcionar a incorporação dos protocolos de terapia gênica às práticas terapêuticas do sistema de saúde. Semelhante problemática será pensada também no âmbito da edição genética – que será discutida e aprofundada mais

163 CALLIZO, José Ramón. A terapia gênica no meio hospitalar: importância dos comitês assistenciais de ética. *In*: ROMEO CASABONA, Carlos María. **Biotecnologia, Direito e Bioética**: perspectivas em Direito Comparado. Belo Horizonte: Del Rey e Puc Minas, 2002, p. 85.

164 URANGA, Amelia Martín. O quadro legal da terapia gênica na Espanha. *In*: ROMEO CASABONA, Carlos María. **Biotecnologia, Direito e Bioética**: perspectivas em Direito Comparado. Belo Horizonte: Del Rey e Puc Minas, 2002, p. 87.

adiante neste trabalho. Neste diapasão, é preciso, desde logo, pensar maneiras de se estabelecer critérios de prioridade, tanto no que se refere aos sujeitos que fazem jus ao uso preferencial dessa terapia, quanto na distribuição e alocação da tecnologia até áreas mais distantes dos grandes centros urbanos[165].

No contexto da terapia gênica, parece haver maior resistência à sua aplicação quando realizada em células germinativas do que em células somáticas. Tendo em vista que a interferência genética, na terapia gênica germinativa, ocorre em células reprodutivas, uma das justificativas para essa maior rejeição seria a possibilidade de modificação em características não-patológicas do indivíduo. Nesse sentido, o problema não seria realizar procedimentos terapêuticos em células germinativas, mas desvirtuar o processo, valendo-se deste para induzir características fenotípicas subjetivamente desejáveis e que nada têm a ver com o tratamento de enfermidades. Apesar desse temor, de acordo com Herman Nys, "a única razão sólida hoje em dia para se opor à terapia gênica é a incerteza científica, que nos impede de avaliar riscos e benefícios"[166].

Embora a terapia genética em células reprodutivas possa, futuramente, auxiliar na erradicação de doenças, tem-se uma situação na qual a modificação no componente genético que sofreu intervenção é definitiva e hereditária, transmitindo-se às gerações

165 NYS, Herman. Terapia gênica humana. *In*: ROMEO CASABONA, Carlos María. **Biotecnologia, Direito e Bioética**: perspectivas em Direito Comparado. Belo Horizonte: Del Rey e Puc Minas, 2002, p. 72.

166 NYS, Herman. Terapia gênica humana. *In*: ROMEO CASABONA, Carlos María. **Biotecnologia, Direito e Bioética**: perspectivas em Direito Comparado. Belo Horizonte: Del Rey e Puc Minas, 2002, p. 78.

futuras. Nessa circunstância, há uma questão ético-jurídica relacionada aos direitos das gerações futuras, manifestados, mais especificamente, no direito à vida, à preservação da espécie humana e ao conhecimento da origem biológica e identidade genética[167].

Para Flor Sánchez Martínez, em virtude do seu potencial terapêutico, a terapia gênica será uma quarta evolução na história do controle de enfermidades, precedida pela adoção de sistemas sanitários, introdução de anestesia e intervenções cirúrgicas, e introdução de vacinas e antibióticos. Essa nova realidade que emerge seria, para a autora, o "nirvana genético", trazendo "perspectivas e esperanças muitos promissoras"[168].

A edição genética, que será tratada de maneira aprofundada mais adiante neste trabalho, principalmente após o surgimento de uma técnica denominada CRISPR-CAS9, vem sendo uma das principais ferramentas de aperfeiçoamento de terapias genéticas. Os avanços na área trazem perspectivas positivas no que se refere aos futuros protocolos terapêuticos humanos. Nesse sentido, é possível mencionar resultados promissores em casos envolvendo restauração da visão[169], eliminação do vírus HIV em ratos[170] e

167 URANGA, Amelia Martín. O quadro legal da terapia gênica na Espanha. In: ROMEO CASABONA, Carlos María. **Biotecnologia, Direito e Bioética**: perspectivas em Direito Comparado. Belo Horizonte: Del Rey e Puc Minas, 2002, p. 88.

168 MARTÍNEZ, Flor Sánchez. Frente a um futuro espetacular e preocupante da terapia gênica? In: ROMEO CASABONA, Carlos María. **Biotecnologia, Direito e Bioética**: perspectivas em Direito Comparado. Belo Horizonte: Del Rey e Puc Minas, 2002, p. 95.

169 SUH, Susie; CHOI, Eliott; LEINONEN; *et al.* Restoration of visual function in adult mice with an inherited retinal disease via adenine base editing. **Nature Biomedical Engineering**, n. 5, p. 169-178, 2020. Disponível em: https://www.nature.com/articles/s41551-020-00632-6 Acesso em: 19 fev. 2021.

170 PRASANTA, Dash; KAMINSKI, Rafal; GENDELMAN, Howard; *et al.* Sequential LASER ART and CRISPR Treatments Eliminate HIV-1 in a Subset of

correção genética para Distrofia Muscular de Duchenne[171].

O histórico de desenvolvimento da genética, juntamente com os recentes avanços, gera expectativa quanto ao futuro da medicina e das relações de saúde. Porém, o despontar da terapia gênica, para além de esperanças, desperta receios em igual proporção. "Quando já se está entrando em níveis onde se aloja o mistério da vida"[172], é preciso atentar para a ambivalência das novas técnicas genéticas. O poder que potencializa a saúde é o mesmo que transforma a autocompreensão sobre o que é ser humano. Ferramentas de grande eficácia para intervir no genoma humano, mas que têm sua finalidade definida pela razão humana. Mais do que biotecnologia, bioética.

Após a contextualização sobre os principais temas envolvendo genética, deixando claro que a abordagem realizada neste capítulo não esgota nem pretende esgotar a temática, faz-se necessário aprofundar a discussão através da análise das implicações bioético-jurídicas das manipulações biológicas e reprodução humana à luz do ordenamento jurídico brasileiro.

Para que se possa tratar, mais adiante, sobre edição genética e sobre a possibilidade de sua utilização como protocolo terapêutico no Brasil, é imprescindível estudar como o ordenamento

---

Infected Humanized Mice. **Nature Communications**, n. 10 (2753), 2019. Disponível em: https://www.nature.com/articles/s41467-019-10366-y Acesso em: 19 fev. 2012.

171 MORETTI, A,; FONTEYNE, L.; KUPATT, C. Somatic gene editing ameliorates skeletal and cardiac muscle failure in pig and human models of Duchenne muscular dystrophy. **Nature Medicine**, n. 26, p. 207-214, 2020. Disponível em: https://www.nature.com/articles/s41591-019-0738-2 Acesso em: 19 fev. 2021.

172 MARTÍNEZ, Flor Sánchez. Frente a um futuro espetacular e preocupante da terapia gênica? In: ROMEO CASABONA, Carlos María. **Biotecnologia, Direito e Bioética**: perspectivas em Direito Comparado. Belo Horizonte: Del Rey e Puc Minas, 2002, p. 96.

jurídico pátrio regula as temáticas envolvendo genética.

2.5 A FUNÇÃO DA BIOÉTICA

As diversas possibilidades científicas relacionadas ao desenvolvimento da Genética impactam diretamente no desenvolvimento natural da vida humana. As manipulações biológicas viabilizadas pelo uso das técnicas de engenharia genética, bem como a transformação que esses instrumentos ocasionam na prática da Medicina, evidenciam a necessidade de se administrar situações complexas. Na seara dos desdobramentos da intervenção humana em seu próprio genoma, a Bioética exerce função imprescindível nos "conflitos que envolvem a vida, a saúde e a integridade física e psíquica do ser humano"[173].

A Bioética tem viés filosófico e guarda relação com conceitos como ética e moral. Conforme ensinam Ferrer e Álvarez, a ética é um "saber racional, como reflexão crítica sobre o fato da vida moral". Em outras palavras, trata-se de uma disciplina filosófica que estuda, de forma racionalizada, a conduta humana, tendo como base deveres e virtudes morais. Não obstante, para os autores, a "moral" configura comportamentos humanos, baseados em "códigos normativos concretos, vigentes nas diversas comunidades humanas"[174].

Partindo dessa ótica, é possível conceber a Bioética

173 MEIRELLES, Ana Thereza. **Neoeugenia e reprodução humana artificial:** limites éticos e jurídicos. Salvador: Editora *Jus*PODIVM, 2014, p. 26.

174 FERRER, Jorge José; ÁLVAREZ, Juan Carlos. **Para fundamentar a bioética.** Teorias e paradigmas teóricos na bioética contemporânea. Tradução de Orlando Soares Moreira. São Paulo: Edições Loyola, 2005, p. 28-29.

como um ramo da ética aplicada. Tem-se uma disciplina que investiga racionalmente os deveres e virtudes morais da conduta humana, mas que conta com uma particularidade: concentra seus estudos nos conflitos éticos originados dos avanços nas ciências biológicas[175]. É por meio desse núcleo de investigação da Bioética que se pode associá-la às implicações concernentes à Genética e às manipulações biológicas em geral.

A palavra "bioética" é um neologismo criado pelo alemão Fritz Jahr por meio da junção das palavras gregas "*bio*" (vida) e "*ethos*" (comportamento). Diego Gracia chama a atenção para a amplitude interpretativa existente na análise do termo, decorrente da ambiguidade existente nas palavras que o formam. Vida, por exemplo, é um conceito amplo, que pode ser entendido tanto em uma perspectiva deontológica, como "*santidade de vida*", quanto secular, como "*calidad de vida*". De acordo com Gracia, a estrutura etimológica do termo não "*no permite saber si se concede prioridad a la biología sobre la ética o a la ética sobre la biologia*"[176].

Para além da ambiguidade semântica, o surgimento da Bioética, como palavra e como disciplina, tem origem dupla. Nesse sentido, grande parcela da doutrina aponta o seu surgimento, simultaneamente, entre 1970 e 1971, tanto na Universidade Wisconsin, com o médico oncologista Van Potter, quanto na Universidade de Georgetown, com o obstetra André Hellegers[177].

175 SÁ, Maria de Fátima Freire; NAVES, Bruno Torquato de Oliveira. **Bioética e Biodireito**. 5. ed. Indaiatuba-SP: Editora Foco, 2021, p. 1.
176 GRACIA, Diego. **Fundamentación y enseñanza de la bioética**. Bogotá: Editorial El Búho, 2004, p. 11.
177 MEIRELLES, Ana Thereza. **Neoeugenia e reprodução humana artificial:** limites éticos e jurídicos. Salvador: Editora *Jus*PODIVM, 2014, p. 27.

Potter utilizou a palavra Bioética pela primeira vez em sua obra "*Bioethics: bridge to the future*". Para o pesquisador estadunidense, essa nova área de estudo deveria ser desenvolvida em uma ótica interdisciplinar do conhecimento, conciliando, por meio da ética, aspectos das ciências naturais e das ciências humanas. Essa abordagem seria necessária para proteger a humanidade dos perigos resultantes de sua ação ecologicamente destrutiva, capaz de afetar elementos da biosfera, essenciais à sobrevivência da espécie[178].

Já Hellegers, por sua vez, foi o responsável pela introdução e disseminação da palavra "bioética" no mundo acadêmico, agregando-lhe, também, um significado distinto daquele utilizado em Wisconsin, por Potter. A Bioética de Georgetown deu maior atenção às questões biomédicas, sendo Hellegers responsável por fazer da Bioética "um ramo da ética comum aplicada ao reino da biomedicina"[179].

Dentre os núcleos de estudo da Bioética de Hellegers, destaca-se a atenção a problemas práticos como a relação médico-paciente, a experimentação em seres humanos, o aborto e as práticas éticas do final da vida. Potter, por sua vez, apresentava um enfoque mais global e ecológico. Como ponto em comum entre as duas matrizes originárias, têm-se as velozes descobertas científicas nas áreas de ciências naturais, que demandavam cuidado e atenção.

Diversas são as matrizes teóricas da Bioética, variáveis de acordo com o contexto e pressupostos nos quais estão inseridas. A

178 POTTER, Van Rensselaer. **Bioética: ponte para o futuro**. São Paulo: Edições Loyola, 2016.

179 FERRER, Jorge José; ÁLVAREZ, Juan Carlos. **Para fundamentar a bioética.** Teorias e paradigmas teóricos na bioética contemporânea. Tradução de Orlando Soares Moreira. São Paulo: Edições Loyola, 2005, p. 63.

análise aprofundada das diferentes teorias bioéticas não constitui o núcleo deste trabalho, porém, a fim de demonstrar como a temática da genética e das manipulações biológicas precisa ser estudada a partir de preceitos bioéticos, tecer-se-á alguns comentários sobre algumas das principais matrizes teóricas da Bioética, tendo como critério a escolha daquelas que mais podem auxiliar na construção da disciplina adequada aos conflitos investigados.

Em razão dos problemas sociais emergentes, decorrentes da intensificação de processos científicos "muitas vezes especulativos e pouco responsáveis", começou-se a se vislumbrar a capacidade destrutiva de determinadas aplicações biotecnológicas, praticadas irresponsavelmente e sem respeitar a autonomia dos envolvidos. Com isso, fez-se necessário estabelecer limitações éticas aos "processos biológicos e médicos que se relacionam com a vida"[180].

A identificação de abusos praticados no âmbito da pesquisa científica nos Estados Unidos levou à elaboração do Relatório Belmont, finalizado em 1978. Elaborado pela Comissão Nacional Sobre Proteção dos Sujeitos da Pesquisa Biomédica e Comportamental, o documento teve como objetivo estabelecer princípios fundamentais que deveriam ser observados na seara das investigações e experimentações envolvendo seres humanos. O resultado foi a identificação de três princípios basilares: respeito pelas pessoas, beneficência e justiça[181].

O conteúdo do Relatório Belmont serviu como alicerce para

180 MEIRELLES, Ana Thereza. **Neoeugenia e reprodução humana artificial:** limites éticos e jurídicos. Salvador: Editora *Jus*PODIVM, 2014, p. 28.

181 FERRER, Jorge José; ÁLVAREZ, Juan Carlos. **Para fundamentar a bioética.** Teorias e paradigmas teóricos na bioética contemporânea. Tradução de Orlando Soares Moreira. São Paulo: Edições Loyola, 2005, p. 120.

o desenvolvimento da Bioética Principialista de Tom Beauchamp e James Childress, com a publicação da famosa obra "*Principles of Biomedical Ethics*", de 1979. O principialismo ganhou grande projeção em todo o mundo, sendo uma das primeiras e mais influentes matrizes teóricas da Bioética, pautando a conduta biomédica na observação de quatro princípios: respeito pela autonomia, beneficência, não maleficência e justiça[182].

O princípio do respeito pela autonomia consiste no reconhecimento da capacidade de uma pessoa ser capaz de decidir autonomamente, desde que ela tenha convicções próprias, esteja em condições de fazer escolhas livremente e aja conforme suas crenças e valores. Já o princípio da beneficência implica a busca pela promoção do bem humano, diferentemente da não maleficência, caracterizada pela conduta omissiva de não causar dano intencionalmente. O princípio da justiça, por sua vez, diz respeito à "distribuição equitativa e isonômica dos benefícios e das responsabilidades ou encargos dentro da sociedade"[183].

Não obstante o sucesso do Principialismo, a teoria é "frequentemente questionada, considerando a sua tímida possibilidade de resolver os conflitos num âmbito prático"[184]. Conforme assevera Ana Thereza Meirelles, trata-se de uma matriz teórica demasiadamente abstrata e genérica, o que a torna insuficiente para solucionar muitos conflitos bioéticos.

---

182 BEAUCHAMP, Tom; CHILDRESS, James. **Principles of Biomedical Ethics**. 7. ed. New York: Oxford University Press, 2013.

183 MEIRELLES, Ana Thereza. **Neoeugenia e reprodução humana artificial:** limites éticos e jurídicos. Salvador: Editora *Jus*PODIVM, 2014, p. 30.

184 MEIRELLES, Ana Thereza. **Neoeugenia e reprodução humana artificial:** limites éticos e jurídicos. Salvador: Editora *Jus*PODIVM, 2014, p. 29.

Essa insuficiência, por sua vez, resta mais evidenciada quando há o conflito de bens de igual importância, mas que estão, circunstancialmente, em colisão[185]. Não se pode, no entanto, negar a importância do viés principialista quanto à incidência dos princípios no âmbito das manipulações biológicas, na medida em que se comportam como uma forma de promover limites a abusos que impliquem a violação de direitos.

A Bioética da Permissão, concebida por Tristram Engelhardt, tem como base o respeito à autonomia dos indivíduos e a busca pela solução desses conflitos a partir de um pacto ou acordo. Trata-se de uma matriz influenciada pelo Liberalismo, em uma tônica permeada pela manifestação da livre vontade das partes envolvidas em relações contratuais.[186].

Conforme Engelhardt, existem quatro formas de solucionar conflitos entre pessoas: a força; a conversão de uma parte ao ponto de vista da outra, a argumentação racional sólida e o acordo. Nessa seara, a força não é suficiente para a resolver conflito na perspectiva moral, pois não justifica a aplicação de determinada solução ao invés de outra. Sendo assim, diante de uma situação na qual não há pontos de vistas partilhados, "a única fonte secular de autoridade moral é o acordo ou consenso democrático"[187].

A moral, nessa matriz teórica, deve ser vazia de conteúdo

185 MEIRELLES, Ana Thereza. **Neoeugenia e reprodução humana artificial:** limites éticos e jurídicos. Salvador: Editora *Jus*PODIVM, 2014 , p. 31.

186 ENGELHARDT JR, H. Tristram. **Fundamentos da Bioética**. Tradução de José Ceschin. 2. ed. São Paulo: Edições Loyola, 2004.

187 FERRER, Jorge José; ÁLVAREZ, Juan Carlos. **Para fundamentar a bioética.** Teorias e paradigmas teóricos na bioética contemporânea. Tradução de Orlando Soares Moreira. São Paulo: Edições Loyola, 2005, p. 212.

e viabilizar a relação entre os chamados "estranho morais", que precisam entrar em acordo para resolver seus conflitos sem, para tanto, abrir mão de sua própria moralidade. De acordo com a teoria engelhardtiana, os estranhos morais devem agir pautados no princípio da permissão, por meio de um acordo. A beneficência, nessa ótica, consiste em fazer o bem segundo o que o outro concebe como bem, ou seja, sem ofensas ao consentimento alheio[188].

De acordo com Ana Thereza Meirelles, nem toda situação conflituosa deve ser resolvida apenas por meio da decisão das partes envolvidas, pois há determinados valores e bens jurídicos que não estão assentados em direito de disponibilidade por meio de acordos. O caráter fortemente liberal, e consequentemente contratual, dessa matriz teórica embasa as maiores críticas a seu respeito[189].

Por fim, vale mencionar a denominada Bioética de Intervenção, pensada a partir da identificação de uma realidade periférica que traz problemas específicos, tomando como parâmetro o contexto dos países da América Latina. O enfoque dessa matriz teórica é pensar as preocupações bioéticas conforme panoramas locais e singulares, presentes em países nos quais problemas estruturais e questões de saúde têm mazelas dotadas de especificidade ímpar. Nesse contexto, ressalta-se a tolerância da diversidade moral, permitindo que a Bioética seja abordada conforme as necessidades de cada sociedade, considerando seus elementos estruturais e suas demandas[190].

188 ENGELHARDT JR, H. Tristram. **Fundamentos da Bioética**. Tradução de José Ceschin. 2. ed. São Paulo: Edições Loyola, 2004.
189 MEIRELLES, Ana Thereza. **Neoeugenia e reprodução humana artificial:** limites éticos e jurídicos. Salvador: Editora *Jus*PODIVM, 2014, p. 32.
190 MEIRELLES, Ana Thereza. **Neoeugenia e reprodução humana**

A Bioética é de suma importância no âmbito das pesquisas científicas, não sendo diferente naquelas desenvolvidas no âmbito da Genética. Conforme Maria de Fátima Freire de Sá e Bruno Torquato de Oliveira Naves, comitês de ética em pesquisa são obrigatórios em instituições de ensino e de pesquisa e em instituições médicas, caso desenvolvam estudos com seres humanos[191].

Embora a Bioética, em si, tenha viés filosófico, sua incidência influencia diretamente a área jurídica, principalmente quando se pretende disciplinar aspectos das Ciências Biológicas e da Saúde. Com efeito, o Biodireito representa a constituição de uma "disciplina típica da dogmática jurídica", influenciada pelos pressupostos bioéticos. Muito dessa incidência decorre do caráter transdisciplinar da Bioética[192], que a permite ir além dos limites da filosofia e dialogar com outras áreas do saber, como a Biologia, o Direito ou a Medicina.

Ante o exposto, nota-se que a Genética e as manipulações biológicas, para serem adequadamente investigadas, pressupõem estudos transdisciplinares. Por essa razão, conhecer um pouco sobre algumas vertentes teóricas da Bioética, disciplina transdisciplinar em essência, é pressuposto para a identificação das implicações decorrentes da prática de edição genética, bem como para a constituição de diretrizes jurídicas aptas a regulamentar a temática.

---

artificial: limites éticos e jurídicos. Salvador: Editora *Jus*PODIVM, 2014 , p. 33.

191 SÁ, Maria de Fátima Freire; NAVES, Bruno Torquato de Oliveira. **Bioética e Biodireito**. 5. ed. Indaiatuba-SP: Editora Foco, 2021, p. 6.

192 SÁ, Maria de Fátima Freire; NAVES, Bruno Torquato de Oliveira. **Bioética e Biodireito**. 5. ed. Indaiatuba-SP: Editora Foco, 2021, p. 7.

3 EDIÇÃO GENÉTICA

Conforme abordado anteriormente, as aplicações dos conhecimentos em genética, fundadas nos contínuos avanços tecnológicos, geram consequências diferentes de acordo com o objetivo almejado e a técnica empregada. Nesse sentido, embora se fale em manipulação genética, as variadas maneiras de interferir no genoma de um ser vivo representam conceitos específicos que precisam ser discriminados.

Em meio às novas biotecnologias genéticas, as técnicas de edição, em especial após o advento do CRISPR-Cas9, emergem como uma possibilidade real de intervenção no genoma humano de maneira mais precisa e acessível. Por conta desse potencial, faz-se necessário realizar algumas ponderações acerca do conceito de edição genética e da sua aplicabilidade. Nesse sentido, o que se propõe neste capítulo é apresentar a edição genética, apontando suas funcionalidades.

A compreensão acerca de como a edição genética pode ser utilizada e quais as consequências dessa utilização é imprescindível para que se possa avançar na discussão sobre sua utilização como um protocolo terapêutico – proposta no capítulo final deste trabalho.

Nesse contexto, além de situar conceitualmente a edição genética, passa-se a realizar o uso da técnica com outros elementos da genética que também impactam a vida humana, como a clonagem e a terapia gênica. Em seguida, procura-se diferenciar as aplicações das técnicas de edição genética, seja a partir do tipo celular editado, células somáticas ou germinativas, seja a partir de sua finalidade, terapêutica ou aperfeiçoamento genético.

Como consequência dessas diferentes aplicações, passa-se a traçar alguns comentários sobre a questão da neoeugenia, uma das possíveis reverberações da edição genética na vida humana, e, por fim, discute-se a relação entre edição genética e reprodução humana assistida, considerada a partir do acesso às células humanas germinativas.

3.1 CONCEITO E FINALIDADE

A edição genética é uma das diferentes formas de modificação do DNA humano, caracterizada pelo conjunto de técnicas que viabilizam a intervenção genômica de maneira mais precisa e acessível. O que diferencia as técnicas de edição de outras formas de manipulação genética é a possibilidade de realizar "cortes" em locais específicos das sequências de DNA, inserindo, retirando ou modificando informação genética, tal qual um editor deleta e adiciona palavras em um texto. Disso se origina a expressão "edição genética".

Conforme explica Juan-Ramón Lacadena[193], a edição genética consiste em um tipo de engenharia genética pela qual se insere, elimina ou substitui moléculas de DNA do genoma de um organismo vivo. Para tanto, vale-se de enzimas do tipo nucleases, capazes de agir como verdadeiras "tesouras moleculares". O procedimento ocorre da seguinte forma: as enzimas nucleases

193 LACADENA, Juan Ramon. Edición genómica: ciencia y ética. **Revista Iberoamericana de Bioética**, n. 3, p. 1-16, 2017. Disponível em: https://doi.org/10.14422/rib.i03.y2017.004 Acesso em: 28 jun. 2021, p. 3.

produzem rupturas na dupla-hélice do DNA (as duas cadeias de polinucleotídeos que formam a molécula) em pontos previamente delimitados, realizando, assim, o "corte". Em seguida, repara-se essa ruptura através de mecanismos como a união de extremidade não-homóloga (*Non-homologous endjoining* - NHEJ) e o reparo dirigido por homologia (*Homology directed repair* – HDR). É na fase de reparação molecular que a edição é efetivada, uma vez que há o controle das mutações que vão resultar na característica almejada.

A utilização de técnicas para editar genes ocorre desde a década de 1990, sempre se baseando em três etapas: identificação da molécula de DNA a ser trabalhada; realização da divisão, a clivagem, dessa molécula; e implementação das modificações pretendidas durante a fase de regeneração[194]. Coloquialmente, a edição pode ser comparada a um processo de recortar e colar. Seleciona-se o trecho que se quer alterar, retira-se a informação a ser manipulada e insere-se a informação desejada. A utilização de enzimas previamente programadas permite ampliar a precisão desse recorte, restringindo a clivagem ao local pretendido[195].

Assim como a edição genética é um dos diversos tipos de práticas de engenharia genética, existem diversas técnicas para se praticar edição genética. Dentre as técnicas mais importantes, destacam-se três que se baseiam exclusivamente nas já mencionadas enzimas nucleases. São elas: meganucleases;

194 FURTADO, Rafael Nogueira. Edição genética: riscos e benefícios da modificação do DNA humano. **Revista Bioética**, v. 27, n. 2, p. 223-233, abr/jun. 2019. Disponível em: https://doi.org/10.1590/1983-80422019272304 Acesso em: 01 mar. 2021, p. 224.

195 MARFANY, Gemma. Interrogantes y retos actuales de la edición genética. **Revista de Bioética y Derecho**, n. 47, p. 17-31, nov. 2019. Disponível em: https://doi.org/10.1344/rbd2019.0.28551 Acesso em: 28 jun. 2021, p. 19.

zinc-finger nucleases e *transcription activator-like effector nucleases* (ou nucleases TALEN)[196]. Todas essas aplicações são pautadas em enzimas modificadas pela ação humana a fim de, quando inseridas no genoma de um organismo, identificarem o trecho a ser editado e realizarem ali o corte.

Ocorre que, como aponta a geneticista Gemma Marfany, embora as técnicas de edição genética baseada em enzimas nucleases sejam funcionais, a utilização dos sistemas é de alta complexidade e os resultados obtidos são apenas relativamente eficientes. Além disso, o tempo de trabalho e os custos envolvidos no processo são elevados, o que contribui ainda mais para a diminuição da eficiência[197].

Porém, essa realidade começa a ser transformada com a ascensão do sistema denominado CRISPR-Cas9, considerado um elemento revolucionário no âmbito da genética. É a partir do CRISPR-Cas9 que se torna possível discutir com mais profundidade aspectos éticos e jurídicos da manipulação do genoma humano, uma vez que essa importante técnica torna possível e viável interferir na composição genética dos seres humanos. Deixa-se de trabalhar com possibilidades remotas, custosas e demoradas de modificação do genoma e passa-se a lidar com realidade palpável e concretizável.

É por conta da viabilidade do sistema CRISPR-

196 LACADENA, Juan Ramon. Edición genómica: ciencia y ética. **Revista Iberoamericana de Bioética**, n. 3, p. 1-16, 2017. Disponível em: https://doi.org/10.14422/rib.i03.y2017.004 Acesso em: 28 jun. 2021, p. 3.

197 MARFANY, Gemma. Interrogantes y retos actuales de la edición genética. **Revista de Bioética y Derecho**, n. 47, p. 17-31, nov. 2019. Disponível em: https://doi.org/10.1344/rbd2019.0.28551 Acesso em: 28 jun. 2021, p. 19.

Cas9 que este trabalho se concentra na aplicação da edição genética a partir dessa técnica. Nesse contexto, para melhor compreensão acerca do que é a edição genética e qual a sua finalidade, faz-se necessário, inicialmente, entender um pouco do funcionamento desse elemento revolucionário.

Esse maior enfoque no CRISPR-Cas9 não significa dizer que as outras técnicas, como *zinc-finger* ou nucleases *TALEN*, não tenham importância. Em verdade, o desenvolvimento dessas tecnologias permite que a ciência explore novas possibilidades de tratamentos experimentais. É esse tipo de mentalidade científica que proporciona o desenvolvimento de protocolos terapêuticos capazes de tratar, ou até mesmo erradicar, diversas doenças, como AIDS[198] e leucemia[199]. Entretanto, para os objetivos desta pesquisa, vale-se do CRISPR-Cas9 como referencial de edição genética, uma vez que seus atributos específicos o tornam mais apto a gerar efeitos bioético-jurídicos a médio prazo.

Em 1987, enquanto estudava a bactéria *Escherichia coli*, uma equipe de pesquisadores japoneses observou que havia no genoma da bactéria alguns fragmentos de genes que não faziam parte de sua composição genômica original[200]. Essa foi

198 URNOV, Fyodor; REBAR, Edward; HOLMES, Michael *et al.* Genome editing with engineered zinc finger nucleases. **Nature Reviews Genetics**, 11, p. 636-646, set. 2010. Disponível em: https://doi.org/10.1038/nrg2842 Acesso em: 30 jun. 2021.

199 LI, Hongyi; YANG, Yang; HONG, Weiqi *et al.* Applications of genome editing technology in the targeted therapy of human diseases: mechanisms, advances and prospects. **Signal Transduction and Targeted Therapy**, v. 5, n. 1, jan. 2020. Disponível em: https://doi.org/10.1038/s41392-019-0089-y Acesso em: 30 jun. 2021.

200 ISHINO, Y.; SHINAGAWA, H.; MAKINO, K *et al.* Nucleotide sequence of the iap gene, responsible for alkaline phosphatase isozyme conversion in Escherichia coli, and identification of the gene product. **Jornal of Bacteriology**, v. 169, p. 5429– 5433, 1987.

a primeira vez que cientistas identificaram o que mais tarde seria denominado CRISPR, sigla em inglês para *Clustered Regularly Interspaced Short Palindromic Repeats* (Repetições Palindrômicas Curtas Agrupadas e Regularmente Interespaçadas).

Após anos de pesquisa, descobre-se que o CRISPR está associado ao sistema imunológico das bactérias contra vírus[201]. Pesquisadores comprovaram que o CRISPR existente no genoma bacteriano tem a capacidade de se adaptar ao DNA viral. Quando um vírus invade uma bactéria, o CRISPR armazena informação sobre o material genético do invasor, de maneira que, em uma nova invasão, essa bactéria consegue acessar essa informação, localizá-la no DNA do vírus e assim destruí-lo[202].

O aprofundamento das pesquisas com bactérias possibilitou aos pesquisadores associarem o CRISPR com alguns genes compostos por enzimas capazes de potencializar as reações moleculares nas células, denominados *Cas genes*, imprescindíveis para a plena compreensão acerca desse elaborado sistema de defesa[203]. Foi descoberto, então, que esse meio de defesa natural das bactérias funciona da seguinte maneira: a molécula de CRISPR

Disponível em: https://www.ncbi.nlm.nih.gov/pmc/articles/PMC213968/ . Acesso 30 jun. 2021.

201 MAKAROVA, Kira; GRISHIN, Nick; SHABALINA, Svetlana *et al.* A putative RNA-interference-based immune system in prokaryotes: computational analysis of the predicted enzymatic machinery, functional analogies with eukaryotic RNAi, and hypothetical mechanisms of action. **Biology Direct**, n. 1, 2006. Disponível em: https://www.ncbi.nlm.nih.gov/pmc/articles/PMC1462988/pdf/1745-6150-1-7.pdf . Acesso em: 30 jun. 2021.

202 BARRANGOU, Rodolphe; FREMAUX, Christophe; DEVEAU, Hélène *et al.* CRISPR provides acquired resistance against viruses in prokaryotes. **Science**, v. 315, p. 1709-1712, mar. 2007. Disponível em: https://pubmed.ncbi.nlm.nih.gov/17379808/ . Acesso: 30 jun. 2021.

203 DOUDNA, Jennifer; STERNBERG, Samuel. **A crack in creation**: the power to control evolution. London: Vintage, 2017, p. 62.

RNA, que tem em sua composição diversas enzimas *Cas*, atua no processo de identificação do material genético viral a ser atacado, baseado na informação previamente assimilada. Após a localização do DNA-alvo, as enzimas *Cas* realizam o processo de clivagem, ou "corte", desse material genético, deixando o vírus incapaz de agir[204].

Se o CRISPR e os *Cas* genes são capazes de identificar e "cortar" trechos do DNA de vírus, vem à tona o seguinte questionamento: seria possível se valer desse sistema para realizar cortes manuais em sequências de DNA de outros seres vivos? A resposta para essa pergunta se dá a partir do trabalho comandando por Jennifer Doudna e Emmanuelle Charpentier, que lançou luz à relevância da enzima *Cas9* no contexto das proteínas especiais associadas ao CRISPR.

No ano de 2012, a equipe do departamento de Berkeley, na California-EUA, liderada por Doudna e Charpentier, obteve sucesso em – através da associação CRISPR-Cas9, criar uma "tesoura celular" de grande eficiência, apta a realizar rupturas em locais precisamente delimitados do genoma de qualquer indivíduo[205]. Com esse novo instrumento de edição genética, torna-se viável manipular informações genéticas contidas nas estruturas genômicas de plantas, animais e microrganismos. Os impactos dessa descoberta atingem diversas áreas das ciências biológicas, incluindo a medicina e a biotecnologia reprodutiva[206].

---

204 DOUDNA, Jennifer; STERNBERG, Samuel. **A crack in creation**: the power to control evolution. London: Vintage, 2017, p. 66-67.

205 JINEK, Martin; CHYLINSKI, Krzysztof; FONFARA *et al.* A Programmable Dual-RNA–Guided DNA Endonuclease in Adaptive Bacterial Immunity. **Science**, v. 337, issue 6096, 2012. Disponível em: https://pubmed.ncbi.nlm.nih.gov/22745249/ Acesso em: 30 jun. 2021.

206 DOUDNA, Jennifer; CHARPENTIER, Emmanuelle. The new frontier of

Valendo-se desse sistema desenvolvido pela equipe de Doudna e Charpentier, a edição genética se dá da seguinte maneira: o elemento CRISPR, caracterizado por uma pequena molécula de ácido ribonucleico (RNA), é modificado em laboratório a fim de que sua sequência seja complementar à sequência do DNA alvo. Dessa forma, o CRISPR, quando inserido nesse alvo, é capaz de identificar o trecho do DNA que será "recortado". Em seguida, a enzima endonuclease *Cas9* realiza tal recorte. Por fim, durante o processo de regeneração celular, insere-se ao redor da área recortada uma molécula de DNA com sequência complementar ao do alvo - também modificada previamente para expressar determinada característica. Sendo assim, ao se regenerar, aquela célula se valerá dessa molécula como uma espécie de "molde", efetivando a incorporação da característica pretendida[207].

A ascensão do sistema CRISPR-Cas9 provoca grande movimentação no mundo da biotecnologia. Para além da inegável capacidade de manipulação genética em qualquer tipo de ser vivo, a operacionalidade e o custo-benefício da técnica são atrativos para o desenvolvimento de pesquisas na área. Conforme explicam Jennifer Doudna (uma das líderes da pesquisa que desenvolveu o CRISPR-Cas9) e Samuel Sternberg, são justamente o baixo custo e a facilidade de utilização do CRISPR-Cas9 que

genome engineering with CRISPR-Cas9, **Science**, vol. 346, issue 6213, 2014. Disponível em: https://science.sciencemag.org/content/346/6213/1258096Acesso em: 30 jun. 2021.

207 BERNARDO-ÁLVAREZ, Maria Ángela. La revolución de CRISPR-Cas9: una aproximación a la edición genómica desde la bioética y los derechos humanos. **Revista Iberoamericana de Bioética**, n. 3, p. 1-13, 2017. Disponível em: https://doi.org/10.14422/rib.i03.y2017.003 Acesso em: 30 jun. 2021.

tornam a edição genética acessível à comunidade científica[208].

A possibilidade de se editar o genoma de seres vivos de maneira eficiente e com despesas baixas fez com que a tecnologia CRISPR-Cas9 passasse as ser aplicada em laboratórios ao redor de todo o mundo, uma vez que havia se tornado possível conseguir resultados satisfatórios nas pesquisas, mesmo com pouco orçamento à disposição[209].

Os valores gastos com o CRISPR-Cas9, bem como o tempo de trabalho empregado, são verdadeiramente notórios quando comparados com outras técnicas de edição genética. As enzimas meganucleases, por exemplo, geram despesas em torno de € 6.000,00 e demandam cerca de 4 a 5 anos de trabalho para que se realize uma pesquisa sobre edição. A aplicação das nucleases de TALEN, por sua vez, geram custos aproximados de € 10.000,00 para 3 ou 4 meses de trabalho. De outro lado, a prática de edição genética através do sistema CRISPR-Cas9 custa aproximadamente € 20,00 e € 30,00 e os resultados são obtidos em apenas 2 ou 3 semanas de trabalho[210].

Uma vez que uma tecnologia menos custosa e mais efetiva se encontra disponível, é natural que sua difusão ocorra cada vez mais rapidamente. Da mesma forma, o aperfeiçoamento da técnica vai sendo realizado, o que deixa os resultados ainda melhores.

208 DOUDNA, Jennifer; STERNBERG, Samuel. **A crack in creation**: the power to control evolution. London: Vintage, 2017, p. 111.

209 MARFANY, Gemma. Interrogantes y retos actuales de la edición genética. **Revista de Bioética y Derecho**, n. 47, p. 17-31, nov. 2019. Disponível em: https://doi.org/10.1344/rbd2019.0.28551Acesso em: 28 jun. 2021, p. 19.

210 LACADENA, Juan Ramon. Edición genómica: ciencia y ética. **Revista Iberoamericana de Bioética**, n. 3, p. 1-16, 2017. Disponível em: https://doi.org/10.14422/rib.i03.y2017.004 Acesso em: 28 jun. 2021, p. 3.

Nesse contexto, não é à toa que o surgimento do CRISPR-Cas9 tenha ocasionado uma aceleração da pesquisa sobre engenharia genética de maneira geral nos últimos anos[211]. Apenas no ano de 2018, mais de 5.000 trabalhos científicos mencionando o CRISPR-Cas9 foram publicados em periódicos ao redor do mundo[212].

O crescente interesse na edição genética através do CRISPR-Cas9 leva ao melhoramento dessa técnica. Nesse contexto, é inevitável que, em breve, essa tecnologia saia do laboratório e passe a fazer parte do dia-a-dia das pessoas em diversas searas. As funcionalidades e aplicações da edição genética são amplas, uma vez que se faz possível editar o genoma de bactérias, fungos, plantas, animais e até mesmo seres humanos.

Conforme explica Gemma Marfany, a modificação da sequência de DNA de um gene pode ocorrer a fim de alcançar os seguintes objetivos: a) romper um gene a fim de inviabilizar sua expressão fenotípica; b) modificar o gene para que sua informação genética passe a ser diferente; c) inserir uma nova informação àquele gene editado; d) deletar genes ou sequências de DNA determinadas; e) criar combinações genéticas novas, que não existam em nenhum indivíduo na natureza; f) trocar a configuração de um gene para que ele só se expresse em determinadas condições; g) utilizar as informações genéticas para fins de investigação científica. Esse extenso leque de aplicações, segundo a geneticista, demonstra

211 GÜELL, Marc. Gene editing in translational research. **Revista de Bioética y Derecho**, n. 47, p. 5-15, nov. 2019. Disponível em: https://doi.org/10.1344/rbd2019.0.28570. Acesso em: 30 jun. 2021.

212 ADLI, Mazhar. The CRISPR tool kit for genome editing and beyond. **Nature Communication**, vol. 9, 2018. Disponível em: https://doi.org/10.1038/s41467-018-04252-2. Acesso em: 30 jun. 2021.

o grande potencial do sistema CRISPR-Cas9, mas também alerta para "*amplio repertorio de cuestiones bioéticas, tanto en sus aplicaciones en biotecnología como en biomedicina*"[213].

É a partir dessa compreensão acerca do que é edição genética e da sua ampla margem de aplicação que se deve discutir os impactos decorrentes da utilização da técnica tanto em sua dimensão bioética quanto jurídica. Essas consequências, dotadas de complexidade, vão variar de acordo com alguns fatores, como o tipo de ser que se está editando, o tipo de célula e o objetivo almejado com aquela edição.

Dessa forma, para que se possa, futuramente, utilizar a edição genética como um protocolo terapêutico, é preciso construir uma base bioético-jurídica sólida, capaz de dar fundamento à solução dos problemas práticos que decorrem de cada uma dessas aplicações. Para tanto, julga-se necessário analisar alguns aspectos relacionados a essas diferentes aplicações da edição genética, a fim de – longe de esgotar a temática – provocar reflexões imprescindíveis a essa nova realidade da genética.

3.2 EDIÇÃO GENÉTICA E CLONAGEM

Conforme abordado no capítulo 2, a clonagem é um tema muito discutido no âmbito da genética. A possibilidade de se criar cópias geneticamente idênticas de seres humanos causa temor e gera dilemas não apenas para a comunidade

213 MARFANY, Gemma. Interrogantes y retos actuales de la edición genética. **Revista de Bioética y Derecho**, n. 47, p. 17-31, nov. 2019. Disponível em: https://doi.org/10.1344/rbd2019.0.28551 Acesso em: 28 jun. 2021, p. 20.

científica, mas para a própria sociedade. Por conta da importância do tema, julga-se necessário analisar como a clonagem pode se relacionar com a edição genética – e qual a utilidade dessa relação nos âmbitos terapêutico e reprodutivo.

Maria de Fátima Freire de Sá e Bruno Torquato de Oliveira Naves, pensando o alcance da técnica de clonagem, levantam questionamentos relacionados aos seus aspectos sociais. Nessa senda, os autores questionam se a clonagem poderia perpetuar "características desejáveis como inteligência e aspectos físicos em geral" e se isso se caracterizaria como eugenia positiva, que será desenvolvida adiante, no item "3.6". Ainda, questiona-se se, na clonagem terapêutica, os embriões excedentes teriam o direito de nascer ou seriam "meros instrumentos de pesquisa" [214]. A natureza dessas perguntas ajuda a compreender o motivo de se pensar criticamente as implicações e aplicações da genética – para além do viés meramente biológico.

Inicialmente, faz-se necessário identificar que os conceitos aqui desenvolvidos se relacionam à clonagem humana, evidenciando-se a carga valorativa intrínseca[215] à temática. Nesse contexto, é possível definir a clonagem como um processo de reprodução assexuada e artificial que se baseia no patrimônio genético e pode ou não se valer de técnicas de engenharia genética,

214 SÁ, Maria de Fátima Freire; NAVES, Bruno Torquato de Oliveira. **Bioética e Biodireito**. 5. ed. Indaiatuba-SP: Editora Foco, 2021, p. 215.

215 ROMEO CASABONA, Carlos Maria. La clonación humana: los presupuestos para la intervención penal. **Revista galega de administración pública**, n. 27, p. 127-167, jan-abr 2001. Disponível em: https://egap.xunta.gal/revistas/REGAP/article/download/799/1261/. Acesso em: 04 out. 2020, p. 128.

como a edição[216]. Uma vez que a clonagem envolve embriões humanos, Carlos Casabona aponta para a necessidade de se identificar quais são os bens jurídicos envolvidos nesse contexto e como a aplicação da técnica pode afetar a proteção desses bens[217].

Dentre os bens jurídicos que devem ser tutelados na clonagem, Casabona destaca a integridade física. Embora as finalidades de se realizar a clonagem possam não estar relacionadas ao desenvolvimento de uma vida humana, ainda assim é preciso considerar que o embrião envolvido no processo é, ao menos, uma pessoa em potencial. Nesse sentido, a garantia da tutela da integridade física se daria plenamente através do estabelecimento de procedimentos totalmente confiáveis e com alto grau de segurança[218].

É possível identificar dois tipos de clonagem: reprodutiva e terapêutica. A clonagem reprodutiva tem como objetivo gerar um novo indivíduo que é geneticamente idêntico a outro que o precede. Já a clonagem terapêutica busca replicar células com o mesmo material genético de um paciente, a fim de tratar-lhe alguma enfermidade[219]. Conforme Maria Auxiliadora Minahim,

216 REIS, Émilien Vilas Boas; OLIVEIRA, Bruno Torquato. CRISPR-CAS9, biossegurança e bioética: uma análise jusfilosófica-ambiental da engenharia genética. **Veredas do Direito**, v. 16, n. 34, p. 123-152, 2020. Disponível em: http://revista.domhelder.edu.br/index.php/veredas/article/view/1490 Acesso em: 06 jul. 2021, p. 141.

217 ROMEO CASABONA, Carlos Maria. Bienes jurídicos implicados en la clonación. Revista de derecho y ciencias penales: **Ciencias Sociales y Políticas**, n. 2, p. 145-168, 2000. Disponível em: https://rduss.com/index.php/rduss/article/view/310. Acesso em: 04 out. 2020.

218 ROMEO CASABONA, Carlos Maria. Bienes jurídicos implicados en la clonación. Revista de derecho y ciencias penales: **Ciencias Sociales y Políticas**, n. 2, p. 145-168, 2000. Disponível em: https://rduss.com/index.php/rduss/article/view/310. Acesso em: 04 out. 2020. p. 148.

219 REIS, Émilien Vilas Boas; OLIVEIRA, Bruno Torquato. CRISPR-CAS9, biossegurança e bioética: uma análise jusfilosófica-ambiental da engenharia genética.

os dois tipos de clonagem são realizadas da mesma forma, diferenciando-se de acordo com o destino dado ao embrião gerado: a implantação e satisfação de um projeto parental ou a extração de células-tronco e o posterior descarte[220].

Quando se trata de clonagem reprodutiva, um dos argumentos mais comuns para justificar sua utilização é a possibilidade de solucionar problemas de infertilidade. Nesse diapasão, o uso da técnica auxiliaria pessoas inférteis que gostariam de ter um filho geneticamente afim, bem como pessoas homossexuais com a mesma finalidade[221].

Esse processo reprodutivo, apesar de ocorrer com o auxílio de técnicas de clonagem, representaria as intenções daqueles que encabeçam o projeto parental. Tais intenções, por sua vez, são as mesmas que se materializam também através de outros métodos reprodutivos: o desejo fraternal de ter filhos[222]. Dessa forma, há quem entenda que a execução de um projeto parental através de técnicas de clonagem não configuraria uma conduta imoral[223], desde que os interesses daquele ser humano

---

Veredas do Direito, v. 16, n. 34, p. 123-152, 2020. Disponível em: http://revista.domhelder.edu.br/index.php/veredas/article/view/1490 Acesso em: 06 jul. 2021, p. 141.

220 MINAHIM, Maria Auxiliadora. Clonación: reflexiones necesarias sobre lo imaginario. **Revista de Derecho y Genoma Humano**, n. 30, p. 63-92, 2009. Disponível em: https://dialnet.unirioja.es/servlet/articulo?codigo=3050602 Acesso em: 15 jul. 2021, p. 77.

221 SCHÜKLENK, Udo; ASHCROFT, Richard. The ethics of reproductive and therapeutic cloning (research). **Monash Bioethics Review**, v. 19, n.2, p. 33-44, 2000. Disponível em: https://link.springer.com/article/10.1007%2FBF03351234 Acesso em: 15 jul. 2021, p. 39.

222 KUNICH, John. **The Naked Clone**: How Cloning Bans Threaten Our Personal Rights, Westport: Praeger, 2003.

223 GILLON, Raanan. Human reproductive cloning: a look at the arguments against it and a rejection of most of them. **Journal of the Royal Society of Medicine**, 92, 1999. Disponível em: https://journals.sagepub.com/doi/abs/10.1177/014107689909200103 Acesso em: 15 jul. 2021.

que está sendo concebido sejam devidamente respeitados[224].

De acordo com Santiago Gabriel Calise, a legalização da clonagem reprodutiva, além de envolver questões éticas, traria à tona questões relativas à utilização de recursos sociais para tornar o uso da técnica viável, considerando que seus altos custos e sua restrição a uma parcela pequena da população não seria justificável, podendo tais recursos ser melhor empregados no enfrentamento de questões com a pobreza e saúde pública. Ainda, Calise ressalta que há limites no exercício da liberdade de planejamento familiar, uma vez que "*el derecho a tener un hijo no conlleva el derecho a conseguirlo por cualquier medio, ni tampoco el de decidir qué tipo de hijo tener*"[225].

Para além da clonagem reprodutiva, tem-se a denominada clonagem terapêutica. Nesse tipo de aplicação da técnica, persegue-se a realização de tratamentos médicos. Em uma abordagem terapêutica, o embrião clonado não chega a ser implantado, pois a sua finalidade é fornecer material para utilização em tratamentos médicos. Isso decorre da importante relação entre clonagem terapêutica e células-tronco embrionárias.

Conforme ensinam Maria de Fátima Freire de Sá e Lucas Costa de Oliveira, as células-tronco são marcadas pela sua alta capacidade de diferenciação. Isso significa que, a partir dessas células, é possível desenvolver diversos tecidos do corpo humano, tais como sangue, músculos, ossos e, até

224 SALLES, Arleen. La clonación y el debate sobre células troncales. *In*: LUNA, Florencia; SALLES, Arleen. **Bioética**: Nuevas reflexiones sobre debates clásicos. Buenos Aires: FCE, 2008.

225 CALISE, Santiago Gabriel. Dos justificaciones de la clonación humana reproductiva: el deseo del hijo y el valor de la vida. **Revista Bioética y Derecho**, n. 32, p. 46-59, set. 2014. Disponível em: https://scielo.isciii.es/pdf/bioetica/n32/05_articulo4.pdf Acesso em: 15 jul. 2021, p. 57.

mesmo, órgãos. Dentre as células-tronco, as embrionárias são as que têm maior capacidade de se diferenciar, razão pela qual são também chamadas de células pluripotentes[226].

Nesse contexto, é possível utilizar a clonagem terapêutica para criar embriões cujo material genético será perfeitamente compatível com o do doador e paciente. Sendo assim, faz-se possível cultivar e transplantar os tecidos necessários para o tratamento médico almejado, sem que o corpo do paciente os rejeite[227]. Embora no atual estágio de desenvolvimento da genética ainda não seja possível garantir a criação de órgãos com total segurança, a perspectiva dos avanços científicos legitima o desenvolvimento de reflexões sobre o assunto[228].

Uma dessas reflexões, por exemplo, diz respeito a uma eventual "industrialização" da vida. Considerando que a clonagem terapêutica e as células pluripotentes passem a compor os tratamentos médicos e transplantes rotineiramente, surge a preocupação sobre uma possível produção em massa de embriões, por meio da clonagem, a fim de cultivar tais células. Ocorre que esse processo resulta na destruição dos

226 SÁ, Maria de Fátima Freire; OLIVEIRA, Lucas Costa. Escassez de órgãos e clonagem terapêutica: uma conexão possível? **Revista Iberoamericana de Bioética**, n. 03, p. 01-13, 2017. Disponível em: https://revistas.comillas.edu/index.php/bioetica-revista-iberoamericana/article/view/7656 Acesso em: 15 jul. 2021, p. 5.

227 MINAHIM, Maria Auxiliadora. Clonación: reflexiones necesarias sobre lo imaginario. **Revista de Derecho y Genoma Humano**, n. 30, p. 63-92, 2009. Disponível em: https://dialnet.unirioja.es/servlet/articulo?codigo=3050602 Acesso em: 15 jul. 2021, p. 76.

228 SÁ, Maria de Fátima Freire; OLIVEIRA, Lucas Costa. Escassez de órgãos e clonagem terapêutica: uma conexão possível? **Revista Iberoamericana de Bioética**, n. 03, p. 01-13, 2017. Disponível em: https://revistas.comillas.edu/index.php/bioetica-revista-iberoamericana/article/view/7656 Acesso em: 15 jul. 2021, p. 5.

embriões, que acabam sendo descartados[229]. Em virtude dessa possibilidade, paira o seguinte questionamento: quais os limites da utilização da técnica de clonagem?

A priori, o ordenamento jurídico brasileiro veda a prática de clonagem em qualquer hipótese. Isso porque a Lei nº 11.105/2005, a Lei de Biossegurança, proíbe tanto a clonagem reprodutiva quanto a terapêutica, conforme se verifica em seus artigos 6º e 26. Este último, inclusive, criminaliza a conduta, prevendo pena de reclusão de 2 a 5 anos, além de multa, para aqueles que realizarem clonagem[230].

Porém, o texto da Lei de Biossegurança é ambíguo e conceitualmente confuso, motivo que gera controvérsia acerca da permissibilidade de se realizar clonagem no Brasil. Como dito, os artigos 6º e 26 da referida legislação proíbem e criminalizam a clonagem. Porém, o enunciado do artigo 5º diz que "é permitida, para fins de pesquisa e terapia, a utilização de células-tronco embrionárias obtidas de embriões humanos produzidos por fertilização *in vitro* e não utilizados no respectivo procedimento"[231].

Como também já foi mencionado, uma das formas de

229 SCHÜKLENK, Udo; ASHCROFT, Richard. The ethics of reproductive and therapeutic cloning (research). **Monash Bioethics Review**, v. 19, n.2, p. 33-44, 2000. Disponível em: https://link.springer.com/article/10.1007%2FBF03351234 Acesso em: 15 jul. 2021, p. 42.

230 BRASIL. **Lei 11.105 de 24 de março de 2005**. Regulamenta os incisos II, IV e V do § 1º do art. 225 da Constituição Federal, estabelece normas de segurança e mecanismos de fiscalização de atividades que envolvam organismos geneticamente modificados [...]. Disponível em: http://www.planalto.gov.br/ccivil_03/_ato2004-2006/2005/lei/l11105.htm Acesso em: 18 fev. 2021.

231 BRASIL. **Lei 11.105 de 24 de março de 2005**. Regulamenta os incisos II, IV e V do § 1º do art. 225 da Constituição Federal, estabelece normas de segurança e mecanismos de fiscalização de atividades que envolvam organismos geneticamente modificados [...]. Disponível em: http://www.planalto.gov.br/ccivil_03/_ato2004-2006/2005/lei/l11105.htm Acesso em: 18 fev. 2021.

se obter *in vitro* os embriões que fornecem as células-tronco embrionárias é através da clonagem terapêutica. Sendo assim, verificam-se na mesma Lei dois dispositivos que se contrapõem diametralmente, sem que haja qualquer esclarecimento acerca de exceções ou requisitos que justifiquem a prevalência de um sobre outro em determinadas situações. A interpretação dos dispositivos se torna ainda mais nebulosa quando se considera o conceito de clonagem apresentado no artigo 3º: "clonagem: o processo de reprodução assexuada, produzida artificialmente, baseada em um único patrimônio genético, com ou sem utilização de técnicas de engenharia genética"[232].

Nesse contexto, reforça-se o impasse sobre a permissibilidade de clonagem terapêutica para obtenção das células pluripotentes. Há quem entenda que a clonagem terapêutica pode ser praticada licitamente desde que se coadune com os requisitos do artigo 5º da Lei de Biossegurança: seja realizada em embriões oriundos de técnicas de reprodução assistida que sejam excedentes e inviáveis; haja a autorização dos genitores; haja aprovação pelos comitês de bioética[233].

Por outro lado, há quem compreenda, como Maria de Fátima Freire de Sá e Lucas Costa de Oliveira, que o ordenamento jurídico pátrio vetou qualquer prática de clonagem,

232 BRASIL. **Lei 11.105 de 24 de março de 2005**. Regulamenta os incisos II, IV e V do § 1º do art. 225 da Constituição Federal, estabelece normas de segurança e mecanismos de fiscalização de atividades que envolvam organismos geneticamente modificados [...]. Disponível em: http://www.planalto.gov.br/ccivil_03/_ato2004-2006/2005/lei/l11105.htm Acesso em: 18 fev. 2021.

233 PRADO, Luiz Régis; HAMMERSCHIMIDT, Denise. A clonagem terapêutica e seus limites de permissibilidade na lei de biossegurança brasileira. *In:* **Anais do XVI Congresso Nacional do CONPEDI**. Florianópolis: Fundação Boiteux, p. 5134-5149. 2007.

seja reprodutiva ou terapêutica. Segundo os autores, a Lei de Biossegurança, ao conceituar clonagem, clonagem, reprodutiva e clonagem terapêutica – respectivamente nos incisos VIII, IX e X do artigo 3° - estaria indicando sua utilização de maneira técnica, o que leva a crer que, ao se referir à "clonagem", o faz em sentido genérico[234]. Além disso, como aponta Casabona[235], é possível se obter células-troncos embrionárias de várias formas diferentes, o que indica que "a autorização para pesquisa com células-tronco excedentárias não indica a permissão para a clonagem terapêutica, uma vez se tratarem de técnicas distintas"[236].

Diante do apresentado, é possível perceber que o que aproxima a clonagem da edição genética são as questões bioético-jurídicas em comum. Ambas as técnicas são ambivalentes, tendo potenciais aplicações que transcendem a utilização terapêutica. Além disso, tanto na edição quanto na clonagem emergem problemáticas quanto a práticas seletivas, danos ao patrimônio e à identidade genética, objetificação dos seres humanos, não obstante os dilemas existenciais envolvidos.

No âmbito legal brasileiro, a regulamentação sobre os

234 SÁ, Maria de Fátima Freire; OLIVEIRA, Lucas Costa. Escassez de órgãos e clonagem terapêutica: uma conexão possível? **Revista Iberoamericana de Bioética**, n. 03, p. 01-13, 2017. Disponível em: https://revistas.comillas.edu/index.php/bioetica-revista-iberoamericana/article/view/7656 Acesso em: 15 jul. 2021, p. 8.

235 ROMEO CASABONA, Carlos Maria. La cuestión jurídica de la obtención de células troncales embrionarias humanas con fines de investigación biomédica. Consideraciones de política legislativa. **Revista de Derecho y Genoma Humano**, n. 24, p. 75-125, 2006. Disponível em: https://dialnet.unirioja.es/servlet/articulo?codigo=2116491 Acesso em: 15 jul. 2015.

236 SÁ, Maria de Fátima Freire; OLIVEIRA, Lucas Costa. Escassez de órgãos e clonagem terapêutica: uma conexão possível? **Revista Iberoamericana de Bioética**, n. 03, p. 01-13, 2017. Disponível em: https://revistas.comillas.edu/index.php/bioetica-revista-iberoamericana/article/view/7656 Acesso em: 15 jul. 2021, p. 9.

dois temas é, no mínimo, insuficiente. Como ocorre com a clonagem, a Lei de Biossegurança não apresenta elementos claros acerca dos limites ou da permissibilidade do uso da edição genética – assunto que será abordado no capítulo 4.

Sendo assim, as discussões sobre os impasses bioéticos e as limitações jurídicas existentes no âmbito da clonagem servem como fundamento para o estudo das implicações da utilização da edição genética, uma vez que ambas as técnicas compartilham elementos em comum. Dentre esses elementos, a utilização terapêutica é um dos mais proeminentes.

3.3 EDIÇÃO GENÉTICA E TERAPIA GÊNICA

A primeira vez que o CRISPR-Cas9 foi utilizado em seres humanos ocorreu em 2016, quando a equipe do oncologista chinês Lu You, da Universidade de Sichuan, se valeu da técnica para tratar um paciente com câncer de pulmão. Os cientistas retiraram células imunes do paciente tratado, editando-as com o auxílio do CRISPR-Cas9 de maneira que o gene responsável pela codificação da proteína PD-1 fosse desativado. Essa proteína, por sua vez, tem ampla relação com o desenvolvimento de cânceres. Após a manipulação e cultivação das células editadas, o material foi novamente inserido no paciente, almejando-se que tais células pudessem combater o câncer[237].

O fato de a primeira aplicação do CRISPR-Cas9 em

237 CYRANOSKI, David. CRISPR gene editing tested in a person. **Nature**, v. 539, p. 479, nov. 2016. Disponível em: https://www.nature.com/articles/nature.2016.20988 . Acesso em: 01 jul. 2021.

seres humanos ter ocorrido no âmbito de um tratamento oncológico não é uma mera coincidência, uma vez que uma das principais justificativas éticas para se praticar edição genética é o desenvolvimento de novas modalidades terapêuticas. Cerca de 6% a 8% da população mundial tem algum tipo de doença genética hereditária[238], razão pela qual o desenvolvimento das técnicas de edição se faz fundamental quando se pretende amenizar os impactos de patologias gênicas na sociedade[239].

Também em 2016, uma equipe de pesquisadores norte-americanos liderada por Mark DeWitt publicou um trabalho na revista *Science Translational Medicine* demonstrando sucesso na utilização do CRISPR-Cas9 para correção do gene causador da anemia falciforme, doença genética causada por uma mutação em um dos genes da hemoglobina, que provoca deformação dos glóbulos vermelhos e resulta na obstrução dos vasos sanguíneos, além de intensas crises de dor e lesão progressiva de órgãos. No experimento, os cientistas utilizaram o CRISPR-Cas9 para modificar células-tronco hematopoéticas de pacientes com anemia falciforme e as enxertaram em camundongos. As células corrigidas, por sua vez, produziram hemoglobina normal suficiente para se obter benefícios no desenvolvimento de novos tratamentos de edição genética para doenças hematopoéticas[240].

238 MARFANY, Gemma. Interrogantes y retos actuales de la edición genética. **Revista de Bioética y Derecho**, n. 47, p. 17-31, nov. 2019. Disponível em: https://doi.org/10.1344/rbd2019.0.28551Acesso em: 28 jun. 2021, p. 22.

239 MEIRELLES, Ana Thereza; VERDIVAL, Rafael. Implicações bioético-jurídicas do uso da edição genética como alternativa terapêutica nas relações de saúde no Brasil. **Revista da Faculdade Mineira de Direito**, v. 23, n. 46, p. 161-186, 2020. Disponível em: http://periodicos.pucminas.br/index.php/Direito/article/view/24704 Acesso em: 01 jul. 2021, p. 170.

240 DEWITT Mark A.; MAGIS Wendy; BRAY Nicolas L. *et al*. Selection-

Nesse contexto, analisando-se as diferentes aplicações da edição genética, não se pode deixar de levar em consideração sua funcionalidade como técnica para a efetivação de terapias gênicas. Conforme abordado no item 2.4.3 do capítulo 2 deste trabalho, entende-se por terapia gênica ou genética toda conduta voltada à transferência de material genético para as células de um paciente com objetivo estritamente terapêutico[241]. Dessa forma, conforme explicam Nardi, Teixeira e Silva, a referida conduta terapêutica pode tanto reverter o quadro clínico – nos casos de doenças causadas por mutações genéticas -, quanto ativar mecanismos naturais do organismo para tratar outros tipos de enfermidades[242].

O aprofundamento das pesquisas envolvendo terapia genética e edição viabiliza o tratamento de enfermidades hereditárias, como hemofilia, Doença de Duchenne e fibrose cística, e de doenças decorrentes de mutações genéticas somáticas, como o câncer. Nesse contexto, as técnicas de edição genética poderiam ser aplicadas a fim de reparar material genético originário ou corrigir as mutações celulares – adequando-se à necessidade terapêutica[243].

Vale ressaltar que os termos "terapia genética" e "edição

free genome editing of the sickle mutation in human adult hematopoietic stem/progenitor cells. **Science Translational Medicine**, vol. 8, n. 360, 2016. Disponível em: https://doi.org/10.1126/scitranslmed.aaf9336 Acesso em: 01 jul. 2021.

241 NYS, Herman. Terapia gênica humana. *In*: ROMEO CASABONA, Carlos María. **Biotecnologia, Direito e Bioética**: perspectivas em Direito Comparado. Belo Horizonte: Del Rey e Puc Minas, 2002, p. 66.

242 NARDI, Nance Beyer; TEIXEIRA, Leonardo Augusto Karam; SILVA, Eduardo Filipe Ávila da. Terapia gênica. **Ciência e Saúde Coletiva**, v. 7, 1, p. 109-116, 2002. Disponível em: https://www.scielosp.org/pdf/csc/2002.v7n1/109-116/pt . Acesso em: 07 jul. 2021, p.110.

243 MARFANY, Gemma. Interrogantes y retos actuales de la edición genética. **Revista de Bioética y Derecho**, n. 47, p. 17-31, nov. 2019. Disponível em: https://doi.org/10.1344/rbd2019.0.28551 Acesso em: 28 jun. 2021, p. 22.

genética" não são sinônimos e não se confundem conceitualmente. Nesse sentido, a "edição genética está, pois, situada como uma técnica específica de terapia gênica"[244]. É possível que se pratique terapia gênica sem utilizar edição genética, valendo-se, por exemplo, de vetores, como retrovírus ou adenovírus, programados geneticamente para transmitir determinado material genético para o organismo do paciente[245]. A relação entre esses dois conceitos, porém, é íntima. Razão pela qual é importante compreender como a edição genética é aplicada nesse contexto.

A terapia genética tem o propósito de tratar enfermidades causadas por desordens nos genes que fazem parte da composição de uma célula. Para tanto, é possível se valer da edição para manipular a estrutura genética dessas células disfuncionais – inserindo, modificando ou inabilitando aqueles genes que a compõem. Em meio a termos semelhantes, aptos a causar confusão conceitual, faz-se imprescindível compreender o seguinte: terapia genética é o gênero caracterizado pela utilização de técnicas voltadas à intervenção terapêutica em genes; edição genética é uma das técnicas utilizadas no âmbito da terapia genética; o CRISPR-Cas9, por sua vez, é uma das técnicas de edição genética.

As células objeto da terapia podem ser de dois tipos: a) germinativas, presentes nos espermatozoides e óvulos, cujas modificações no material são transmitidas à descendência em razão

---

244 MEIRELLES, Ana Thereza; VERDIVAL, Rafael. Implicações bioético-jurídicas do uso da edição genética como alternativa terapêutica nas relações de saúde no Brasil. **Revista da Faculdade Mineira de Direito**, v. 23, n. 46, p. 161-186, 2020. Disponível em: http://periodicos.pucminas.br/index.php/Direito/article/view/24704 Acesso em: 01 jul. 2021, p. 170.

245 WATSON, James; BERRY, Andrew. **DNA:** o segredo da vida. São Paulo: Companhia das Letras, 2005, p. 376.

da hereditariedade; ou b) somáticas, responsáveis pela composição dos demais órgãos e tecidos existentes no organismo humano e cujas modificações não são transmitidas hereditariamente.

As implicações decorrentes da diferença entre se editar células germinativas e somáticas são cerne de diversos debates bioético-jurídicos e, por conta disso, serão discutidas em item específico a seguir. No âmbito do ordenamento jurídico brasileiro, a regulação do tema fica à cargo da Lei 11.105/2005[246], a Lei de Biossegurança, que, em razão da proibição da prática de engenharia genética em células germinativas, bem como das críticas feitas ao dispositivo por suas incongruências conceituais, será também objeto no capítulo seguinte.

Por ora, concentra-se o foco na utilização da edição genética como uma técnica de terapia gênica. Nesse sentido, a ciência tem se movimentado a fim de desenvolver novos protocolos capazes de possibilitar o tratamento de doenças graves e que ainda não têm medidas terapêuticas plenamente eficazes. Um dos escopos das pesquisas recentes tem sido a busca por tratamentos para as denominadas doenças neoplásicas.

Neste trabalho, publicado no periódico *The New England Journal of Medicine*, em 2019, pesquisadores da Universidade de Pequim relatam sucesso parcial em testes de terapia genética por edição, valendo-se do CRISPR-Cas9, em um homem de 27 anos com leucemia linfoblástica aguda e portador do vírus HIV. De acordo com o artigo, antes da realização do transplante de medula no paciente, utilizou-se a técnica do CRISPR-Cas9 para editar

246 BRASIL. **Lei 11.105/2005**. Lei de Biossegurança. Disponível em: http://www.planalto.gov.br/ccivil_03/_ato2004-2006/2005/lei/l11105.htm Acesso em: 05 jul. 2021.

células-tronco hematopoéticas e inativar o gene responsável pelo acesso do vírus HIV aos linfócitos. Em seguida, essas células foram transplantadas no paciente. Após aproximadamente um ano e meio, verificou-se que a leucemia havia continuado em remissão e a medula transplantada continuou gerando linfócitos saudáveis. Porém, apesar do sucesso do transplante e do enxerto de longo prazo das células editadas, apenas 5% desses linfócitos manifestaram a modificação genética inserida por meio da edição, indicando a necessidade de realização de pesquisas adicionais[247].

Embora a edição genética não tenha alcançado o resultado desejado pelos pesquisadores, deve-se levar em consideração o fato de a introdução de células editadas no organismo do paciente ter ocorrido de maneira segura. Nesse sentido, destaca-se que, mesmo após quase um ano e meio do transplante, não foi registrado nenhum efeito adverso. A conclusão de um procedimento dessa natureza com segurança pode ser considerada um sucesso científico, pois viabiliza a realização de novos estudos voltados ao aperfeiçoamento de novos protocolos terapêuticos. Essa confiabilidade na utilização do CRISPR-Cas9 é imprescindível para o aprofundamento dos estudos na área.

Outro exemplo da relevância da associação entre edição genética e terapia gênica ocorreu recentemente. De acordo com uma publicação científica realizada na revista *Science*, em 28 de fevereiro de 2020, uma equipe de pesquisadores da *University of Pennsylvania* e da *Stanford University School of Medicine*

247 LEI XU *et al.* CRISPR-Edited Stem Cells in a Patient with HIV and Acute Lymphocytic Leukemia. **The New England Journal of Medicine**, 2019. Disponível em: https://www.nejm.org/doi/10.1056/NEJMoa1817426 Acesso em: 05 jul. 2021.

obteve sucesso no melhoramento da imunoterapia para o câncer através da edição genética com CRISPR-Cas9[248]. Conforme elucidam os autores, a maior parcela dos cânceres é reconhecida e atacada por meio do sistema imunológico, porém, a doença acaba progredindo graças à imunossupressão provocada pelo tumor.

Com base nisso, a equipe realizou um ensaio clínico no qual retirou células imunes denominadas linfócitos T de três pacientes com câncer avançado. Em seguida, valendo-se do CRISPR-Cas9, interrompeu-se os genes TRAC, TRBC e PDCD1, a fim de melhorar a imunidade antitumoral. Além disso, os cientistas introduziram um transgene chamado NY-ESO-1, para fim de reconhecimento dos tumores. Após a realização da edição, as células editadas foram reintroduzidas nos pacientes. Os pesquisadores, então, observaram que houve boa tolerância ao enxerto, além de durabilidade satisfatória durante o estudo. Conclui-se, portanto, que a utilização do CRISPR-Cas9 pode aumentar a capacidade de direcionar vários genes nas células T, melhorando a eficiência da imunoterapia do câncer[249].

Apesar do grande potencial observado na utilização da edição por CRISPR-Cas9 como técnica de terapia gênica, existe uma parcela de bioeticistas que entende que a finalidade terapêutica não pode configurar uma justificativa para se aplicar irrestritamente a edição de genes. Nessa corrente, filia-se Juan-

248 STADTMAUER, Edward *et al.* CRISPR-engineered T cells in patients with refractory cancer. **Science**, 2020. Disponível em: https://science.sciencemag.org/content/367/6481/eaba7365 Acesso em: 05 jul. 2021.

249 STADTMAUER, Edward *et al.* CRISPR-engineered T cells in patients with refractory cancer. **Science**, 2020. Disponível em: https://science.sciencemag.org/content/367/6481/eaba7365 Acesso em: 05 jul. 2021.

Rámon Lacadena, professor emérito da Universidad Complutense. Segundo Lacadena, mesmo a edição genética terapêutica deve ser realizada a partir da obediência a determinados critérios bioéticos. Nesse contexto, a aplicação da técnica ficaria restrita a situações envolvendo enfermidades genéticas graves e que não disponham de tratamentos alternativos de menor risco[250].

Um dos atributos marcantes da edição genética é seu potencial transformador, cujas implicações se relacionam com conflitos que estão na seara dos direitos fundamentais. Mesmo a utilização terapêutica dessa técnica envolve questões importantes do direito à saúde, à liberdade da investigação científica ou mesmo da dignidade da pessoa humana de maneira geral[251]. Justamente pelo grande potencial de impacto nos direitos fundamentais é que a aplicação terapêutica da edição genética, como técnica de terapia gênica, exige, de fato, cuidados, que "devem ser voltados tanto à segurança do procedimento quanto aos elementos que justificam sua utilização"[252].

O necessário cuidado com a segurança é indispensável, uma vez que, se por um lado a edição genética evolui rumo

250 LACADENA, Juan Ramon. Edición genómica: ciencia y ética. **Revista Iberoamericana de Bioética**, n. 3, p. 1-16, 2017. Disponível em: https://doi.org/10.14422/rib.i03.y2017.004 Acesso em: 28 jun. 2021, p. 9.

251 BERNARDO-ÁLVAREZ, Maria Ángela. La revolución de CRISPR-Cas9: una aproximación a la edición genómica desde la bioética y los derechos humanos. **Revista Iberoamericana de Bioética**, n. 3, p. 1-13, 2017. Disponível em: https://doi.org/10.14422/rib.i03.y2017.003 Acesso em: 30 jun. 2021, p. 12.

252 MEIRELLES, Ana Thereza; VERDIVAL, Rafael. Implicações bioético-jurídicas do uso da edição genética como alternativa terapêutica nas relações de saúde no Brasil. **Revista da Faculdade Mineira de Direito**, v. 23, n. 46, p. 161-186, 2020. Disponível em: http://periodicos.pucminas.br/index.php/Direito/article/view/24704 Acesso em: 01 jul. 2021, p. 177.

ao desenvolvimento de novos protocolos terapêuticos, por outro, os riscos da utilização da técnica não são plenamente conhecidos. Nesse sentido, destaca-se o que Émilien Vilas Boas Reis e Bruno Torquato de Oliveira denominam "dois pesados reveses"[253] recebidos pelo método CRISPR-Cas9, observados em experimentos realizados em 2018.

O primeiro deles, em verdade, trata-se de dois trabalhos distintos publicados na revista *Nature* que coadunam no mesmo alerta: a possibilidade da edição genética com CRISPR-Cas9 viabilizar o surgimento de tumores. Na ocasião, dois grupos de pesquisadores, um voltado ao estudo de células epiteliais do pigmento da retina humana[254], e outro direcionado às células-tronco pluripotentes humanas[255], identificaram que, ao se realizar o corte na molécula de DNA através do CRISPR-Cas9, o gene p53, responsável pela resposta ao dano causado à célula, é ativado, o que diminui a eficácia da edição. Nesse contexto, o aumento da eficácia da técnica "dependeria da não atuação do gene p53"[256]. Ocorre que

253 REIS, Émilien Vilas Boas; OLIVEIRA, Bruno Torquato. CRISPR-CAS9, biossegurança e bioética: uma análise jusfilosófica-ambiental da engenharia genética. **Veredas do Direito**, v. 16, n. 34, p. 123-152, 2020. Disponível em: http://revista.domhelder.edu.br/index.php/veredas/article/view/1490 Acesso em: 06 jul. 2021, p. 135.

254 HAAPANIEMI, Emma; BOTLA, Sandeep; PERSSON, Jenna *et al.* CRISPR–Cas9 genome editing induces a p53-mediated DNA damage response. **Nature Medicine**, v. 24, p. 927-930, jul. 2018. Disponível em: https://www.nature.com/articles/s41591-018-0049-z Acesso em: 06 jul. 2021.

255 IHRY, Robert; WORRINGER, Kathleen; SALICK, Max *et al.* p53 inhibits CRISPR–Cas9 engineering in human pluripotent stem cells. **Nature Medicine**, v. 24, p. 939-946, jul. 2018. Disponível em: https://www.nature.com/articles/s41591-018-0050-6 . Acesso em: 06 jul. 2021.

256 REIS, Émilien Vilas Boas; OLIVEIRA, Bruno Torquato. CRISPR-CAS9, biossegurança e bioética: uma análise jusfilosófica-ambiental da engenharia genética.

a ausência de ação desse gene aumenta consideravelmente as chances de desenvolvimento de câncer, o que, segundo os pesquisadores, implicaria um risco ao uso da edição genética.

Já o segundo revés foi observado em razão do trabalho publicado por Kosicki, Tomberg e Bradley, também na revista *Nature*. De acordo com os pesquisadores, a utilização do CRISPR-Cas9 pode ocasionar danos em locais distintos daquele onde o corte de DNA ocorreu[257]. Dessa forma, seria possível que outras moléculas de DNA, não envolvidas no processo de edição em si – fossem destruídas, podendo causar o surgimento de doenças.

As preocupações e os problemas emergentes relacionados à utilização da edição por CRISPR-Cas9 no âmbito da terapia genética se relacionam com o fato de a ciência, por ora, não conhecer suficientemente os aspectos envolvendo a segurança e confiabilidade na aplicação da técnica. Nesse sentido, Gemma Marfany aponta duas questões específicas que devem ser atentamente observadas. A primeira aponta para a possível toxicidade e a imunogenicidade da nuclease Cas9, uma vez que essa proteína é oriunda de bactérias nocivas aos seres humanos, o que pode gerar a criação de anticorpos que diminuam a eficácia da edição. A segunda, por sua vez, refere-se à alta variabilidade genética dos seres humanos, capaz de prejudicar a precisão do CRISPR no reconhecimento das moléculas-alvo de DNA,

Veredas do Direito, v. 16, n. 34, p. 123-152, 2020. Disponível em: http://revista.domhelder.edu.br/index.php/veredas/article/view/1490 Acesso em: 06 jul. 2021, p. 135.

257 KOSICKI, Michael; TOMBERG, Kärt; BRADLEY, Allan. Repair of double-strand breaks induced by CRISPR–Cas9 leads to large deletions and complex rearrangements. **Nature Biotechnology**, v. 36, n 8, p. 765-771, Aug. 2018. Disponível em: https://www.nature.com/articles/nbt.4192 Acesso em: 06 jul. 2021.

ocasionando os chamado cortes *off-target* (fora do alvo desejado) e comprometendo o caráter universal dos protocolos terapêuticos[258].

Em meio a obstáculos a serem superados e expectativas a serem manejadas, a edição genética evolui cada vez mais como um instrumento de aperfeiçoamento da terapia gênica. O aprofundamento das pesquisas, buscando tornar a técnica do CRISPR-Cas9 mais segura e eficiente, aponta para o inevitável progresso da ciência genética rumo à melhoria da saúde humana. A superação de velhos paradigmas e articulação de novos padrões científicos representa aquilo que Thomas Kuhn considera como revolução científica[259], e o CRISPR-Cas9 vem se mostrando uma nova revolução.

Porém, a amplitude de possibilidades intrínsecas à edição genética não restringe sua utilização à seara terapêutica. As implicações dessa técnica potencialmente transformadora variam de acordo com o tipo de célula em que se trabalha, mas também conforme as intenções e os objetivos de sua aplicação. Por conta disso, passa-se a analisar as diferentes formas de se aplicar a edição genética para além da terapia gênica, lançando luz sobre os principais problemas bioético-jurídicos que dali emergem.

3.4 AS APLICAÇÕES DA EDIÇÃO GENÉTICA

Tratando-se da funcionalidade da edição genética e suas

258 MARFANY, Gemma. Interrogantes y retos actuales de la edición genética. **Revista de Bioética y Derecho**, n. 47, p. 17-31, nov. 2019. Disponível em: https://doi.org/10.1344/rbd2019.0.28551 Acesso em: 28 jun. 2021, p. 23-24.

259 KUHN, Thomas. **A estrutura das revoluções científicas.** Tradução de Beatriz Vianna Boeira e Nelson Boeira. São Paulo: Perspectiva, 1998.

implicações na vida humana, faz-se necessário estabelecer algumas diferenciações concernentes às suas aplicações. Essa distinção é imprescindível, uma vez que as consequências bioético-jurídicas do uso da técnica vão variar de acordo com o tipo de célula que está sendo editada e com a finalidade que se persegue com sua utilização.

Sendo assim, passa-se a discutir alguns aspectos do uso da edição genética em dois contextos. O primeiro consiste nas diferenças e consequências de se editar células somáticas e germinativas. O cerne da discussão, para além do aspecto biológico, está na possibilidade de transmissão hereditária da modificação empreendida na célula. Já o segundo se refere à distinção entre se praticar edição genética para fins terapêuticos e com a finalidade de promover melhoramentos genéticos da espécie humana. Discute-se, nesse âmbito, a eticidade da conduta e suas implicações para o futuro dos seres humanos.

3.4.1 Edição genética em células somáticas e germinativas

A fim de se analisar as diversificadas questões que vêm à tona com a prática da edição genética, deve-se, inicialmente, entender as diferenças entre os tipos de célula que podem ser objeto da edição. Nesse sentido, o corpo humano é formado por células germinativas e somáticas. A utilização das técnicas de edição em cada um desses tipos celulares terá implicações distintas principalmente em razão de um fator em especial: a transmissibilidade hereditária.

As células germinativas, ou germinais, podem ser definidas como aquelas relacionadas à reprodução humana e à hereditariedade. Por essa razão, são encontradas nos gametas (óvulos e espermatozoides). A peculiaridade desse tipo celular está na possibilidade de transmissão de suas características fenotípicas à descendência. Por essa razão, eventuais alterações em genes presentes nas células germinativas são transmitidas à prole do indivíduo modificado. Já as células somáticas têm caráter exclusivamente constitutivo, compondo a estrutura dos demais órgãos e tecidos do organismo humano. Nessa senda, esse tipo de célula não apresenta transmissão hereditária. Logo, alterações realizadas em células somáticas não são transferidas à descendência[260].

A questão da transmissibilidade das alterações genéticas promovidas na pessoa por meio das técnicas de edição gera debates e preocupações entre os bioeticistas. Mesmo quando se trata de uma abordagem terapêutica, modificar o genoma de alguém que ainda não nasceu, ou não foi sequer concebido, configura o núcleo dos receios que giram em torna da edição em células germinativas.

Embora a tecnologia avance cada vez mais rápido e novas pesquisas aperfeiçoem diariamente técnicas como o CRISPR-Cas9, as consequências da transmissão de características decorrentes de edição ainda são um mistério. Por conta dos riscos e receios envolvendo o assunto, a comunidade científica criou uma espécie de acordo tácito no sentido de não utilizar terapias genéticas em células germinativas enquanto não se tenha uma visão ampla que viabilize o "controle do capital genético humano"[261].

---

260 FURTADO, Rafael Nogueira. Edição genética: riscos e benefícios da modificação do DNA humano. **Revista Bioética**, v. 27, n. 2, p. 223-233, abr/jun. 2019. Disponível em: https://doi.org/10.1590/1983-80422019272304 Acesso em: 28 jun. 2021, p. 224.

261 CALLIZO, José Ramón. A terapia gênica no meio hospitalar: importância dos comitês assistenciais de ética. *In*: ROMEO CASABONA, Carlos María. **Biotecnologia, Direito e Bioética**: perspectivas em Direito Comparado. Belo Horizonte: Del Rey e Puc Minas, 2002, p. 84.

A utilização impensada das técnicas de edição, modificando células germinativas e levando adiante para outras gerações de indivíduos àquelas alterações, pode trazer consequências nocivas, inclusive, para a preservação da naturalidade do patrimônio genético humano e para a saúde da descendência[262]. Não obstante, a edição na linha germinal pode trazer efeitos imprevisíveis às futuras gerações, além de abrir a possibilidade de modificações com fins não-terapêuticos, que seria eticamente inaceitável[263].

Por outro lado, há quem conceba que a edição genética germinativa, longe de ser uma conduta ética refutável, seria uma conduta desejável. É o caso do professor de filosofia da Boston University Russell Powell. De acordo com Powell, doenças hereditárias tratadas por meio de terapia genética em células somáticas demandariam a repetição do tratamento perpetuamente para todos os descendentes, uma vez que a injúria é transmitida hereditariamente dentro de uma família. Porém, se o reparo genético se desse na linha germinativa, a própria hereditariedade se encarregaria de transmitir aquela modificação e resolver o problema em uma escala intergeracional[264].

Os benefícios decorrentes da edição de moléculas

262 MEIRELLES, Ana Thereza; VERDIVAL, Rafael. Implicações bioético-jurídicas do uso da edição genética como alternativa terapêutica nas relações de saúde no Brasil. **Revista da Faculdade Mineira de Direito**, v. 23, n. 46, p. 161-186, 2020. Disponível em: http://periodicos.pucminas.br/index.php/Direito/article/view/24704 Acesso em: 01 jul. 2021, p. 179.

263 LANPHIER, Edward; URNOV, Fyodor; HAECKER, Sarah Ehlen *et al.* Don't edit the human germ line. **Nature**, v. 519, p. 410-411, 2015. Disponível em: https://www.nature.com/articles/519410a Acesso em: 07 jul. 2021.

264 POWELL, Russell. In Genes We Trust: Germline Engineering, Eugenics, and the Future of the Human Genome. **Journal of Medicine and Philosophy**, v. 40, n. 6, out. 2015. Disponível em: https://pubmed.ncbi.nlm.nih.gov/26475170/ Acesso em: 07 jul. 2021, p. 11.

de DNA de células germinativas, especialmente pela ótica terapêutica, são irrefutáveis. A possibilidade de tratar e curar doenças graves, cujos protocolos disponíveis são apenas paliativos, que afetam milhares de pessoas no mundo, é um objetivo nobre e que deve ser buscado pela ciência. Entretanto, ressalta-se que, no atual estágio científico, a utilização da edição genética traz consigo o medo do desconhecido[265].

Esses receios se mostram menos acentuados quando se trata da edição genética em células somáticas. Uma vez que não há possibilidade de perpetuação das alterações efetuadas, as implicações do procedimento ficam restritas ao sujeito que teve as células editadas. Não obstante, modificações genéticas em células somáticas são mais eticamente aceitas pela comunidade científica, uma vez que, conforme afirma Josep Santaló, é possível fazer valer a autonomia da vontade do indivíduo, consultando-o antes de realizar a aplicação da técnica[266].

Considerando a existência de maior consenso dos pesquisadores e bioeticistas acerca da eticidade da conduta envolvendo modificação de células somáticas, há uma tendência a incentivar a prática de edição genética nesse tipo celular, mesmo que a finalidade não seja terapêutica. A impossibilidade dessas modificações serem transmitidas

265 MEIRELLES, Ana Thereza. A proteção à naturalidade do patrimônio genético face à proposta da eugenia liberal: o futuro da natureza humana em Jürgen Habermas. **Revista de Biodireito e Direito dos Animais**. vol. 3, n. 2, 2017. Disponível em: http://dx.doi.org/10.26668/IndexLawJournals/2525-9695/2017.v3i2.2301 Acesso em: 06 jul. 2021.

266 SANTALO, Josep. La mejora genética humana en los tiempos del CRISPR/Cas9. **Revista de Bioética y Derecho**, n. 47, p. 33-41, nov. 2019. Disponível em: https://doi.org/10.1344/rbd2019.0.28376 Acesso em: 06 jul. 2021, p. 36.

à prole, bem como o respeito à autonomia dos indivíduos envolvidos na edição são os fundamentos para essa menor rigidez quanto aos limites de interferência no genoma humano[267].

Não obstante, Juan Ramón Lacadena acrescenta os princípios da beneficência e da justiça como fundamentos da eticidade da edição genômica em células somáticas, além do respeito à autonomia mencionado por Santaló. Para Lacadena, a prática de terapia genética por edição de células somáticas se assemelha a formas experimentais de tratamentos, a exemplo do uso de novos medicamentos ainda em fase de testes ou de técnicas cirúrgicas em experimentação. Consequentemente, as implicações bioéticas envolvidas não seriam distintas daquelas que decorrem de uma outra terapia experimental[268], perspectiva compartilhada por José Callizo, que considera a edição terapêutica de células somáticas a outros métodos de tratamento convencionais[269].

A diferença entre edição genética de células germinativas e somáticas é fundamental para que mais adiante se possa pensar na utilização dessa técnica como um protocolo terapêutico. Porém, a distinção quanto ao tipo celular editado não é a única que deve ser levada em consideração. Nesse sentido, a finalidade perseguida ao se editar moléculas de DNA se mostra

267 SANTALO, Josep. Edición genómica. La hora de la reflexión. **Revista de Bioética y Derecho**, n. 40, p. 157-165, 2017. Disponível em: https://revistes.ub.edu/index.php/RBD/article/view/19169 Acesso em: 06 jul. 2021, p. 161.

268 LACADENA, Juan Ramon. Edición genómica: ciencia y ética. **Revista Iberoamericana de Bioética**, n. 3, p. 1-16, 2017. Disponível em: https://doi.org/10.14422/rib.i03.y2017.004 Acesso em: 28 jun. 2021, p. 9.

269 CALLIZO, José Ramón. A terapia gênica no meio hospitalar: importância dos comitês assistenciais de ética. In: ROMEO CASABONA, Carlos María. **Biotecnologia, Direito e Bioética**: perspectivas em Direito Comparado. Belo Horizonte: Del Rey e Puc Minas, 2002, p. 84.

mais um complexo elemento no âmbito das manipulações genômicas. Embora o objetivo terapêutico seja o ponto de partida da pesquisa, essa não é a única possibilidade existente no vasto leque da edição genética. É o que se discute a seguir.

3.4.2 Aplicação terapêutica e aperfeiçoamento genético

O estudo da genética sempre manteve relação estreita com a saúde humana. Tratando-se os genes dos elementos responsáveis pelas expressões fenotípicas do organismo humano, e também pelo surgimento de graves enfermidades, é compreensível que a ciência busque maneiras de melhorar a saúde das pessoas através da intervenção genômica. Ocorre que, uma vez que o acesso ao genoma e a possibilidade de modificá-lo vêm à tona, torna-se também possível interferir em outros atributos para além da seara terapêutica.

Em sua obra "Contra a perfeição: ética na era da engenharia genética", o filósofo americano Michael Sandel chama a atenção para as promessas e os dilemas envolvidos no desenvolvimento da genética. De acordo com Sandel, em breve a humanidade será capaz de tratar e prevenir diversas doenças graves. Porém, esse novo conhecimento genético "pode permitir a manipulação de nossa própria natureza"[270]. Em meio a expectativas de melhora dos instrumentos terapêuticos através da edição genética, surge a possibilidade de se valer da mesma técnica para viabilizar o aperfeiçoamento genético humano – ou *enhancement*.

Essa tentativa de melhoramento genético da espécie

270 SANDEL, Michael. **Contra a perfeição:** Ética na era da engenharia genética. 3ª ed. Rio de Janeiro: Ed. Civilização Brasileira, 2018, p. 19.

gira em torno de modificações não-terapêuticas voltadas ao alcance de manifestações fenotípicas específicas. São atributos físicos, intelectuais ou comportamentais que, a partir de determinadas perspectivas pessoais ou sociais, são compreendidos como mais desejáveis[271].

De acordo com Carlos Maria Romeo Casabona, o *enhancement* consiste na utilização de técnicas que permitam aperfeiçoar, transitória ou definitivamente, algumas "*características, capacidades o habilidades corporales, psico-mentales o intelectuales del ser humano nacido o por nacer*", controlando determinados processos biológicos considerados, de maneira geral, limitantes[272].

De acordo com Ana Thereza Meirelles, a motivação da conduta na prática da edição genética é sutil, de maneira que se torna complexo discernir uma aplicação terapêutica de um aperfeiçoamento[273]. Evidenciando a complexidade da discussão, Michael Sandel relata o caso de um casal de mulheres surdas que desejava ter um filho preferencialmente surdo. Com esse foco em mente, as parceiras procuraram um doador de esperma cuja família

271 MARFANY, Gemma. Interrogantes y retos actuales de la edición genética. **Revista de Bioética y Derecho**, n. 47, p. 17-31, nov. 2019. Disponível em: https://doi.org/10.1344/rbd2019.0.28551 Acesso em: 28 jun. 2021, p. 22.

272 ROMEO CASABONA, Carlos Maria. Consideraciones jurídicas sobre los procedimientos experimentales de mejora ("enhancement") em Neurociencias. *In*: DEMETRIO, Eduardo Crespo (Dir.); CALATAYUD, Manuel Maroto. **Neurociencias y derecho penal**: nuevas perspectivas en el ámbito de la culpabilidad y tratamiento jurídico-penal de la peligrosidad. Madri: Edisofer, 2013, p. 162.

273 MEIRELLES, Ana Thereza. A proteção à naturalidade do patrimônio genético face à proposta da eugenia liberal: o futuro da natureza humana em Jürgen Habermas. **Revista de Biodireito e Direito dos Animais**. vol. 3, n. 2, 2017. Disponível em: http://dx.doi.org/10.26668/IndexLawJournals/2525-9695/2017.v3i2.2301Acesso em: 06 jul. 2021, p. 5.

apresentava um histórico hereditário de surdez. A tentativa deu certo e o filho do casal nasceu surdo. No caso apresentado, tem-se uma condição que, para alguns, consiste em uma deficiência física, mas, para outros é "um traço de identidade cultural" [274]. Nesse contexto, tratando-se de modificações decorrentes da edição genética, o que define o que é melhoramento e o que é terapia?

A resposta para essa pergunta não é simples. Mudanças genômicas que permitam ao corpo resistir melhor a doenças, por exemplo, embora possam ser relacionadas abordagens terapêuticas, consistem em uma espécie de melhoramento. Nesse caso, haveria um aperfeiçoamento genético que tornaria o indivíduo resistente a certas enfermidades. Em uma perspectiva lógica, não contrair uma doença é melhor do que a contrair, portanto, trata-se de um melhoramento desejável. Porém, quando se fala em *enhancement*, em verdade se discute mudanças que não envolvem necessariamente problemas de saúde.

Observando a história da humanidade, é possível notar que os seres humanos sempre estiveram em busca de se aperfeiçoar como espécie. Essas tentativas de buscar a todo custo versões superiores de si, por vezes, deram-se de forma eticamente questionável. É o que se verifica, por exemplo, nas premissas eugênicas de Francis Galton ou no projeto de eliminação de raças não arianas pelo regime nazista. Essa conduta desumanizada contribuiu para o receio de promover melhorias genéticas nas pessoas[275].

274 SANDEL, Michael. **Contra a perfeição:** Ética na era da engenharia genética. 3. ed. Rio de Janeiro: Ed. Civilização Brasileira, 2018, p. 15.

275 SANTALO, Josep. La mejora genética humana en los tiempos del CRISPR/Cas9. **Revista de Bioética y Derecho**, n. 47, p. 33-41, nov. 2019. Disponível em: https://doi.org/10.1344/rbd2019.0.28376 Acesso em: 06 jul. 2021, p. 35.

Com o surgimento do CRISPR-Cas9, o debate sobre aperfeiçoamento genético foi reacendido. Porém, dessa vez, a discussão ganha mais força, uma vez que a possibilidade de intervir objetivamente no genoma humano e implementar as características preferíveis, considerada melhores, consiste em uma hipótese considerável a médio prazo[276]. Nessa ótica, as melhorias escolhidas tocam a subjetividade da pessoa que escolhe. O fenótipo passa a ser determinado não por encontros biológicos aleatórios, mas por convicções individuais do que é preferível ou preterível.

Jürgen Habermas, em sua obra "O futuro da natureza humana: a caminho de uma eugenia liberal?", alerta para a possibilidade de as intervenções genéticas seguirem uma lógica mercadológica baseada em um liberalismo social, uma vez que o que fundamentaria as escolhas fenotípicas seriam as preferências individuais de cada pessoa[277]. Dessa forma, o aperfeiçoamento genético poderia tanto gerar uma ideia de que os seres humanos se assemelham a produtos[278], quanto alterar a maneira como os indivíduos se autocompreendem[279].

Até o presente momento da humanidade, a espécie humana

276 SANTALO, Josep. Edición genómica. La hora de la reflexión. **Revista de Bioética y Derecho**, n. 40, p. 157-165, 2017. Disponível em: https://revistes.ub.edu/index.php/RBD/article/view/19169 Acesso em: 06 jul. 2021.

277 HABERMAS, Jürgen. **O futuro da natureza humana:** a caminho de uma eugenia liberal? São Paulo: Martins Fontes, 2004, p. 27.

278 HABERMAS, Jürgen. **O futuro da natureza humana:** a caminho de uma eugenia liberal? São Paulo: Martins Fontes, 2004, p. 27.

279 MEIRELLES, Ana Thereza. A proteção à naturalidade do patrimônio genético face à proposta da eugenia liberal: o futuro da natureza humana em Jürgen Habermas. **Revista de Biodireito e Direito dos Animais**. vol. 3, n. 2, 2017. Disponível em: http://dx.doi.org/10.26668/IndexLawJournals/2525-9695/2017.v3i2.2301 Acesso em: 06 jul. 2021, p. 3.

se desenvolveu a partir de uma concepção pautada na aleatoriedade genética. As características que compõem cada pessoa são fruto do acaso. Indivíduos com atributos diferentes que, encontrando-se aleatoriamente, misturam seus materiais genéticos e contribuem para a formação de um ser novo. Nesse contexto, a autocompreensão ocorre pautada na aleatoriedade dos encontros de patrimônios genéticos – a causalidade natural que extrapola a ação humana[280].

Essa forma de se enxergar no mundo passa a ser transformada a partir da "admissibilidade das técnicas que envolvem a interferência desse processo aprioristicamente natural"[281], como é o caso da edição genética. O que antes era entendido como natural passa a ser fruto de escolhas. O ser fruto do acaso pode, agora, resultar das próprias ações ou, até mesmo, de projetos de terceiros. A deliberação sobre atributos genéticos de outro ser humano o coloca uma situação de objetificação. A manifestação de preferências lança sobre o outro expectativas a serem alcançadas, podendo criar, assim, um obstáculo ao livre desenvolvimento daquela pessoa modificada.

Nessa lógica, uma das preocupações de Habermas diz respeito justamente à possibilidade de se coisificar a prole. De acordo com o filósofo, a execução de projetos parentais através de intervenções genéticas traz problemas éticos relacionados àquele ser modificado. A pessoa, cujas características foram

280 HABERMAS, Jürgen. **O futuro da natureza humana:** a caminho de uma eugenia liberal? São Paulo: Martins Fontes, 2004, p. 17.

281 MEIRELLES, Ana Thereza; VERDIVAL, Rafael. Implicações bioético-jurídicas do uso da edição genética como alternativa terapêutica nas relações de saúde no Brasil. **Revista da Faculdade Mineira de Direito**, v. 23, n. 46, p. 161-186, 2020. Disponível em: http://periodicos.pucminas.br/index.php/Direito/article/view/24704 Acesso em:01 jul. 2021, p. 176.

previamente determinadas por outros, pode passar a conceber seu próprio corpo como uma fabricação. As preferências, intenções e expectativas dos titulares do projeto parental são colocadas na prole, que passaria a ter uma existência circundada pelas preferências mercadológicas de terceiros[282].

A possibilidade de se utilizar a edição genética para algum tipo de aperfeiçoamento traz dilemas que vão além de questões envolvendo a segurança do procedimento. Trata-se, em verdade, de intervenções no patrimônio genético humano, podendo ocasionar uma nova configuração da própria espécie. Essas melhorias podem implicar uma ressignificação biológica, psicológica e existencial, razão pela qual demandam cuidados em sua implementação.

Não obstante o aspecto existencial, aperfeiçoamentos genéticos poderiam potencializar desigualdades. Allen Buchanan, pensando a questão do *status* moral e do melhoramento genético, argumenta que, levando em conta a história e a perpetuação do racismo, há um considerável risco de as pessoas com melhorias tratarem aqueles que não foram melhorados como se inferiores fossem, nas palavras de Buchanan, "*as if they had a lower moral status*"[283].

Analisando os possíveis impactos das melhorias genéticas na sociedade, Iñigo de Miguel Beriain aduz que, caso se modificassem pessoas para ter maior inteligência, esses indivíduos elevariam o coeficiente médio de inteligência, fazendo com que aqueles que não tiveram a oportunidade de obter a modificação

282 HABERMAS, Jürgen. **O futuro da natureza humana:** a caminho de uma eugenia liberal? São Paulo: Martins Fontes, 2004, p. 71.

283 BUCHANAN, Allen. Moral Status and Human Enhancement. **Philosophy Public Affairs**, vol. 37, p. 346-38, 2009. Disponível em: https://onlinelibrary.wiley.com/doi/abs/10.1111/j.1088-4963.2009.01166.x Acesso em: 08 jul. 2021, p. 350.

passassem a ficar "*debajo de este indicador*". Por conta disso, os indivíduos modificados geneticamente ocupariam com muito mais facilidade determinadas posições sociais "*alterando aspectos fundamentales en la vida de una sociedade*"[284].

É certo que pensar em uma reconfiguração completa de toda a espécie humana não parece razoável a curto prazo. Além das técnicas de edição mais avançadas, como o CRISPR-Cas9, ainda não fazerem parte do cotidiano social, o ser humano não pode ser restringido ao seu DNA. É muito mais complexo.

Nesse sentido, conforme observa Audrey Chapman[285], a implementação de melhoramentos envolve as modificações genéticas de alta complexidade e isso evidencia alguns obstáculos. Um deles é a necessidade de se modificar simultaneamente diversos genes a fim de se alcançar apenas uma característica pretendida. Não obstante, uma expressão fenotípica não depende totalmente da ação dos genes, uma vez que o ambiente externo também interfere no processo. Ainda, vale dizer que, no momento atual, nem mesmo o CRISPR-Cas9 é suficientemente seguro contra os cortes fora do alvo (*off-target)*, o que gera o risco de alterações não desejadas e até perigosas.

A seletividade envolvida nos processos de tomada de decisão sobre a possível escolha de características genéticas

284 BERIAN, Iñigo de Miguel. ¿Modificar o no modificar el genoma de nuestra descendencia? Algunos comentarios a raíz de la Declaración del Comité de Bioética de España sobre la edición genómica en humanos. **Revista de Bioética y Derecho**, n. 47, p. 55-75, 2019. Disponível em: https://revistes.ub.edu/index.php/RBD/article/view/29200 Acesso em: 08 jul. 2021, p. 68.

285 CHAPMAN, Audrey R. Tomorrow's Child: Unlikely to Be Obsolete. **The American Journal of Bioethics**, vol. 19, n. 7, p. 22-23, jun. 2019. Disponível em: https://doi.org/10.1080/15265161.2019.1618953 Acesso em: 08 jul. 2021, p. 22-23.

de uma pessoa reverbera preocupação quanto à prevalência de determinados atributos face à rejeição de outros. Baseada em motivações pessoais e demandas de mercado, a seleção gênica através da edição faz parte de um conjunto de fatores que constitui o que Habermas denomina "eugenia liberal"[286] – ou neoeugenia. Nesse contexto, passa-se a desse padrão de comportamento voltado à consolidação de preferências e preterições, valendo-se das tecnologias em genética para se expressar desejos pessoais.

3.5 EDIÇÃO GENÉTICA E NEOEUGENIA

O aprofundamento dos conhecimentos em genética evidencia promissoras possibilidades de se interferir na constituição celular dos seres humanos. Esse tipo de intervenção, facilitado pelo contínuo desenvolvimento biotecnológico, a exemplo do surgimento do CRISPR-Cas9, deve, porém, ocorrer de maneira responsável, sendo imprescindível reflexões que precedam a aplicação de técnicas como a edição genética[287].

Em razão de questões complexas que emergem da prática da edição genética, o estudo de suas consequências éticas, e também jurídicas, deve ocorrer paralelamente à sua aplicação. Deve-se ter em mente que, mesmo que a tecnologia de edição dos genes fosse suficientemente segura e sua aplicação rotineira, a ação de editar o DNA humano, atribuindo-lhe novas características e modificando

286 HABERMAS, Jürgen. **O futuro da natureza humana: a caminho de uma eugenia liberal?** São Paulo: Martins Fontes, 2004.

287 MEIRELLES, Ana Thereza. **Neoeugenia e reprodução humana artificial:** limites éticos e jurídicos. Salvador: Editora *Jus*PODIVM, 2014, p. 75.

sua natureza, não pode ocorrer sem que se tenha ponderado sobre suas implicações e decidido de maneira sólida quais são os seus limites.

Nesse contexto, um dos problemas que causam preocupações àqueles que se dedicam ao estudo da genética e dos seus desdobrados é o surgimento da denominada "neoeugenia", novas práticas eugênicas situadas no contexto da genética. Conforme alerta Hans Jonas, os novos conhecimentos tecnológicos podem trazer à tona elementos "tão irresistíveis como as dos antigos campos da tecnologia"[288].

Entretanto, ainda segundo Jonas, desta vez, os seres humanos têm a possibilidade de se preparar antecipadamente para lidar com as implicações desses conhecimentos, que diferem de problemáticas do passado em razão do "controle biológico" que evidencia questões éticas "para quais nem a *praxis* nem o pensamento anteriores nos prepararam"[289].

A *praxis* mencionada por Jonas pode ser relacionada ao histórico dos seres humanos no que se refere à seleção de características supostamente fundadas no melhoramento da espécie. Essa busca contínua pelo aperfeiçoamento faz com que as práticas eugênicas sejam entendidas simultaneamente como contemporâneas e históricas[290].

Nesse sentido, Ana Thereza Meirelles explica que o aspecto contemporâneo está relacionado às "áreas da genética humana

---

288 JONAS, Hans. **Ética, medicina e técnica**. Tradução de António Fernando Cascais. Lisboa: Paimgráfica, 1994, p. 63.

289 JONAS, Hans. **Ética, medicina e técnica**. Tradução de António Fernando Cascais. Lisboa: Paimgráfica, 1994, p. 63.

290 MEIRELLES, Ana Thereza. **Neoeugenia e reprodução humana artificial:** limites éticos e jurídicos. Salvador: Editora *Jus*PODIVM, 2014, p. 76.

e das tecnologias reprodutivas, acessíveis e frequentemente utilizadas"[291], enquanto a perspectiva histórica é caracterizada pela tentativa de distanciamento de fatos do passado ocorridos antes de 1945. Em meio a essa dualidade, a Genética passa a ser entendida de duas formas: um elo de ligação entre passado e presente no qual as decisões eugênicas consistem em elemento indissociável; ou como uma tecnologia que não necessariamente tem a finalidade de aperfeiçoar a constituição genética da espécie de maneira geral[292].

3.5.1 Eugenia: conceito e historicidade

O receio da edição genética proporcionar condutas neoeugênicas não é infundado. Práticas eugênicas são identificadas desde a Antiguidade. Embora as civilizações antigas não tivessem conhecimento científico sobre a hereditariedade, a transmissão de características entre gerações era observada nas semelhanças e repetição de atributos entre descendência e ascendência[293]. Nesse contexto, era comum a seleção acerca de quais desses atributos deveriam ser perpetuados e quais deveriam ser abolidos. Em civilizações como Esparta, por exemplo, a eugenia ocorria de acordo com protocolos. Toda criança era devidamente analisada logo ao nascer e, caso alguma característica não desejável pelos espartanos fosse identificada,

291 MEIRELLES, Ana Thereza. **Neoeugenia e reprodução humana artificial:** limites éticos e jurídicos. Salvador: Editora *Jus*PODIVM, 2014, p. 76.

292 STEPAN, Nancy Leys. **A hora da eugenia**. Raça, gênero e nação na América Latina. Tradução de Paulo Garchet. Rio de Janeiro: Fiocruz, 2005, p. 13 e 26 (nota 9).

293 MEIRELLES, Ana Thereza. **Neoeugenia e reprodução humana artificial:** limites éticos e jurídicos. Salvador: Editora *Jus*PODIVM, 2014, p. 76.

o recém-nascido era lançado de um penhasco. Havia, inclusive, uma espécie de comitê eugênico que definia quais atributos mínimos deveriam ser satisfeito pelos bebês, sob pena de morte[294].

Ainda no contexto da Antiguidade Grega, é possível identificar práticas seletivas no pensamento de grandes nomes da Filosofia Antiga. Platão, por exemplo, defendia a necessidade de "homens superiores" se encontrarem com "mulheres superiores o maior número de vezes possível", a fim de que houvesse a manutenção de habilidades e atributos mais desejáveis. Da mesma forma, os ditos "homens inferiores" deveriam se relacionar com "mulheres inferiores", não devendo estes ter sua descendência estimulada[295].

Já seu discípulo Aristóteles, por sua vez, defendia que crianças com mutilações fossem descartadas. Além disso, segundo o filósofo, deveria haver um maior controle da natalidade através de infanticídios e abortos, uma vez que tais medidas contribuiriam positivamente com a sociedade, beneficiando a constituição natural de seus membros[296].

De acordo com Ana Thereza Meirelles, práticas eugênicas são anteriores a descobertas ou construções científicas. Analisando a história da humanidade, é possível perceber que a espécie humana tende a praticar determinadas condutas seletivas, com base em critérios que variam de acordo com a necessidade e os valores da época, a fim de supostamente se aperfeiçoar. Nessa

---

294 MELO, Helena Pereira. O eugenismo e o direito. *In:* MELO, Helena Pereira. **Manual de Biodireito**. Coimbra: Almedina, 2008, p. 20-21.

295 PLATÃO. **A República**. Introdução, Tradução e notas de Maria Helena da Rocha Pereira. 9. ed. Lisboa: Fundação Calouste Gulbekian, 2001, p. 227.

296 ARISTÓTELES. **A Política**. Tradução de Roberto Leal Ferreira. 2.ed. 3. Reimp. São Paulo: Martins Fontes, 2002, p. 70-73.

seara, as práticas seletivas "estão alicerçadas em fundamentos e valores culturais expressos em ideologias e preferências"[297].

Conforme Fabiola Villela Cortés e Jorge Linares Salgado, a ideia eugênica fundamenta-se em três principais fatores: a) a concepção de que é possível aperfeiçoar a espécie humana; b) o pensamento de que existem seres humanos superiores e inferiores; e c) a ideia de que é possível alcançar a perfeição através do progresso[298].

Nota-se, então, que a eugenia apresenta uma relevante carga valorativa, presente há muito tempo na humanidade e que não necessariamente depende de pressupostos científicos para existir. Entretanto, o desenvolvimento da ciência contribui para o fortalecimento desse pensamento – a possibilidade de aperfeiçoar os seres humanos. Não é à toa que o desenvolvimento aprofundado das práticas seletivas ocorre no âmbito de pesquisas científicas realizadas por Charles Darwin e Francis Galton.

O termo "eugenia" é cunhado por Francis Galton e aparece pela primeira na obra "*Inquiries into Human Faculty and Its Development*", de 1883 – apesar de o cientista ter escrito sobre o assunto pela primeira em 1865, no livro "*Hereditary Character and Talent*"[299]. De acordo com Galton, a eugenia seria uma ciência voltada ao estudo dos fatores que poderiam aperfeiçoar atributos físicos e mentais dos

297 MEIRELLES, Ana Thereza. **Neoeugenia e reprodução humana artificial:** limites éticos e jurídicos. Salvador: Editora *Jus*PODIVM, 2014, p. 77.

298 CORTÉS, Fabiola Villela; SALGADO, Jorge Linares. Eugenesia. Um análisis histórico y una posible propuesta. **Acta Bioethica**, v. 17, 2011, p. 190.

299 SOTULLO, Daniel. Evolución y eugenesia. **Ludus Vitalis**, v. 14, n. 25, p. 25-42, 2006. Disponível em: http://www.ludus-vitalis.org/ojs/index.php/ludus/article/view/486/0 Acesso em: 12 jul. 2021, p. 26.

seres humanos, proporcionando uma melhoria da espécie[300].

O desenvolvimento do pensamento eugênico de Galton é fortemente influenciado pela obra "A Origem das Espécies", de Charles Darwin. Para Galton, a ideia darwiniana de seleção natural transcendia o contexto das espécies animais e se aplicava perfeitamente às sociedades humanas, de maneira que os mais fracos sempre iriam sucumbir perante os mais fortes e adaptados[301]. O evolucionismo, então, estabelece a base da eugenia, reforçando a importância da "hereditariedade na reprodução doméstica" e "a sobrevivência do mais apto na luta pela vida"[302].

Essa relação entre elementos biológicos da seleção natural e concepções sociais faz crescer, na segunda metade do século XIX, um pensamento denominado darwinismo social[303]. Trata-se de um movimento que leva o darwinismo biológico à esfera das ciências sociais, buscando relacionar a evolução das sociedades humanas através da ideia de que os mais capazes são aqueles que sobrevivem. Nesse contexto, a sociedade seria "um organismo onde se desenvolve uma luta constante pela sobrevivência"[304], na qual apenas aqueles indivíduos mais adaptados se consolidam.

300 GALTON, Francis. **Hereditary genius**. An inquiry into its laws and consequences. London: Macmillan and Co, 1892.

301 SOTULLO, Daniel. Evolución y eugenesia. **Ludus Vitalis**, v. 14, n. 25, p. 25-42, 2006. Disponível em: http://www.ludus-vitalis.org/ojs/index.php/ludus/article/view/486/0 Acesso em: 12 jul. 2021, p. 27.

302 STEPAN, Nancy Leys. **A hora da eugenia**. Raça, gênero e nação na América Latina. Tradução de Paulo Garchet. Rio de Janeiro: Fiocruz, 2005, p. 30.

303 PELAEZ, Raquel Álvarez. La eugenesia española ao largo del siglo XX. *In*: ROMEO CASABONA, Carlos Maria. **La eugenesia hoy**. Bilbao-Granada: Editorial Comares, 1999, p. 87.

304 MEIRELLES, Ana Thereza. **Neoeugenia e reprodução humana artificial:** limites éticos e jurídicos. Salvador: Editora *Jus*PODIVM, 2014, p. 81.

Os pressupostos eugênicos fundamentam-se na importância do fator hereditário como elementos de transmissão de atributos mentais e morais dos indivíduos. Dessa forma, a seleção natural, para além da seara biológica, poderia ser utilizada como um instrumento de melhoria para a espécie, caso fosse aplicada no controle reprodutivo[305]. Pela lógica de Galton, questões como o alcoolismo, a prostituição ou doenças teriam viés exclusivamente hereditários, de maneira que deveriam ser objeto de políticas sanitárias de controle[306].

Os impactos do pensamento eugenista foram ganhando força com o passar do tempo, ocasionando o surgimento de movimentos eugênicos e até mesmo a criação de legislações seletivas e discriminatórias ao redor do mundo[307]. As consequências de uma ideologia baseada na superioridade de alguns indivíduos e na inferioridade de outros são perigosas e representaram momentos obscuros da humanidade. A busca por uma "boa linhagem" ocasionou o sofrimento de muitas pessoas, subjugadas por leis que impuseram esterilizações, internamentos, restrições matrimoniais e migratórias[308].

305 GALTON, Francis. **Hereditary genius**. An inquiry into its laws and consequences. London: Macmillan and Co, 1892.
306 CORTÉS, Fabiola Villela; SALGADO, Jorge Linares. Eugenesia. Um análisis histórico y una posible propuesta. **Acta Bioethica**, v. 17, 2011, p. 191.
307 MEIRELLES, Ana Thereza. **Neoeugenia e reprodução humana artificial:** limites éticos e jurídicos. Salvador: Editora *Jus*PODIVM, 2014, p. 82.
308 ROMEO CASABONA, Carlos Maria. Las prácticas eugenésicas: nuevas perspectivas. *In*: ROMEO CASABONA, Carlos Maria. *La eugenesia hoy* Bilbao-Granada Editorial Comares, 1999, p. 7.

3.5.2 Neoeugenia e a prática de edição genética

Os desenvolvimentos em biotecnologia, bem como os constantes avanços em genética, trouxeram à tona novamente, conforme abordado anteriormente, a possibilidade de práticas eugênicas ocorrerem. Entretanto, essa eugenia não mais reflete totalmente o conceito desenvolvido por Francis Galton entre os séculos XIX e XX. Trata-se, em verdade, de uma nova eugenia, pautada em motivações liberais e cujas preferências e preterições são exercidas em consonância com as novas tecnologias.

Conforme explica Carlos Maria Romeo Casabona, o termo "neoeugenia" se refere às escolhas seletivas reprodutivas baseadas em critérios constituídos através das informações e recursos disponibilizados pelos avanços da medicina e da biotecnologia[309]. Ainda, essas práticas neoeugênicas se diferenciam de acordo com a natureza das características desejadas, podendo ser classificadas em dois tipos: a eugenia positiva e eugenia negativa[310].

A eugenia positiva consiste no exercício de condutas ativas direcionadas à manutenção e transmissão de determinadas características genéticas. É a busca pelo que deve permanecer. A ação de garantir a transmissão dos atributos julgados mais desejáveis. Nesse contexto, a prática eugênica pode ocorrer

309 ROMEO CASABONA, Carlos Maria. Las prácticas eugenésicas: nuevas perspectivas. *In*: ROMEO CASABONA, Carlos Maria. *La eugenesia hoy* Bilbao-Granada Editorial Comares, 1999, p. 7.

310 MEIRELLES, Ana Thereza; TRAJANO, Tagore. A informação genética diagnóstica em procriação sob o argumento do direito à saúde e a preservação da naturalidade do patrimônio genético em face do pressuposto da alteridade. **Revista Jurídica Luso-Brasileira**, v. 2018, p. 101-128, 2018. Disponível em: https://www.cidp.pt/revistas/rjlb/2018/4/2018_04_0101_0128.pdf Acesso em: 12 jul. 2021, p. 109.

através da escolha de gametas ou embriões de indivíduos com atributos específicos e do fomento da união matrimonial de sujeitos com as características físicas e intelectuais que se quer perpetuar. Sendo assim, a eugenia positiva tem por objetivo conservar "melhores" elementos e prevenir a continuidade de elementos "inadequados"[311]. Juan-Ramon Lacadena considera também como eugenia positiva a transferência de genes que ocorre por meio da terapia genética, somática ou germinal, bem como a constituição de mosaicos genéticos voltados à transplantação[312].

Para Daniel Sotullo[313], medidas de incentivo à procriação, seja de natureza econômica ou vantagens sociais, podem ser entendidas como exemplos da prática de eugenia positiva. Também se caracterizariam como tal, segundo o autor, condutas como a seleção germinal em bancos de sêmen, a clonagem e partenogênese, o que levaria ao nascimento de seres exclusivamente do sexo feminino, uma vez que haveria o estímulo do desenvolvimento embrionário de um óvulo sem que houvesse sua fecundação.

Vale ressaltar, de acordo com Ana Thereza Meirelles, que a seleção germinal em bancos de sêmen, por não estar submetida a parâmetros de escolha do doador, acaba ocorrendo baseada apenas na vontade de quem desenvolve o projeto parental ou do médico, "conforme seus critérios de

311 CORTÉS, Fabiola Villela; SALGADO, Jorge Linares. Eugenesia. Um análisis histórico y una posible propuesta. **Acta Bioethica**, v. 17, 2011, p. 190-191.

312 LACADENA, Juan-Ramon. **Genética y Sociedad**. Madrid, 2011. Disponível em: https://www.ranf.com/wp-content/uploads/academicos/ina/2011.pdf Acesso em: 13 jul. 2021, p. 17.

313 SOTULLO, Daniel. El concepto de eugenesia y su evolución. *In:* ROMEO CASABONA, Carlos Maria. **La eugenesia hoy**. Bilbao-Granada: Editorial Comares, 1999, p. 42.

conveniência"[314]. Já a clonagem reprodutiva, cujo objetivo é a repetição genética de um ser humano, pode ser entendida como eugenia positiva na medida em que "tais repetições podem ser conduzidas por ideologias que escondam conteúdos racistas, estéticos, segregacionistas e demandas subjetivas variadas"[315].

Já a eugenia negativa é caraterizada pela "pretensão de evitar a prevalência e a transmissão de características não desejadas ou não pretendidas por quem executa a escolha"[316]. É uma conduta negativa no sentido de que se busca a não perpetuação de certos atributos genéticos. Diferentemente da eugenia positiva, que pretende proporcionar a predominância desses atributos, a eugenia negativa objetiva impedir a transmissão de determinadas condições físicas ou intelectuais não desejáveis.

Nesse contexto, a eugenia negativa é marcada por uma limitação dos direitos reprodutivos individuais em razão da proteção da saúde genética das futuras gerações. Para tanto, age-se para eliminar características indesejáveis por meio de medidas como "*segregación sexual y racial, restricciones de inmigración (principalmente en EE.UU., México, Brasil, Alemania), prohibición legal de*

314 MEIRELLES, Ana Thereza. **Neoeugenia e reprodução humana artificial:** limites éticos e jurídicos. Salvador: Editora *Jus*PODIVM, 2014, p. 85.

315 MEIRELLES, Ana Thereza. **Neoeugenia e reprodução humana artificial:** limites éticos e jurídicos. Salvador: Editora *Jus*PODIVM, 2014, p. 85.

316 MEIRELLES, Ana Thereza; TRAJANO, Tagore. A informação genética diagnóstica em procriação sob o argumento do direito à saúde e a preservação da naturalidade do patrimônio genético em face do pressuposto da alteridade. **Revista Jurídica Luso-Brasileira**, v. 2018, p. 101-128, 2018. Disponível em: https://www.cidp.pt/revistas/rjlb/2018/4/2018_04_0101_0128.pdf Acesso em: 12 jul. 2021, p. 110.

matrimonios 'interraciales' y esterilización involuntaria"[317].

A proibição matrimonial, a utilização de contraceptivos para controle de natalidade, a esterilização voluntária ou forçada, o infanticídio e o aconselhamento genético e diagnóstico seguido de aborto terapêutico são algumas das condutas apontadas por Daniel Sotullo como exemplo de eugenia negativa[318]. Em todos esses casos têm-se procedimentos voltados ao impedimento de transferência genética de certos caracteres. Nesta senda, é possível perceber como as práticas eugênicas negativas estão voltadas à rejeição de elementos ou traços genéticos não desejados, que devem ser impedidos de se manifestar na descendência.

Estabelecendo objetivamente a diferença entre eugenia positiva e negativa, Fermin Schramm aduz que a eugenia negativa se relaciona com a prevenção e tratamento de doenças, impedindo sua perpetuação; enquanto a eugenia positiva tem o escopo de aperfeiçoar características humanas como desempenho físico, artístico ou intelectual[319].

Essas práticas seletivas, que, seja a partir de um viés positivo ou negativo, estão voltadas ao melhoramento da espécie humana, deixam de se alinhar com a perspectiva galtoniana e passam a refletir uma nova lógica social. É nesse contexto que, de acordo com Habermas, essas práticas de consolidação de

317 CORTÉS, Fabiola Villela; SALGADO, Jorge Linares. Eugenesia. Um análisis histórico y una posible propuesta. **Acta Bioethica**, v. 17, 2011, p. 190-191.

318 SOTULLO, Daniel. El concepto de eugenesia y su evolución. *In:* ROMEO CASABONA, Carlos Maria. **La eugenesia hoy**. Bilbao-Granada: Editorial Comares, 1999, p. 41.

319 SCHRAMM, Fermin Roland. Eugenia, Eugenética e o Espectro do Eugenismo: Considerações Atuais sobre Biotecnociencia e Bioética. **Revista Bioética**, v. 5, n. 2, 1997. Disponível em: https://revistabioetica.cfm.org.br/index.php/revista_bioetica/article/view/384/484 Acesso em: 13 jul. 2021.

preferências e preterições passam a revelar vontades individuais que coadunam com as novas demandas mercadológicas[320].

Dessa forma, o que diferencia a neoeugenia da eugenia clássica é a importância da manifestação da vontade. As escolhas não são mais impostas, mas resultam da concordância e da autonomia daqueles que titularizam projetos parentais[321]. Além disso, a nova eugenia traz consigo uma preocupação maior com a saúde das futuras gerações, de maneira que a aplicação de métodos científicos a fim de proporcionar o nascimento de indivíduos plenamente saudáveis pode ser considerada uma ação eugênica[322].

Se a neoeugenia é possibilitada em razão dos avanços biotecnológicos, a edição genética pode ser enxergada como um elemento facilitador de práticas seletivas. Essa perspectiva é maximizada quando se verifica o vasto leque de aplicações da técnica. Pode-se editar genes com fins terapêuticos, em células somáticas ou germinativas, bem como pode-se valer dessa tecnologia para implementar "melhorias" no genoma humano. Nesse contexto, essa eugenia liberal poderia ser praticada até mesmo para além dos projetos parentais. Não

320 HABERMAS, Jürgen. **O futuro da natureza humana: a caminho de uma eugenia liberal?** São Paulo: Martins Fontes, 2004.

321 MEIRELLES, Ana Thereza; TRAJANO, Tagore. A informação genética diagnóstica em procriação sob o argumento do direito à saúde e a preservação da naturalidade do patrimônio genético em face do pressuposto da alteridade. **Revista Jurídica Luso-Brasileira**, v. 2018, p. 101-128, 2018. Disponível em: https://www.cidp.pt/revistas/rjlb/2018/4/2018_04_0101_0128.pdf Acesso em: 12 jul. 2021, p. 111.

322 MAI, Lillian Denise; ANGERAMI, Emília Luigia. Eugenia negativa e positiva: significados e contradições. **Revista Latino-americana de Enfermagem**, v. 14, n. 2, mar./abr. 2006. Disponível em: https://www.revistas.usp.br/rlae/article/view/2289/2418 Acesso em: 13 jul. 2021, p. 2-3.

é à toa que Lacadena defende a implementação de critérios bioéticos que restrinjam, pelo menos a priori, a edição genética ao âmbito terapêutico em patologias específicas – deixando clara sua preocupação com possíveis práticas eugênicas[323].

Assim como as análises genéticas pré-conceptivas, pré-implantacional e pré-natal representam avanços científicos que demandam reflexões sobre a incidência de práticas eugênicas[324], as técnicas de edição genética também exigem atenção quanto aos riscos de selecionar e inserir características em seres que ainda sequer nasceram[325].

O que se tem são formulações hipotéticas, mas plausíveis, acerca do potencial eugênico da edição genética. A história mostra que práticas seletivas transitam de maneira perigosa entre o que é moralmente aceitável e o que não é. Nesse contexto, para que se possa desenvolver a edição genética com segurança, técnica e moral, é preciso estabelecer bases éticas concretas e finalidades específicas a serem atingidas. Seguir o caminho do melhoramento genético e da neoeugenia sem conhecer devidamente suas nuances pode levar a situações desastrosas[326].

---

323 LACADENA, Juan Ramon. Edición genómica: ciencia y ética. **Revista Iberoamericana de Bioética**, n. 3, p. 1-16, 2017. Disponível em: https://doi.org/10.14422/rib.i03.y2017.004 Acesso em: 28 jun. 2021, p. 9.

324 ROMEO CASABONA, Carlos Maria. La genética y la biotecnologia en las fronteras del derecho. **Acta Bioethics**, v. 8, n. 2, p. 283-297, 2002. Disponível em: http://dx.doi.org/10.4067/S1726-569X2002000200009 Acesso em: 13 jul. 2021, p. 288.

325 *Idem.* La Ley de Investigácion Biomédica: pros y contras. **Bioética & debat: Tribuna abierta del Institut Borja de Bioètica**, n. 50, p. 22-28, 2007. Disponível em: https://www.raco.cat/index.php/BioeticaDebat_es/article/view/259484/346704 Acesso em: 13 jul. 2021, p. 108.

326 FRIEDMANN, Theodore. Genetic therapies, human genetic enhancement, and… eugenics? **Gene Therapy**, 26, p. 351-353, 2019. Disponível em: https://doi.org/10.1038/s41434-019-0088-1 Acesso em: 14 jul. 2021.

Apesar das dúvidas e dos receios, a relação entre edição genética e neoeugenia não necessariamente significa algo ruim. Não se deve fazer um juízo imediato e absoluto no sentido de condenar todas as práticas seletivas. Aplicações biotecnológicas, por si sós, não são boas ou ruins. A justificativa moral da conduta humana que conduz essas aplicações – como a edição genética – é o que determina o seu valor e sua eticidade.

Jürgen Habermas defende que se deve separar a eugenia negativa, que seria justificada pelo seu viés terapêutico, da eugenia positiva, que careceria de fundamento, uma vez que tem por finalidade o aperfeiçoamento. Nesse sentido, segundo Habermas, haveria um fundamento ético-jurídico aceitável quando se pratica eugenia para lidar com doenças hereditárias graves que agonizam o paciente. Essa justificativa moral poderia ser estendida, com o tempo, à aplicação de técnicas como a edição genética, em células somáticas e germinativas, desde que utilizadas como uma forma de prevenção de doenças hereditárias[327].

De acordo com o filósofo frankfurtiano, é difícil estabelecer, dentro dessa nova lógica biotecnológica, o que é uma prática eugênica voltada ao aperfeiçoamento do patrimônio hereditário e o que é uma conduta preventiva voltada a evitar que crianças nasçam com sérios problemas genéticos de saúde[328].

Percebe-se, como aponta Ana Thereza Meirelles, que a neoeugenia se insere como uma questão médica no âmbito da relação

327 HABERMAS, Jürgen. **O futuro da natureza humana:** a caminho de uma eugenia liberal? São Paulo: Martins Fontes, 2004, p. 26.

328 HABERMAS, Jürgen. **O futuro da natureza humana:** a caminho de uma eugenia liberal? São Paulo: Martins Fontes, 2004, p. 30.

médico-paciente, o que levaria a crer que se trata de um assunto exclusivamente individual. Porém, como destaca a autora, essa individualidade é inexistente, uma vez que "além dos interessados, engloba as gerações futuras e, consequentemente, a integridade e a diversidade do patrimônio genético da humanidade"[329].

Portanto, observa-se que a eticidade da relação entre edição genética e neoeugenia depende da finalidade empregada na aplicação da técnica. Nesse contexto, é possível realizar práticas seletivas moralmente justificáveis quando se busca protocolos terapêuticos para patologias graves. Por outro lado, essas práticas se tornam controvertidas quando o fim perseguido é o melhoramento genético da espécie com base em pressupostos mercadológicos.

Diante da discussão realizada, pode-se perceber que um dos mais recorrentes problemas emergentes relacionados à edição genética diz respeito à reprodução humana. Seja como um instrumento facilitador da reprodução, seja como uma ferramenta de implementação de práticas seletivas, a edição de genes deve ser analisada no contexto da reprodução humana e do acesso às células germinativas, considerando que, nessa seara, trabalha-se, justamente, com a intervenção no genoma de indivíduos ainda não nascidos. Passa-se, então, a ter uma perspectiva mais ampla sobre a complexidade envolvida nas novas práticas eugênicas – assunto abordado a seguir.

329 MEIRELLES, Ana Thereza. **Neoeugenia e reprodução humana artificial:** limites éticos e jurídicos. Salvador: Editora *Jus*PODIVM, 2014, p. 106.

3.6 REPRODUÇÃO HUMANA ASSISTIDA E ACESSO ÀS CÉLULAS GERMINATIVAS

No final de 2018, um cientista chinês chamado He Jiankui fez um anúncio que causaria grande debate na comunidade científica mundial: ele havia criado os primeiros bebês editados geneticamente do mundo[330]. Valendo do CRISPR-Cas9, Jiankui afirmou ter modificado os embriões a fim de inserir uma modificação que os tornasse resistentes ao vírus HIV – responsável pela AIDS.

O implante desses embriões resultou no nascimento de duas gêmeas, que seriam os primeiros seres humanos modificados geneticamente da história. A pesquisa do cientista chinês consistiu na desabilitação do gene CCR5, responsável pelo acesso do vírus às células, a fim de que os indivíduos gerados não pudessem contrair a doença, tampouco herdá-la de seus genitores[331].

A edição dos genes, segundo He Jiankui, ocorreu durante o processo de fertilização *in vitro*, quando os embriões gerados tinham entre 3 a 5 dias de vida. Ainda de acordo com o cientista, uma gêmea nasceu com duas cópias do gene modificado, enquanto a outra apresentou apenas uma cópia. Nenhuma evidência de dano a outros genes teria sido verificada durante a experiência[332].

330 CIENTISTA chinês alega ter criado primeiros bebês geneticamente editado. **G1 Ciência e Saúde**, 2018. Disponível em: https://g1.globo.com/ciencia-e-saude/noticia/2018/11/26/cientista-chines-alega-ter-criado-primeiros-bebes-geneticamente-editados.ghtml Acesso em: 20 de abr. de 2020.

331 REIS, Émilien Vilas Boas; OLIVEIRA, Bruno Torquato. CRISPR-CAS9, biossegurança e bioética: uma análise jusfilosófica-ambiental da engenharia genética. **Veredas do Direito**, v. 16, n. 34, p. 123-152, 2020. Disponível em: http://revista.domhelder.edu.br/index.php/veredas/article/view/1490 Acesso em: 06 jul. 2021, p. 136.

332 MARCHIONE, Marilynn. Chinese researcher claims first gene-

A controvertida e duvidosa experiência foi veementemente condenada pela comunidade científica[333]. Nesse sentido, Marc Güell[334] apresenta algumas das principais críticas realizadas ao suposto trabalho de He Jiankui. Inicialmente, destaca que há um consenso entre os cientistas de que terapias gênicas experimentais devem se restringir a doenças graves, nas quais os benefícios superam os riscos. No caso das gêmeas chinesas, porém, as crianças seriam completamente saudáveis, razão pela qual não havia justificativa para a edição. Além disso, os efeitos das modificações genéticas são desconhecidos. Por fim, a experiência seria uma violação à autorregulação da comunidade científica acerca da não edição de células germinativas. Vale dizer que há dúvida quanto à veracidade do caso relatado por He Jiakuin, uma vez que o suposto experimento não foi publicado em um periódico científico de respaldo.

Não obstante as controvérsias envolvidas no caso das bebês chinesas editadas, trata-se de uma situação que chama à reflexão. Afinal, a era das pessoas geneticamente modificadas estaria se iniciando? O quão próximo a biotecnologia estaria de realizar edição genética de maneira eficaz e viável? Quais

edited babies. **Associated Press**. 26 nov. 2018. Disponível em: https://apnews.com/article/ap-top-news-international-news-ca-state-wire-genetic-frontiers-health-4997bb7aa36c45449b488e19ac83e86d . Acesso em: 14 jul. 2021.

333 BERIAN, Iñigo de Miguel. ¿Modificar o no modificar el genoma de nuestra descendencia? Algunos comentarios a raíz de la Declaración del Comité de Bioética de España sobre la edición genómica en humanos. **Revista de Bioética y Derecho**, n. 47, p.55-75, 2019. Disponível em: https://revistes.ub.edu/index.php/RBD/article/view/29200 Acesso em: 08 jul. 2021.

334 GÜELL, Marc. Gene editing in translational research. **Revista de Bioética y Derecho**, n. 47, p. 5-15, 2019. Disponível em: https://scielo.isciii.es/pdf/bioetica/n47/1886-5887-bioetica-47-00005.pdf Acesso em: 14 jul. 2021, p. 11.

as implicações dessa nova realidade que ascende? Essas são algumas das perguntas que devem ser enfrentadas a fim de buscar a necessária fundamentação bioética-jurídica da conduta.

3.6.1 Edição genética em células germinativas e Reprodução Humana Assistida

Dentre as reflexões que podem ser extraídas do caso das gêmeas editadas geneticamente, a questão da edição genética em células germinativas mostra-se como um problema preliminar a ser enfrentando, caso se pretenda pensar no uso das técnicas de edição como protocolos terapêuticos. Nesse contexto, o acesso às células germinativas humanas por meio de novas tecnologias genéticas passa a incidir com grande impacto no âmbito da reprodução.

As novas formas de lidar com o processo reprodutivo humano evidenciam novas responsabilidades àqueles envolvidos em projetos parentais. Como aponta Florencia Luna, essa responsabilidade em matéria reprodutiva se transformou drasticamente desde a inserção das pílulas anticonceptivas. No passado, a procriação se relacionava com a ideia de acaso. Era um acontecimento natural, muitas vezes associado à vontade divina, a qual as pessoas apenas acatavam. Porém, com os avanços biotecnológicos, reproduzir torna-se uma opção individual. A possibilidade de tomada de decisão, por sua vez, faz surgir a responsabilidade[335].

No contexto reprodutivo, a utilização da edição genética em

335 LUNA, Florencia. Edición genética y responsabilidad. **Revista Bioética y Derecho**, n. 47, p. 43-54, dez. 2019. Disponível em: https://revistes.ub.edu/index.php/RBD/article/view/28604 Acesso em: 19 jul. 2021, p. 49.

células germinativas reflete escolhas daqueles que desenvolvem o projeto parental. Ocorre que tais escolhas vão intervir na essência de um indivíduo que ainda não nasceu. Em outras palavras, a natureza do patrimônio genético de gerações futuras passa a ser condicionada aos interesses de terceiros que as precedem. Há de se pensar que os autores do projeto parental, além de exercerem livremente a própria autonomia, podem substituir, ou ao menos mitigar, a autonomia de sua prole, escolhendo subjetivamente o que seria mais desejável para aquele ser que irá nascer. É dessa forma que a tomada de decisão gera a responsabilidade.

Quando há uma proposição de análise do interesse de uma descendência genética, passa a existir uma dificuldade relativa à interpretação do que seria o melhor interesse. Um dos obstáculos dessa análise consiste na diferença lógica que há entre autonomia familiar e autonomia reprodutiva. Na seara da autonomia familiar, a tomada de decisão gira em torno da proteção de indivíduos, crianças, já nascidas. Logo, deve-se pensar em como agir beneficamente com essas crianças, inseridas em contextos biológico, social, cultural, familiar específicos. Porém, quando se fala em autonomia reprodutiva, ainda não há um indivíduo nascido. Sendo assim, debata-se o interesse de alguém que virá a nascer por meio de um projeto parental[336].

A problemática da autonomia, ou da sua ausência, representa um dos obstáculos éticos da edição genética em

336 COHEN, Glenn. Regulating reproduction: the problem with the best interests. **Minnesota Law Review**, Minnesota, v. 96, n. 8, p. 423-519, 2011. Disponível em: http://www.minnesotalawreview.org/wp-content/uploads/2012/02/CohenA_MLR.pdf Acesso em: 18 mar. 2021, p. 437.

células germinativas, no âmbito da reprodução humana. Como desdobramento desse problema, pode-se observar a preocupação habermasiana sobre a autocompreensão do ser modificado. De acordo com Habermas, as decisões tomadas no âmbito do projeto parental podem gerar uma relação entre ascendentes e descendentes equivalente ao criador e criatura. Em outras palavras, a vontade dos autores do projeto parental, expressadas na prole, pode ocasionar, no indivíduo nascido, o sentimento de objetificação – alguém que nasceu para cumprir as expectativas e desejos dos pais. Por essa razão, apenas intervenções genéticas para evitar doenças graves seriam moralmente aceitáveis[337].

Entretanto, para autores como Julian Savulescu e Guy Kahane, há uma obrigação moral de proporcionar aos indivíduos vindouros as melhores condições genéticas possíveis para que se tenha uma vida com bem-estar. Nesse sentido, argumentam sobre a aplicabilidade do denominado princípio da *Procreative Beneficence* – ou Beneficência Procriativa, em tradução livre. Com base nessa ótica, embora não se almeje conceber uma criança perfeita, o projeto parental deve buscar basear-se em escolhas que garantam características consideradas pelos autores do projeto como as mais adequadas para se ter uma vida melhor[338]. Sendo assim, com base no princípio da Beneficência Procriativa, seria possível justificar a edição de células germinativas na obrigação

337 HABERMAS, Jürgen. **O futuro da natureza humana:** a caminho de uma eugenia liberal? São Paulo: Martins Fontes, 2004, p. 61-62.
338 SAVULESCU, Julian; KAHANE, Guy. The moral obligation to create children with the best chance of the best life. **Bioethics**, vol. 23, n. 5, p. 274-290, 2009. Disponível em: https://onlinelibrary.wiley.com/doi/abs/10.1111/j.1467-8519.2008.00687.x Acesso em: 17 mar. 2021, p. 275-276.

moral de fornecer ao indivíduo vindouro uma vida melhor.

De acordo com Savulescu, cabe à geração atual agir com o intuito de se melhorar e melhorar seus descendentes, proporcionando uma existência aperfeiçoada, seja no sentido qualitativo ou quantitativo. Conforme o autor, a vida boa pode ser atingida através da utilização da biotecnologia, que, além de estender a duração e aumentar a qualidade da existência humana, permitiria interferir, até mesmo, em características comportamentais como o transtorno de personalidade antissocial, o alcoolismo, a ansiedade ou o comportamento criminal[339].

Independentemente das motivações que levem à edição genética durante a execução de um projeto parental, a discussão sobre a responsabilidade dos progenitores ganha força e se faz cada vez mais necessária. Florencia Luna destaca que, uma vez que os autores de um projeto parental possam escolher características de um filho, mas não o façam, ou o façam de maneira equivocada, esses mesmo filhos poderão questionar "*las acciones y omisiones de sus padres a la hora de concebirlos*". Com isso, o entendimento atual sobre a responsabilidade se tornará mais complexo, considerando que a reprodução natural e afetiva poderá ser interpretada como uma conduta negligente[340].

A reprodução humana consiste em um dos aspectos

339 SAVULESCU, Julian; KAHANE, Guy. The moral obligation to create children with the best chance of the best life. **Bioethics**, vol. 23, n. 5, p. 274-290, 2009. Disponível em: https://onlinelibrary.wiley.com/doi/abs/10.1111/j.1467-8519.2008.00687.x Acesso em: 17 mar. 2021, p. 275-276.

340 LUNA, Florencia. Edición genética y responsabilidad. **Revista Bioética y Derecho**, n. 47, p. 43-54, dez. 2019. Disponível em: https://revistes.ub.edu/index.php/RBD/article/view/28604 Acesso em: 19 jul. 2021, p. 49.

mais fundamentais da existência. A execução de projetos parentais reflete desejos e emoções, sendo fundamentado por aspectos subjetivos muito íntimos. Uma vez que não existe a obrigatoriedade de se ter filhos, aqueles que planejam se reproduzir o fazem por motivos que consideram importantes e que encontram na esfera do livre exercício da autonomia. Nesse sentido, inclusive, Vega, Vega e Martinez afirmam que não existe um direito a ter filhos, pois isso representaria a instrumentalização de uma pessoa. Porém, o que existe é o direito a "actos naturales que conducen a la procreación"[341].

Com a expansão das alternativas tecnológicas, incluindo o possível uso de edição genética, é razoável pensar que novas ferramentas capazes de auxiliar nesse processo de reprodução sejam utilizadas nos projetos parentais. Por essa razão, é imprescindível a incidência de normas capazes de regular condutas e garantir a preservação de bens jurídicos fundamentais envolvidos nos planos reprodutivos. Consequentemente, a ampliação biotecnológica, que abre margem para novos problemas bioéticos, demanda maior adequabilidade jurídica, sem que isso implique, por sua vez, insegurança.

Por ora, a utilização de edição genética em células germinativas humanas, e da própria engenharia genética de maneira geral, é abordada de forma restritiva, conforme se verifica em países como o Canadá, França, Alemanha e Austrália[342]. No

341 VEGA J.; VEGA M.; MARTINEZ Baza P. El hijo en la procreación artificial. Implicaciones éticas y medicolegales. **Cuadernos de Bioética**, 1995, p. 65.

342 CYRANOSKI, David. What's next for CRISPR babies. **Nature**, vol. 566, p. 440-442, 2019. Disponível em: https://media.nature.com/original/magazine-assets/d41586-019-00673-1/d41586-019-00673-1.pdf Acesso em: 07 mar. 2021.

Brasil, essa restrição também é observada, já que o artigo 25 da Lei 11.105/2005, Lei de Biossegurança, criminaliza a prática de qualquer ato de engenharia genética germinativa, seja em células germinais humanas, zigotos ou embriões humanos[343]. Considerando a edição genética como uma espécie de engenharia genética, esse tipo de restrição impacta diretamente no uso da técnica.

Nesse sentido, assim como ocorre com a clonagem, a Lei de Biossegurança mostra-se excessivamente limitadora, em razão da sua pobreza conceitual. A insuficiência normativa da referida legislação traz dificuldades à regulação não apenas da edição genética, mas de práticas relacionadas ao desenvolvimento da genética de maneira geral, inclusive no que tange à reprodução humana.

Por essa razão, temas relativos à Reprodução Humana Assistida no Brasil são regulamentados por normas deontológicas voltadas aos profissionais da área médica. Nesse sentido, a norma mais atual, até o presente momento, é a Resolução 2.294/2021 do Conselho Federal de Medicina. As temáticas abordadas na referida Resolução, embora direcionadas à Reprodução Assistida, trazem à tona dilemas bioética e jurídicos que se interseccionam com questões relacionadas à edição genética.

Por essa razão, e também considerando que a própria aplicação da edição genética pode compor os processos de reprodução, passa-se a analisar alguns dos principais pontos de interseção das duas temáticas.

343 BRASIL. **Lei 11.105 de 24 de março de 2005**. Regulamenta os incisos II, IV e V do § 1º do art. 225 da Constituição Federal, estabelece normas de segurança e mecanismos de fiscalização de atividades que envolvam organismos geneticamente modificados [...]. Disponível em: http://www.planalto.gov.br/ccivil_03/_ato2004-2006/2005/lei/l11105.htm Acesso em: 18 fev. 2021.

3.6.2 Considerações pertinentes sobre a Resolução CFM 2.294/2021

Reprodução Humana Assistida pode ser compreendida como "o conjunto de técnicas que favorecem a fecundação humana, a partir da manipulação de gametas e embriões, objetivando principalmente combater a infertilidade e propiciando o nascimento de uma nova vida humana"[344]. Dentre essas técnicas, destaca-se a Transferência de Gametas para dentro da Trompa – GIFT, a Transferência do Zigoto para dentro da Trompa – ZIFT, a Injeção Intracitoplasmática de Espermatozoide – ICSI e, por fim, uma das técnicas mais utilizadas: a Fertilização *in vitro* – FIV[345].

Muitas são as questões relacionadas com a Reprodução Humana Assistida, a exemplo da doação compartilhada de oócitos, descartes de embriões, cessão temporária de útero, reprodução assistida *post mortem*, dentre outros. Porém, a discussão desses relevantes problemas de natureza bioética-jurídica não constitui o principal escopo do presente trabalho. Em verdade, propõe-se abordar a Reprodução Humana Assistida especialmente no que tange ao seu panorama legislativo no ordenamento jurídico brasileiro e sua relação com a aplicação da edição genética.

Nesse sentido, embora os novos instrumentos biotecnológicos representem meios alternativos de reprodução, o que amplia o

---

344 RIBEIRO, Gustavo Pereira Leite. Breve comentário sobre aspectos destacados da reprodução humana assistida. *In*: SÁ, Maria de Fátima Freire de (Coord.) **Biodireito**. Belo Horizonte: Del Rey, 2002, p. 286.

345 SÁ, Maria de Fátima Freire; NAVES, Bruno Torquato de Oliveira. **Bioética e Biodireito**. 5.ed. Indaiatuba-SP: Editora Foco, 2021, p. 102.

direito à procriação, a regulamentação jurídica do tema ainda se apoia, majoritariamente, na doutrina, em legislações esparsas e nas resoluções do Conselho Federal de Medicina. Ocorre que tais resoluções, normas deontológicos direcionadas ao exercício da profissão médica, não podem gerar inovações jurídicas e servem como um "parâmetro interpretativo do Direito"[346].

Considerando a importância das implicações decorrentes da aplicação dos conhecimentos em genética na vida humana, mais uma vez, destaca-se a carência legislativa sobre o assunto. Nessa senda, a já mencionada Lei de Biossegurança representa um dos poucos dispositivos que trata sobre alguns pontos relacionados à reprodução e à genética. Porém, o mesmo dispositivo versa também sobre organismos geneticamente modificados e pesquisas com células-tronco embrionárias, o que, de acordo com Naves e Sá, "já é de se causar espanto, em razão da mistura de temas tão distintos"[347].

Como abordado no capítulo 2 deste trabalho, a Genética é uma área vasta, caracterizada por conceitos que, embora comumente utilizados como sinônimos ou elementos semelhantes, se diferenciam substancialmente uns dos outros. Por essa razão, qualquer dispositivo legal que pretenda regulamentar temas de Genética deve atentar para a adequada distinção conceitual dos elementos que regulamenta. Essa diferenciação é fundamental

346 NAVES, Bruno Torquato de Oliveira; SÁ, Maria de Fátima Freire. Panorama bioético e jurídico da reprodução humana assistida no Brasil. **Revista Bioética y Derecho**, n. 34, jul. 2015. Disponível em: https://revistes.ub.edu/index.php/RBD/article/view/12067 Acesso em: 20 jul. 2021, p. 67.

347 NAVES, Bruno Torquato de Oliveira; SÁ, Maria de Fátima Freire. Panorama bioético e jurídico da reprodução humana assistida no Brasil. **Revista Bioética y Derecho**, n. 34, jul. 2015. Disponível em: https://revistes.ub.edu/index.php/RBD/article/view/12067 Acesso em: 20 jul. 2021, p. 67.

para evitar contradições e incongruências no texto legal, capazes de inviabilizar a tutela jurídica que se buscaria com aquela lei.

No caso da Lei de Biossegurança, sua insuficiência substancial representa um problema tanto para o desenvolvimento da Reprodução Humana Assistida, quanto para a aplicação da edição genética. Embora o artigo 5° da Lei autorize a extração de células-tronco embrionárias de embriões humanas obtidos por fertilização *in vitro* não utilizados no procedimento, inexiste, no texto legal, qualquer regulamentação acerca da reprodução assistida em si.

Dessa insuficiência e contradição legislativa decorre a importância das resoluções do Conselho Federal de Medicina, que acabam se tornando a principal referência normativa sobre o assunto. Atualmente, a utilização das técnicas de reprodução assistida fica a cargo da Resolução do Conselho Federal de Medicina nº 2.294/2021, publicada em 15 de junho de 2021 e que revogou a normativa anterior da Resolução CFM nº 2.168/17.

Nesse diapasão, as normas deontológicas do Conselho Federal de Medicina têm se mostrado ferramentas para o tratamento de temáticas envolvendo genética, harmonizando elementos da tutela de direitos fundamentais oriundos da Constituição Federal, bem como pressupostos dos direitos da personalidade decorrentes do Código Civil.

Na esfera do desenvolvimento do projeto parental através das técnicas de Reprodução Humana Assistida, é possível identificar pontos de interseção com problemas também verificados nas possíveis aplicações da edição genético. É o caso, por exemplo, do diagnóstico genético pré-implantacional de embriões, abordado no Item VI da Resolução CFM nº 2.294/2021.

Segundo o dispositivo deontológico, é permitido valer-se das técnicas de reprodução assistida a fim de selecionar embriões submetidos a diagnóstico de alterações genéticas potencialmente patológicas, sendo autorizado o descarte ou doação para pesquisa desses embriões, desde que haja documentação específica registrando a decisão livre e esclarecida do paciente. Vale dizer que, no laudo de avaliação genética, o sexo do embrião só pode ser informado caso tenha relação alguma doença[348].

De acordo com a regulamentação vigente, a autonomia dos autores do projeto parental permite a execução de práticas seletivas, justificadas em aspectos terapêuticos. Em outras palavras, os progenitores podem escolher qual embrião poderá ser implantado, desde que os embriões rejeitados apresentem características genéticas que ocasionem doenças. Embora não se intervenha diretamente nos genes desses embriões, o indivíduo gerado pode ser fruto de escolhas genéticas.

Na prática, os pais podem escolher ter um bebê "saudável", preterindo outros embriões "não-saudáveis", que serão ou imediatamente descartados ou descartados após utilização em pesquisas. A Resolução CFM nº 2.294/2021 nada fala em intervenções diretas no genoma dos embriões, através de edição genética, por exemplo. Porém, diante dos significativos

348 CONSELHO FEDERAL DE MEDICINA. **Resolução CFM n. 2.294**, de 15 de junho de 2021. Adota as normas éticas para a utilização das técnicas de reprodução assistida – sempre em defesa do aperfeiçoamento das práticas e da observância aos princípios éticos e bioéticos que ajudam a trazer maior segurança e eficácia a tratamentos e procedimentos médicos, tornando-se o dispositivo deontológico a ser seguido pelos médicos brasileiros e revogando a Resolução CFM nº 2.168/ publicada no D.O.U. de 10 de novembro de 2017, Seção I, p. 73. Disponível em: https://sistemas.cfm.org.br/normas/visualizar/resolucoes/br/2021/2294 Acesso em: 20 jul. 2021.

progressos no âmbito da edição genética, em especial após o surgimento do CRISPR-Cas9, faz-se imprescindível começar a estabelecer normativas a fim de regulamentar sua aplicação.

Deve-se observar que a característica marcante da fertilização *in vitro*, por exemplo, é a fecundação entre óvulo e espermatozoide em laboratório, criando embriões que, apenas posteriormente, serão implantados no útero da mulher. Com isso, a utilização de técnicas de edição genética com finalidade terapêutica poderia auxiliar no enfrentamento de mutações genéticas patológicas nesses embriões, tornando-os "viáveis" para a implantação e evitando o descarte.

A utilização do diagnóstico pré-implantacional permite escolher embriões que não tenham doenças genéticas. Porém, esses embriões já foram cultivados, sendo tal diagnóstico posterior à fecundação e anterior à implantação. Apesar dessa possibilidade de escolha, esse tipo de diagnóstico prévio não evita o surgimento de doenças na prole. Isso porque, em casos de pessoas saudáveis, mas que sejam portadoras de doenças autossômicas dominantes, bem como em pessoas autossômicas recessivas, não é possível evitar que o gene mutante seja transmitido à descendência. Sendo assim, nem a fertilização *in vitro*, nem o diagnóstico pré-implantacional são suficientes para garantir o cultivo de um embrião saudável[349].

Conforme mencionado anteriormente, a Reprodução Humana Assistida traz à tona diversos e relevantes problemas que não fazem parte do objetivo deste trabalho. Entretanto, com base nessa

349 CAVALIERE, Giulia. Genome editing and assisted reproduction: curing embryos, society or prospective parents? **Medicine, Health Care and Philosophy**, p. 1-11, 2017. Disponível em: https://pubmed.ncbi.nlm.nih.gov/28725950/ Acesso em: 20 jul. 2021.

breve reflexão, nota-se a relação entre os métodos reprodutivos alternativos e a edição genética, que emerge como uma ferramenta apta a transformar a forma como se aplicam as técnicas de reprodução assistida. Porém, além do necessário aperfeiçoamento científico relacionado à segurança e eficiência da edição, é preciso que o Direito, em especial no ordenamento jurídico brasileiro, seja capaz de regular essa nova realidade que se aproxima.

3.7 TRANSUMANISMO E EDIÇÃO GENÉTICA

As discussões envolvendo a prática de edição genética se relacionam diretamente com a ideia de superação do atual estágio de desenvolvimento da humanidade, seja em uma perspectiva terapêutica ou de aperfeiçoamento. Modificar o genoma humano envolve implementar melhorias, ao menos do ponto de vista de quem exerce a modificação.

Ao se tratar ou evitar uma doença, melhora-se a saúde daquele indivíduo. Quando se pensa na inserção de uma característica particularmente desejável, melhora-se o genoma daquela pessoa de acordo com suas preferências e preterições. Independentemente da finalidade perseguida com a edição genética, é razoável pensar que o uso da técnica não pretende implementar atributos considerados obsoletos ou prejudiciais, mas agregar algo subjetivamente concebido como positivo.

Em meio à problemática acerca do que poderia ser um aperfeiçoamento da espécie, o transumanismo desponta como um movimento que defende a “melhoria da humanidade atual em todos os aspectos, físico, intelectual, emocional e moral, graças aos progressos das ciências e, particularmente, das biotecnologias". Nessa senda, o projeto transumanista propõe ir além do "paradigma médico tradicional", cuja principal finalidade é tratar doenças e enfermidades, passando para estágio onde busca a melhoria dos seres humanos[350].

De acordo com Max More, o transumanismo pode ser definido como uma filosofia voltada ao direcionamento para uma condição pós-humana. Essa filosofia, por sua vez, compartilha elementos em comum com o humanismo, podendo-se mencionar a valorização da ciência e da razão, a postura progressista, além da valorização da existência humana em seu aspecto concreto, deixando de lado pensamentos relacionados ao sobrenatural ou ao pós-vida[351].

Ainda de acordo com More, diferentemente do humanismo, o transumanismo reconhece e antecipa transformações radicais da natureza humana, a partir de elementos como a neurociência, a nanotecnologia, o prolongamento da vida e a ultrainteligência artificial. O pensamento acerca dessas possibilidades científicas e tecnológicas, vale ressaltar, baseia-se em uma filosofia racional e em um sistema de valores[352].

De acordo com Un He Paik, o cerne dos ideais transumanistas está no entendimento de que os seres humanos são aperfeiçoáveis, não havendo, ainda, alcançado o seu grau

350 FERRY, Luc. **A Revolução Transumanista**. Tradução de Éric Heneault. Barueri. SP: Manole, 2018, p. 1.

351 MORE, Max. **Transhumanism:** toward a futurist Philosophy, 1990. Disponível em: https://www.ildodopensiero.it/wp-content/uploads/2019/03/max-more-transhumanism-towards-a-futurist-philosophy.pdf. Acesso em 26 out. 2021.

352 MORE, Max. **Transhumanism:** toward a futurist Philosophy, 1990. Disponível em: https://www.ildodopensiero.it/wp-content/uploads/2019/03/max-more-transhumanism-towards-a-futurist-philosophy.pdf. Acesso em 26 out. 2021.

evolutivo máximo. Sendo assim, é preciso buscar a superação dos limites existentes através da ciência e da tecnologia[353]. Nesse contexto, a capacidade de desenvolver ferramentas de intervenção em sua própria existência e organismo justifica aplicá-las a fim de proporcionar a evolução da espécie.

Uma vez que a edição genética consiste em um dos elementos biotecnológicos capazes de efetivar o projeto do transumanismo, faz-se fundamental tecer alguns comentários acerca desse movimento, principalmente no que diz respeito aos argumentos utilizados pelos transumanistas para justificar a necessidade de melhoria dos seres humanos, por meio da biotecnologia.

Conforme estudado anteriormente, existem diferentes posicionamentos éticos de acordo com a aplicação da edição genética: terapia gênica ou aperfeiçoamento. Para o transumanismo, porém, a distinção entre finalidade terapêutica e de melhoramento não deveria ser objeto de limitação para as intervenções biotecnológicos em seres humanos.

Murilo Mariano Vilaça e Maria Clara Dias Marques argumentam que o caráter normativo das intervenções biotecnológicas na vida dos seres humanos não pode ser sustentado na dicotomia entre terapia e aperfeiçoamento. Segundo os autores, a própria ideia de tratamento, "por princípio, tenciona tornar a vida do indivíduo tratado melhor do que era antes, ou melhor do que poderia ser sem tal intervenção"[354]. Nesse

353 PAIK, Un He. Transhumanism and human enhancement. **Revista de Derecho y Genoma Humano. Genética, Biotecnología y Medicina Avanzada**, n. 54, p. 177-202, 2021, p. 185.

354 VILAÇA, Murilo Mariano; MARQUES, Maria Clara Dias. Tratar, sim; melhorar, não? Análise crítica da fronteira terapia/melhoramento. **Revista Bioética**, v. 23, n. 2, p. 267-276, 2015. Disponível em: https://www.scielo.br/j/bioet/a/

sentido, todo tipo de terapia, empreendida a fim de proporcionar um maior bem ao paciente, estaria trazendo uma melhora.

Leo Pessini, por sua vez, destaca que, à primeira vista, distinguir terapia de aperfeiçoamento faria sentido, diferenciando a busca pela restauração do normal da superação do normal. Porém, essa distinção é inadequada para se estabelecer parâmetros para uma análise moral. De acordo com Pessini, "terapia e melhoramento são categorias que se entrecruzam", uma vez que o sucesso terapêutico implica um aperfeiçoamento. Não obstante, ambos os elementos guardam relação com a ideia de saúde e de normalidade, "cujo conceito se altera temporal e culturalmente"[355].

Os transumanistas acreditam que as biotecnologias devem ser utilizadas para aprimorar a espécie, auxiliando no enfrentamento dos perigos de sua sobrevivência – como a morte ou doenças. Ainda, essas melhorias poderiam se dar para aumentar a capacidade intelectual dos indivíduos, sua longevidade, inteligência emocional e até mesmo a sensibilidade. De maneira oposta, os chamados bioconservadores pensam que a utilização biotecnológica para manipular a natureza da espécie poderia resultar no comprometimento da dignidade humana e em sua "desumanização"[356].

Adotando uma perspectiva bioconservadora, Francis

JhCZ5yDBn7TvvvWvGrZmkrn/?lang=pt&format=pdf. Acesso em 26 out. 2021, p. 271.

355 PESSINI, Leo. Bioética e o desafio do transumanismo: ideologia ou utopia, ameaça ou esperança? **Revista Bioética**, v. 14, n. 2, p. 125-142, 2006. Disponível em: https://www.redalyc.org/pdf/3615/361533244002.pdf. Acesso em 26 out. 2021, p. 132.

356 PESSINI, Leo. Bioética e o desafio do transumanismo: ideologia ou utopia, ameaça ou esperança? **Revista Bioética**, v. 14, n. 2, p. 125-142, 2006. Disponível em: https://www.redalyc.org/pdf/3615/361533244002.pdf. Acesso em 26 out. 2021, p. 137.

Fukuyama alerta para a importância da natureza humana como elemento basilar de conceitos como justiça, moralidade e vida boa. Por conta disso, modificar, de maneira imprudente, a essência natural dos seres humanos consistiria em intervenções arbitrárias, aptas a transformar abruptamente essas importantes concepções[357].

Em posicionamento semelhante, o filósofo estadunidense Michael Sandel afirma que a revolução na genética, evidenciada pelos avanços da engenharia genética, tem o condão de desconstituir os valores envolvidos nas conquistas e aptidões naturais humanas, que Sandel denomina "dádivas". Essa desconstituição ocorreria pois a revolução genética altera três aspectos fundamentais da moralidade humana, quais sejam "a humildade, a responsabilidade e a solidariedade"[358].

Nesse contexto, aqueles indivíduos que não tivessem acesso às técnicas de engenharia genética deixariam de ser considerados pela sociedade como pessoas em desvantagem, "mas simplesmente desqualificados e, portanto, dignos de consertos eugênicos"[359].

A argumentação bioconservadora costuma se apoiar "no conceito de natureza humana, religioso ou secular, para argumentar contra as biotecnologias com fins de seleção e melhoramento humanos"[360], conforme é possível observar nas

357 FUKUYAMA, Francis. **Nosso futuro pós-humano**: consequências da revolução da biotecnologia. Tradução de Maria Luiza Borges. Rio de Janeiro: Rocco, 2003, p. 94.

358 SANDEL, Michael. **Contra a perfeição:** Ética na era da engenharia genética. 3. ed. Rio de Janeiro: Ed. Civilização Brasileira, 2018, p. 98.

359 SANDEL, Michael. **Contra a perfeição:** Ética na era da engenharia genética. 3. ed. Rio de Janeiro: Ed. Civilização Brasileira, 2018, p. 103.

360 VILAÇA, Murilo Mariano. MARQUES, Maria Clara Dias. Transumanismo e o futuro (pós-) humano. ***Physis*** **Revista de Saúde Coletiva**, v. 24 n. 2, p. 341-362, 2014. Disponível em: https://www.scielo.br/j/physis/a/

ideias de Fukuyama e Sandel. Luc Ferry, porém, pondera sobre a necessidade de se adotar uma postura de equilíbrio, racionalidade e razoabilidade perante a experimentação nos planos ético e médico.

Conforme explica o filósofo francês, o desenvolvimento da genética e das novas tecnologias, acelerado nos últimos anos, é indicador de que existe a possibilidade de se progredir no combate a doenças graves, envelhecimento e, até mesmo, na implementação de melhorias na espécie humana. Nesse sentido, o autor sugere prudência, uma vez que "os progressos das pesquisas supuseram mais audácia e risco do que a aplicação minuciosa do princípio da precaução"[361].

O estudo aprofundado sobre o transumanismo não é o objeto dessa pesquisa. Entretanto, considerando que a edição genética, especialmente vinculada ao sistema CRISPR-Cas9, consiste em uma promissora ferramenta de modificação do genoma humano, faz-se imprescindível pontuar alguns argumentos transumanistas e bioconservadores acerca dos limites da intervenção humana em seu próprio patrimônio genético. Com efeito, prudência e razoabilidade são fundamentais, uma vez que "o futuro da humanidade deve permanecer mais incerto do que alguns gostariam e menos determinável do que alguns temem"[362].

O transumanismo descortina reflexões fundamentais à construção adequada da disciplina bioético-jurídica da

DYHLLVwkzpk6ttN3mkr7Gdw/?format=pdf&lang=pt. Acesso em 26 out. 2021, p. 354.

361 FERRY, Luc. **A Revolução Transumanista**. Tradução de Éric Heneault. Barueri, SP: Manole, 2018, p. 41.

362 VILAÇA, Murilo Mariano. Qual natureza humana? Que aperfeiçoamento? Qual futuro? Reflexões em torno do conceito de natureza humana ampliada. **Ethic@**. Florianópolis, v. 12, n. 1, p. 25-51, jun. 2013. Disponível em: https://doi.org/10.5007/1677-2954.2013v12n1p25. Acesso em 26 out. 2021, p. 46.

edição genética, na medida em que aponta caminhos para o que possa (ou deva) ser considerado razoável, tendo como objetivo a longevidade e a qualidade da vida humana.

4 EDIÇÃO GENÉTICA COMO PROTOCOLO TERAPÊUTICO: IMPLICAÇÕES BIOÉTICO-JURÍDICAS

Conforme abordado anteriormente, o desenvolvimento do sistema CRISPR-Cas9 aperfeiçoou a aplicação da edição genética. Proporcionando maior eficácia e precisão, enquanto diminui os custos, essa nova tecnologia amplia as possibilidades para o uso da técnica, de maneira que o debate sobre seus limites se torna cada vez mais assíduo e necessário. Do aperfeiçoamento genético às terapias gênicas, a edição genética se aproxima cada vez do cotidiano.

Diante desse cenário biotecnológico emergente, no qual a edição genética desponta como instrumento promissor para a saúde humana, diversas diretrizes bioéticas e jurídicas começam a ser traçadas, a fim de delimitar e orientar, da melhor forma possível, até onde se deve valer da intervenção no genoma humano para modificar a espécie. É a partir dessas diretrizes, estabelecidas conjuntamente por bioeticistas e cientistas de todo o mundo, que se permite pensar como a edição de genes pode ser utilizada como um protocolo terapêutico e quais as implicações dessa utilização.

De acordo com o que foi apresentado até aqui, restou demonstrado que uma das principais expectativas agregadas ao uso dessa técnica está em sua aplicação terapêutica. A intervenção no genoma humano por meio da edição permite tratar doenças graves, que afetam milhões de pessoas em todo mundo, de maneira mais barata e com maiores possibilidades de sucesso. O aperfeiçoamento da edição genética pelo CRISPR-Cas9 começa a apresentar resultados concretos, inclusive em seres humanos, e a busca por maior segurança em sua utilização é constante. Nesse sentido, o capítulo anterior abordou o panorama geral da edição genética, destacando as principais aplicações e discussões que a envolvem.

A partir disso, o presente capítulo passa a ter como foco a utilização terapêutica da edição genética. A discussão, neste momento, direciona-se aos elementos necessários para que se possa pensar em um novo protocolo terapêutico baseado em técnicas de edição genética. Protocolos estes aptos a fazer parte do sistema de saúde e contribuir para a melhora da qualidade de vida dos seus usuários.

Nesse diapasão, propõe-se pensar essa utilização no contexto do ordenamento jurídico e sistema de saúde brasileiros. Para que tal finalidade seja alcançada, porém, faz-se necessário entender como o CRISPR-Cas9 permite uma maior democratização da genética e viabiliza o acesso à saúde, seja pelo seu baixo custo, seja pela sua precisão e eficácia. Ainda, compara-se essa acessibilidade ao problema da desigualdade social em saúde existente no sistema de saúde brasileiro. Tal mazela deve ser enfrentada a fim de que seja possível se falar em um novo protocolo terapêutico.

Não obstante a identificação desses pontos fundamentais à compreensão do tema, não é possível incorporar a edição genética ao sistema de saúde se não houver a devida regulamentação sobre a matéria. Por conta disso, considerando a insuficiência legislativa sobre edição genética no Brasil, toma-se como base a análise de regulações e diretrizes bioético-jurídicas nas diferentes partes do mundo.

Essas normativas são distintas, variando entre mais ou menos restritivas, mas o seu estudo permite formar uma compreensão básica para que se possa fundamentar entendimentos mais atualizados sobre o trato da edição genética. A partir da identificação e do entendimento de tais normas, pode-se estabelecer os alicerces necessários para viabilizar a utilização dessa tecnologia tão promissora como protocolo terapêutico no sistema de saúde brasileiro.

4.1 A DEMOCRATIZAÇÃO DA GENÉTICA E O ACESSO À SAÚDE

Conforme visto anteriormente, o sistema CRISPR-Cas9 representa um marco na prática de edição genética. A utilização dessa técnica, além de aumentar a eficácia da edição, custa muito menos do que outras ferramentas voltadas à mesma finalidade. Tem-se, então, um instrumento que agrega o elemento custo-benefício ao processo de edição de genes – fator determinante para que se possa começar a pensar sua aplicação como um protocolo terapêutico.

Valer-se da edição genética como um protocolo terapêutico significa incorporar essa técnica ao sistema de saúde do país. Embora a tecnologia em questão ainda careça de aperfeiçoamentos técnicos e aprofundamento de debates éticos, como vem sendo reforçado no decorrer deste trabalho, os rápidos progressos científicos na área já apontam para a disponibilização desse recurso em breve. Nessa perspectiva, a democratização da genética, pautada no custo-benefício do sistema CRISPR-Cas9, passa a se relacionar diretamente com o acesso à saúde, formando o fundamento da incorporação de um novo protocolo terapêutico pautado na edição de genes.

Do ponto de vista jurídico, o direito à saúde pode ser caracterizado a partir de diversas dimensões onde as peculiaridades interferem na maneira como a proteção pretendida será materializada. Nesse sentido, questões envolvendo "defesa, proteção, organização e procedimento, prestações materiais"[363] fazem parte da seara de elementos que compõem a tutela jurídica desse direito. Consequentemente, estabelecer novos protocolos terapêuticos, efetivando o direto à saúde, vai depender, dentre outros fatores, da adequação entre os resultados que esse novo protocolo é capaz de trazer, bem como dos recursos disponíveis para sua implementação.

É dessa forma que a democratização da genética se mostra como o ponto de partida para o estabelecimento de novas maneiras de se conceber as relações de saúde. A fim de atingir a finalidade à qual se propõe, este trabalho foca nessa análise a partir do ordenamento jurídico e do sistema de saúde brasileiros. Sendo assim, o uso da edição genética em saúde passa pela demonstração de sua viabilidade e pelo desenvolvimento de dispositivos normativos capazes de regular de maneira satisfatória sua aplicação.

O sistema CRISPR-Cas9 tornou a edição genética mais acessível, pois simplifica o processo. Obter os elementos necessários para realizar os cortes se tornou algo fácil. Além disso, a utilização desses elementos para a aplicação do corte não demanda grandes esforços[364]. Conforme explicado no capítulo

363 SARLET, Ingo Wolfgang; FIGUEIREDO, Mariana Filchtiner. O direito fundamental à proteção e promoção da saúde no Brasil: Principais aspectos e problemas. *In*: RÉ, Aluisio Iunes Monti Ruggeri (org.). **Temas Aprofundados da Defensoria Pública**, volume 1, ed. 2. Salvador: JUSPODIVM, 2014, p. 134.
364 MONTOLIU, Lluís. La revolución CRISPR también en

anterior, existem outras técnicas que permitem editar genes, porém trata-se de tecnologias caras, mais lentas e menos eficazes. Logo, o surgimento de uma tecnologia como o CRISPR-Cas9, menos trabalhosa e que otimiza os resultados, faz com que mais pessoas consigam realizar experimentos envolvendo edição, promovendo maior acessibilidade e democratização da técnica[365].

Já o CRISPR-Cas9, por outro lado, apesar de não representar o surgimento da edição genética, é o responsável pelo seu grande salto no mundo científico. Vicente Bellver Capella concebe o sistema CRISPR-Cas9 como o "Ford-T de la genética" (veículo considerado como um marco para a indústria automobilística, uma vez que seu baixo custo de produção tornou os automóveis mais acessíveis às pessoas), considerando que, embora não tenha sido a primeira tecnologia que viabilizou editar genes, foi o primeiro instrumento que o conseguiu fazer de maneira precisa e econômica[366].

A acessibilidade evidenciada pelo CRISPR-Cas9 é flagrante no campo da genética. Diversas são as formas de se aplicar essa tecnologia de edição, alcançando resultados dos mais variados. A tecnologia é tão democrática que extrapola até mesmo as

la granja. **Profesión veterinaria**, n. 22, v. 86, p.62-69, 2016, p. 64.

365 Vale ressaltar que a edição genética é uma técnica utilizada desde os anos 1990, mas que sempre esbarrou na questão do custo-benefício. Nesse contexto, editores como meganucleases, *zinc-finger* nucleases ou nucleases de TALEN esbarravam em obstáculos como a necessidade de muito tempo de trabalho e as altas despesas com recursos. Tudo isso contribuía para uma menor velocidade nos avanços científicos relacionados à edição, além de restringir o desenvolvimento das pesquisas a uma quantidade menor de cientistas. Consequentemente, tornava-se inviável pensar em utilizar tais editores como protocolos terapêuticos.

366 BELLVER CAPELLA, Vicente. La revolución de la edición genética mediante CRISPR-Cas9 y los desafíos éticos y regulatorios que comporta. **Cuadernos de Bioética**, n. 27, v. 90, p. 223-239, 2016, p. 224.

paredes dos laboratórios. Nesse sentido, é possível encontrar na internet kits CRISPR-Cas9 para edição genética caseira, bem como vídeos que ensinam como utilizar a técnica, feitos pelos chamados "Biohackers"[367]. A amplitude funcional da ferramenta é tão extensa que até mesmo testagens de infectados pelo Novo Coronavírus podem ser feitas valendo-se do CRISPR-Cas9[368].

A partir dessa perspectiva, nota-se que a democratização proporcionada pelo surgimento do sistema CRISPR-Cas9 se dá em razão da otimização de diversos elementos relacionados à edição genética. Nessa senda, considerando o grande número de pessoas portadoras de patologias genéticas, o surgimento de uma tecnologia barata, capaz de proporcionar uma alternativa terapêutica de qualidade para esses pacientes, faz do "CRISPR/Cas9 instrumento terapêutico com diferencial"[369].

A efetivação do direito à saúde implica disponibilizar às pessoas instrumentos capazes de potencializar os benefícios que as práticas médicas podem proporcionar aos pacientes. Sendo assim, a plena realização desse direito fundamental guarda relação com sua materialização na maior medida do possível.

---

367 LEDFORD, Heidi. Biohackers gear up for genome editing. **Nature**, v. 524, p. 398-399, 2015. Disponível em: https://www.nature.com/news/biohackers-gear-up-for-genome-editing1.18236 . Acesso em: 15 ago. 2021.

368 DING, Xiong; YIN, Kun; LI, Ziyue et al. All-in-One Dual CRISPR-Cas12a (AIOD-CRISPR) Assay: A Case for Rapid, Ultrasensitive and Visual Detection of Novel Coronavirus SARSCoV-2 and HIV vírus. **bioRxiv**, mar 2020. Disponível em: https://www.biorxiv.org/content/10.1101/2020.03.19.998724v1 Acesso em: 15 ago. 2021.

369 MEIRELLES, Ana Thereza; VERDIVAL, Rafael. Implicações bioético-jurídicas do uso da edição genética como alternativa terapêutica nas relações de saúde no Brasil. **Revista da Faculdade Mineira de Direito**, v. 23, n. 46, p. 161-186, 2020. Disponível em: http://periodicos.pucminas.br/index.php/Direito/article/view/24704 Acesso em: 01 jul. 2021, p. 173.

Robert Alexy, em sua "Teoria dos Direitos Fundamentais", ensina que o caráter principiológico das normas de direitos fundamentais traz consigo a necessidade de se realizar um "sopesamento" a fim de se solucionar conflitos entre os princípios inerentes a tais normas. Nesse sentido, Alexy afirma que os princípios podem ser entendidos como mandamentos de otimização que se manifestam de acordo com possibilidades jurídicas e fáticas oriundas do caso concreto[370].

Partindo desse raciocínio, uma vez que o direito à saúde decorre de uma norma de direito fundamental, os conflitos que dali surgem devem ser resolvidos a partir de uma análise ponderativa que leve em consideração qual a melhor maneira de fazer valer o conteúdo normativo existente no direito à saúde, bem como quais os recursos materiais disponíveis para efetivar essa tutela jurídica. É nesse contexto que se torna possível perceber como o aspecto democrático da aplicação da edição genética pode ser a solução para o conflito entre a necessidade de garantir o acesso à saúde e a limitação material manifestada nos recursos financeiros.

De acordo com Laura Palazzani, discussões legais, científicas e éticas devem ser acessíveis à sociedade através da disponibilização de informações adequadas e do monitoramento de expectativas e receios emergentes. O desenvolvimento de conhecimentos científicos como a genética requer um sistema democrático, no qual haja engajamento público nas principais discussões. Transparência e debates públicos são fundamentais para

370 ALEXY, Robert. **Teoria dos Direitos Fundamentais**. Tradução de Virgílio Afonso da Silva. São Paulo: Malheiros Editores, 2008, p. 118.

tratar de assuntos que dizem respeito ao futuro da humanidade[371].

A fim de proporcionar melhor entendimento acerca dessa relação custo-benefício, toma-se como exemplo as despesas do Estado brasileiro com algumas terapias adotadas para o tratamento de doenças genéticas graves. No ano de 2017, o Ministério da Saúde indicou como alternativa terapêutica para mucopolissacaridose tipo I, uma rara enfermidade genética, a utilização de larodinase como terapia de reposição enzimática. Para tanto, a pasta estimou gastos entre R$ 29.000.000 e R$ 44.000.000[372].

A partir do momento em que se tornar possível tratar essas patologias de forma mais eficiente e barata, por meio da edição genética, será possível implementar aperfeiçoamentos significativos no próprio sistema de saúde. Isso porque, além da possibilidade de disponibilizar tratamentos médicos com melhores resultados, a economia de recursos permitirá que estes sejam racionalizados de forma mais adequada e aplicados, inclusive, dentro do próprio sistema.

É dessa forma que a democratização da edição genética, através, principalmente, da tecnologia CRISPR-Cas9, representa o primeiro passo para se pensar em sua aplicação como um protocolo terapêutico. Para além da racionalização de recursos, a edição genética pelo CRISPR-Cas9 destaca seu aspecto funcional. Nesse contexto, adotar essa técnica representa aperfeiçoar a efetivação

---

371 PALAZZANI, Laura. Human enhancement as a question for Bioethics. **Revista de Derecho y Genoma Humano. Genética, Biotecnología y Medicina Avanzada**, n. 54, p. 15-25, jan./jun. 2021, p. 23.

372 BRASIL. Ministério da Saúde. **Laronidase como terapia de reposição enzimática na mucopolissacaridose tipo I**. Brasília, 2017. Disponível em: http://conitec.gov.br/images/Relatorios/2017/Relatorio_laronidase_MPSI_FINAL_293_2017.pdf Acesso em: 15 ago. 2021

do direito à saúde, disponibilizando às pessoas "alternativas terapêuticas eficazes e acessíveis"[373], onde as implicações na seara médica se mostram promissoramente benéficas.

Por esses motivos, faz-se necessário pensar a atualização dos protocolos terapêuticos e da cobertura de novos procedimentos médicos a partir da perspectiva dinâmica das descobertas da Medicina. Para tanto, é importante compreender como os constantes avanços na seara médica podem ser adequadamente incorporados à cobertura de saúde brasileira, levando em consideração a incidência do direito fundamental à saúde e as peculiaridades do sistema pátrio.

Portanto, para que essa análise seja possível, é preciso entender como a dinamicidade das descobertas médicas reverberam no sistema de saúde do Brasil em suas duas dimensões principais: o Sistema Único de Saúde e a Saúde Suplementar.

4.1.1 Da terapia experimental ao protocolo terapêutico

Para que se possa desenvolver e compreender o objeto de estudo deste trabalho, é necessário que se esclareça a diferença entre uma terapia de caráter experimental e um protocolo terapêutico sedimentado. Não obstante, a análise das especificidades de cada um desses elementos deve ser realizada, também, a partir da regulamentação sobre o tema

373 MEIRELLES, Ana Thereza; VERDIVAL, Rafael. Implicações bioético-jurídicas do uso da edição genética como alternativa terapêutica nas relações de saúde no Brasil. **Revista da Faculdade Mineira de Direito**, v. 23, n. 46, p. 161-186, 2020. Disponível em: http://periodicos.pucminas.br/index.php/Direito/article/view/24704 Acesso em: 01 jul. 2021, p. 174.

no Brasil. Sendo assim, propõe-se o estabelecimento de notas distintivas entre terapia experimental e protocolo terapêutico.

Terapias experimentais são aquelas cujos métodos utilizados para o enfrentamento de uma patologia ou enfermidade humanas, embora já aplicados a uma quantidade limitada de indivíduos, ainda se encontram em fase de testes. Nesse sentido, experimentos terapêuticos têm por objetivo desenvolver novos modelos de tratamentos médicos, garantindo segurança e eficácia a esses procedimentos.

Consequentemente, terapias experimentais não compõem o rol de recursos ordinariamente disponíveis nos sistemas de saúde, uma vez que sua utilização se restringe a situações específicas voltadas ao aperfeiçoamento dessas terapias, considerando que os benefícios de sua aplicação em um indivíduo superem os prejuízos que podem ser causados.

Já os protocolos terapêuticos sedimentados podem ser compreendidos como as alternativas médicas disponibilizadas universalmente em um sistema de saúde. Essas formas de tratamento médico cumprem todos os requisitos de segurança e eficácia para sua utilização, estando devidamente autorizados e regulamentados pelos órgãos competentes, mediante o cumprimento de etapas normativamente estabelecidas.

Nesse sentido, tais protocolos passam a fazer parte do rol de opções terapêuticas para determinadas patologias, podendo ser livremente adotadas pelos profissionais de saúde conforme adequação e cabimento técnico. Deve-se atentar para o fato de que a consolidação de um protocolo terapêutico depende dos resultados alcançados durante sua fase experimental, de maneira que o surgimento de novos tratamentos médicos só pode ocorrer após o sucesso metodologicamente obtido durante a fase de testes.

Em março de 2020, pesquisadores do Instituto de Saúde e Ciência do Oregon realizaram, pela primeira vez, uma tentativa de terapia genética baseada no CRISPR-Cas9 com administração direta do DNA editado no corpo de um paciente. O objetivo dessa empreitada foi tratar uma enfermidade genética rara denominada amaurose congênita de Leber, causadora de cegueira[374]. Os resultados dessa aplicação terapêutica são incertos e estão sendo acompanhados pelos pesquisadores, razão pela qual se tem, nesse caso, uma terapia experimental. O aprofundamento da pesquisa, nesse caso, depende da constatação sobre a eficácia do método para restaurar a visão do paciente.

A realização de experimentos envolvendo edição genética terapêutica por CRISPR-Cas9 em seres humanos, por sua vez, só é possível pois, em estudos anteriores, onde restou constatada a segurança do procedimento[375]. Nesse diapasão, verifica-se que, mais do que conceitos distintos, terapia experimental e protocolo terapêutico representam diferentes etapas da assimilação de novos instrumentos e conhecimentos à prática médica.

Conforme destacam Maria de Fátima Freire de Sá e Diogo Luna Moreira, no âmbito do desenvolvimento de biotecnologias, é preciso que existam instrumentos normativos que impeçam violações

374 LEDFORD, Heidi. CRISPR treatment inserted directly into the body for first time. **Nature**, v. 579, n. 185, 2020. Disponível em: https://doi.org/10.1038/d41586-020-00655-8 Acesso em: 13 set. 2021.

375 LEI XU *et al.* CRISPR-Edited Stem Cells in a Patient with HIV and Acute Lymphocytic Leukemia. **The New England Journal of Medicine**, 2019. Disponível em: https://www.nejm.org/doi/10.1056/NEJMoa1817426 Acesso em: 05 jul. 2021

aos aspectos existenciais da vida humana, como a dignidade, a autonomia e autocompreensão. Nesse sentido, é imprescindível que os debates sobre a incorporação dessas novas ferramentas estejam fundamentados em reflexões transdisciplinares, uma vez que as discussões envolvendo biotecnologia tangenciam, simultaneamente, questões da Medicina, do Direito, da Sociologia e da Política. Sendo assim, a transdisciplinaridade é indispensável para que não se distancie da "*configuración democrática de la sociedad esencialmente plurais*"[376].

Sendo assim, deve-se compreender que a utilização da edição genética como um protocolo terapêutico depende da superação de etapas prévias, estabelecidas normativamente, com base na segurança e eficácia do uso da técnica. Sem a adequada implementação da terapia genética experimental por CRISPR-Cas9, não é possível se conceber protocolos terapêuticos baseados em edição. Logo, é preciso compreender a trajetória regulatória que precisa ser percorrida a fim de promover o desenvolvimento dessa promissora tecnologia no Brasil.

4.1.1.1 A necessária permissão

O ponto de partida para a viabilização de novos protocolos terapêuticos baseados em edição genética é a existência de uma legislação capaz de tratar de forma consistente a temática.

376 SÁ, Maria de Fátima Freire; MOUREIRA, Diogo Luna. El marco normativo para la protección de la integridad en la investigación en Brasil. **Revista de derecho y genoma humano: genética, biotecnología y medicina avanzada**, n. 31, p. 79-106, 2009. Disponível em: https://dialnet.unirioja.es/servlet/articulo?codigo=3182975. Acesso em 20 set. 2021, p. 85.

Nesse contexto, a segurança e a tutela jurídica garantidas pelo diploma legal devem ser manifestadas através de comandos normativos que permitam o desenvolvimento de terapias experimentais, assegurando o cumprimento de todas as etapas necessárias para que essa fase experimental se converta na criação de novos protocolos terapêuticos eficientes e seguros.

No Brasil, conforme mencionado nos capítulos anteriores, a abordagem legal sobre assuntos correlatos à genética se dá através da Lei nº 11.105/2005[377], a Lei de Biossegurança. Desde a sua promulgação, em 24 de março de 2005, o referido diploma legal não sofreu modificações a fim de incorporar ao seu conteúdo normativas relacionadas à prática de edição genética especificamente. Não é possível encontrar, no texto da Lei de Biossegurança, nenhuma menção às práticas de edição genética, optando o dispositivo por se referir, de forma genética, à "engenharia genética".

Conforme discutido no capítulo 3, embora possam causar confusão conceitual, os termos "engenharia genética" e "edição genética" têm significados distintos. Nesse contexto, "engenharia genética" é gênero do qual "edição genética" é espécie. A ausência de diferenciação entre esses conceitos demonstra a insuficiência regulatória da Lei de Biossegurança para disciplinar a temática.

Além disso, como também já foi mencionado, a Lei nº 11.105/2005, em seu artigo 6º, inciso III, proíbe expressamente a prática de engenharia genética em células germinativas

377 BRASIL. **Lei 11.105 de 24 de março de 2005**. Regulamenta os incisos II, IV e V do § 1º do art. 225 da Constituição Federal, estabelece normas de segurança e mecanismos de fiscalização de atividades que envolvam organismos geneticamente modificados [...]. Disponível em http://www.planalto.gov.br/ccivil_03/_ato2004-2006/2005/lei/l11105.htm Acesso em 14 set. 2021.

humanas, bem como em zigotos e embriões humanos. Conforme aponta Rafael Furtado, há reflexos de ideologias precaucionistas no conteúdo legal da Lei de Biossegurança[378]. Para Dráuzio Varela, tratando da proibição da clonagem terapêutica, a legislação manifesta concepções demasiadamente conservadoras, autoritárias e irracionais das bancadas religiosas do Congresso Nacional[379]. Nesse sentido, o "impedimento da engenharia genética em embriões humanos pela Lei de Biossegurança, inclusive para fins unicamente de pesquisa", pode decorrer da mesma motivação ideológica durante o processo legislativo[380].

Embora a prática de engenharia genética, e, consequentemente, de edição genética, seja veementemente proibida em células germinativas humanas, o mesmo não se aplica à edição genética em células somáticas. Isso ocorre porque o texto legal da Lei nº 11.105/2005 não trata em nenhum momento sobre engenharia genética em células somáticas. Não havendo proibição nesse sentido, é possível realizar uma interpretação analógica no sentido de entender que a utilização da edição genética terapêutica em células somáticas humanas é permitida pelo ordenamento jurídico.

Partindo dessa perspectiva, vislumbra-se a necessidade de que seja realizada atualização legislativa no sentido de viabilizar o desenvolvimento de políticas públicas de incentivo à pesquisa e

378 FURTADO, Rafael Nogueira. **Edição genética: riscos e benefícios da modificação do DNA humano**. **Revista Bioética**, v. 27, n. 2, p. 223-233, abr/jun. 2019. Disponível em: https://doi.org/10.1590/1983-80422019272304 Acesso em: 14 set. 2021, p. 229.

379 VARELA, Dráuzio. Clonagem humana. **Estudos Avançados**, v. 18, n. 51, ago. 2004. Disponível em: https://doi.org/10.1590/S0103-40142004000200018 . Acesso em: 14 set. 2021.

380 FURTADO, Rafael Nogueira. **Edição genética: riscos e benefícios da modificação do DNA humano**. **Revista Bioética**, v. 27, n. 2, p. 223-233, abr/jun. 2019. Disponível em: https://doi.org/10.1590/1983-80422019272304 Acesso em: 14 set. 2021, p. 229.

ao desenvolvimento de técnicas de edição genética terapêutica em células somáticas, de maneira que se possa estabelecer terapias experimentais e, posteriormente, novos protocolos terapêuticos.

A ausência de proibição dessa prática, evidenciada pela omissão da Lei de Biossegurança, pode ser utilizada como ponto de partida para a construção de uma nova realidade terapêutica aperfeiçoada pelo uso da edição genética. Porém, um protocolo terapêutico seguro não pode ser constituído em um contexto de regulamentação nebulosa e insuficiente. Existem trâmites que precisam ser respeitados para que uma nova tecnologia avance entre os estágios de pesquisa, terapia experimental e protocolo terapêutico.

Sendo assim, regulamentar um tema de tamanha complexidade demanda a criação de uma legislação fundada em diretrizes bioéticas adequadas. Para tanto, propõe-se valer-se da experiência internacional para apreender os fundamentos capazes de proporcionar uma base sólida para a utilização da edição genética terapêutica de acordo com a realidade brasileira, o que será estudado mais adiante.

4.1.1.2 A regulamentação/ fiscalização pelos órgãos competentes

Uma vez estabelecidos os fundamentos legais para a utilização de terapias experimentais baseadas em edição genética, e sua consequente conversão em protocolos terapêuticos, faz-se necessário delimitar as funções e prerrogativas das agências reguladoras quanto ao uso da técnica de edição genômica no âmbito da saúde.

No Brasil, o estabelecimento de diretrizes e normas

reguladoras de pesquisas envolvendo seres humanos se encontra na Resolução nº 466, de 12 de dezembro de 2012, do Conselho Nacional de Saúde – CNS. É no âmbito da regulamentação proposta por esta Resolução que se deve iniciar a análise da utilização da edição genética como terapia experimental, uma vez que esta aplicação estaria enquadrada como um tipo de pesquisa envolvendo seres humanos.

De acordo com o item "II.14" da resolução, toda pesquisa que "tenha como participante o ser humano, em sua totalidade ou partes dele, e o envolva de forma direta ou indireta, incluindo o manejo de seus dados, informações ou materiais biológicos"[381] deve estar de acordo com os fundamentos éticos e científicos ali estabelecidos. Dentre os requisitos a serem observados para o adequado desenvolvimento da pesquisa, tem-se a adequada obtenção do consentimento livre e esclarecido, a ponderação de risco de benefícios do procedimento, o respeito à vulnerabilidade dos participantes, além da relevância social da pesquisa.

A proteção aos participantes de pesquisas científicas no Brasil conta, ainda, com a atuação integrada entre a Comissão Nacional de Ética em Pesquisa (CONEP) e os Comitês de Ética em Pesquisa (CEP). Ambos os órgãos fazem parte de um sistema pelo qual é possível compartilhar instrumentos e ferramentas que facilitam a integração, constituindo uma forma de "trabalho cooperativo que visa, especialmente, à proteção dos participantes de pesquisa do Brasil, de forma coordenada

381 CONSELHO NACIONAL DE SAÚDE. **Resolução nº 466**, de 12 de dezembro de 2012. Disponível em: https://bvsms.saude.gov.br/bvs/saudelegis/cns/2013/res0466_12_12_2012.html Acesso em: 14 set. 2021.

e descentralizada por meio de um processo de acreditação", conforme item VII da Resolução CNS nº 466/2021[382].

O Sistema CEP/CONEP é responsável pela análise e avaliação das pesquisas científicas envolvendo seres humanos desenvolvidas no Brasil. As deliberações nesse âmbito decorrem do caráter consultivo e educativo desses órgãos, formados a fim de defender os interesses dos participantes das pesquisas, respeitando sua integridade e dignidade, e contribuindo para o desenvolvimento científico a partir de padrões éticos.

Verifica-se, então, que o Brasil conta com órgãos e instrumentos de controle do desenvolvimento de pesquisas envolvendo seres humanos no país. A existência desse tipo de sistema regulador é importante, pois representa um pressuposto essencial para o estabelecimento da edição genética como uma terapia experimental.

Não havendo vedação legal ao uso da técnica em células somáticas, é possível que a construção de modelos terapêuticos experimentais ocorra através do controlo do Sistema CEP/CONEP. Nesse sentido, o Item IX. 4 da Resolução supramencionada estabelece como competência do CONEP (âmbito nacional) a análise de protocolos de pesquisas envolvendo seres humanos quando o projeto versar tanto sobre genética humana (conforme ponto 1 do Item IX.4), quanto sobre dispositivos terapêuticos novos ou ainda não registrados no Brasil (conforme ponto 3 do Item IX.4)[383].

---

382 CONSELHO NACIONAL DE SAÚDE. **Resolução nº 466**, de 12 de dezembro de 2012. Disponível em: https://bvsms.saude.gov.br/bvs/saudelegis/cns/2013/res0466_12_12_2012.html Acesso em: 14 set. 2021.

383 CONSELHO NACIONAL DE SAÚDE. **Resolução nº 466**, de 12 de dezembro de 2012. Disponível em: https://bvsms.saude.gov.br/bvs/saudelegis/cns/2013/res0466_12_12_2012.html Acesso em: 14 set. 2021.

A incorporação de novos procedimentos e terapias médicas é também objeto de regulamentação deontológica pelo Conselho Federal de Medicina. Nesse sentido, o assunto é tratado através da Resolução CFM nº 1.982/2012, que estabelece as normas éticas para o reconhecimento de novos protocolos terapêuticos.

De acordo com a resolução do Conselho Federal de Medicina, conforme seus princípios gerais, é possível que novos procedimentos médicos, já em uso no exterior, sejam utilizados no Brasil, desde que haja a aprovação do Conselho, que também é responsável pela capacitação médica necessária para a aplicação desses procedimentos. Essa aprovação, por sua vez, é condicionada à verificação do sucesso de três etapas experimentais, quais sejam: a) pré-clínica (EPC); b) clínica estrita (ECR); e c) clínica expandida[384].

A fase pré-clínica da terapia proposta envolve a realização de testes em modelos não humanos, a fim de demonstrar adequada garantia de uma relação custo-benefício aceitável para sua aplicação. Em seguida, a fase de clínica estrita é caracterizada pela realização de testes em seres humanos, desde que o número de participantes não exceda 50 sujeitos. O objetivo dessa fase é demonstrar a segurança do procedimento. Por fim, a etapa de clínica expandida envolve a ampliação do número de sujeitos participantes dos testes em seres humanos, a fim de consolidar a segurança e eficácia do modelo terapêutico proposto[385].

---

384 CONSELHO FEDERAL DE MEDICINA. **Resolução CFM n. 1.982**, de 27 de fevereiro de 2012. Dispõe sobre os critérios de protocolo e avaliação para o reconhecimento de novos procedimentos e terapias médicas pelo Conselho Federal de Medicina. Publicada no D.O.U. de 27 de fevereiro de 2012, Seção I, p. 186-187. Disponível em: https://sistemas.cfm.org.br/normas/visualizar/resolucoes/BR/2012/1982 Acesso em: 14 set. 2021, p. 2.

385 CONSELHO NACIONAL DE SAÚDE. **Resolução nº 466**, de

Após a realização dessas fases de teste, a aprovação do novo procedimento terapêutico é encaminhada à Comissão de Reconhecimento de Novos Procedimentos, cuja função é analisar o cumprimento das exigências da Resolução CFM nº 1.982/2012 para a referida aprovação. Em seguida, encaminha-se a proposta para uma Câmara Técnica Provisória Específica (CTPE), responsável pela emissão de um parecer técnico consubstanciado sobre a complexidade e o risco envolvidos no procedimento analisado[386].

No contexto da Resolução CFM nº 1.982/2012, é importante destacar que, dependendo do grau de risco e complexidade do procedimento médico proposto, a realização dessas terapias experimentais ficará sujeita a diferentes condições. Procedimentos mais complexos poderão ser testados em seres humanos, desde que atendam às normas da Anvisa e do Conselho Federal de Medicina, por um período de acompanhamento de até 5 anos. Procedimentos menos complexos, por sua vez, têm esse período de acompanhamento diminuído para até 2 anos[387].

A partir da análise dessas duas Resoluções, torna-se possível perceber que existem, na normativa brasileira sobre pesquisa

12 de dezembro de 2012. Disponível em: https://bvsms.saude.gov.br/bvs/saudelegis/cns/2013/res0466_12_12_2012.html Acesso em: 14 set. 2021.

386 CONSELHO FEDERAL DE MEDICINA. **Resolução CFM n. 1.982**, de 27 de fevereiro de 2012. Dispõe sobre os critérios de protocolo e avaliação para o reconhecimento de novos procedimentos e terapias médicas pelo Conselho Federal de Medicina. Publicada no D.O.U. de 27 de fevereiro de 2012, Seção I, p. 186-187. Disponível em: https://sistemas.cfm.org.br/normas/visualizar/resolucoes/BR/2012/1982 Acesso em: 14 set. 2021, *p. 3.*

387 CONSELHO FEDERAL DE MEDICINA. **Resolução CFM n. 1.982**, de 27 de fevereiro de 2012. Dispõe sobre os critérios de protocolo e avaliação para o reconhecimento de novos procedimentos e terapias médicas pelo Conselho Federal de Medicina. Publicada no D.O.U. de 27 de fevereiro de 2012, Seção I, p. 186-187. Disponível em: https://sistemas.cfm.org.br/normas/visualizar/resolucoes/BR/2012/1982 Acesso em: 14 set. 2021, p. 3..

científica e incorporação de novas modalidades terapêuticas, instrumentos burocráticos aptos a garantir o cumprimento das etapas necessárias entre a utilização experimental de uma terapia e sua consolidação como protocolo terapêutico. Sendo assim, mesmo que a edição genética ainda não tenha alcançado o *status* de protocolo terapêutico, é totalmente possível que sua aplicação como terapia experimental possa ser iniciada.

Não há como se falar em consolidação da edição genética como protocolo terapêutico se não houver a viabilização de sua utilização como terapia experimental. Nesse sentido, o ordenamento jurídico brasileiro precisa se atualizar para permitir a realização de testes com essa promissora ferramenta, a fim de consolidar as bases necessárias para sua futura incorporação como uma alternativa terapêutica sedimentada.

Há uma nebulosidade quanto ao uso da edição genética no Brasil, conforme se verifica na ausência de menção ao termo tanto na Lei de Biossegurança, quanto em resoluções que versam sobre novos instrumentos terapêuticos. Por conta disso, a pesquisa científica sobre a temática acaba não se desenvolvendo de forma satisfatória.

Portanto, fica evidenciada a necessidade de reformulação normativa e de incentivo ao desenvolvimento de pesquisas sobre edição genética terapêutica, caso se pretenda incorporar essa tecnologia ao sistema de saúde brasileiro. É preciso compreender que existe um caminho a ser percorrido entre a aplicação de uma terapia experimental até a sua consolidação como protocolo terapêutico, e isso se aplica ao uso da edição genética. Para tanto, o ponto de partida é a regulamentação adequada do uso da técnica. Partindo desse pressuposto, passa-se a pensar os benefícios de um protocolo terapêutico baseado em edição genética e quais diretrizes bioética-jurídicas podem servir de base para a assimilação dessa nova realidade.

4.1.2 A necessidade de atualização da cobertura de novos procedimentos a partir da dinamicidade das descobertas da Medicina

A Medicina é uma área do conhecimento marcada pela dinamicidade. O advento de novas tecnologias e o surgimento de novas descobertas científicas estão constantemente modificando as formas de melhorar a saúde humana. Ao se observar as transformações na área médica no decorrer da história, torna-se possível perceber como é fundamental, para qualquer sistema de saúde, estar em consonância com o que há de mais moderno disponível.

Conforme discutido no capítulo 2 deste trabalho, a ascensão e o desenvolvimento da genética, bem como os resultados do Projeto Genoma Humano, permitiram pensar a Medicina sob uma nova perspectiva. A prática médica, anteriormente voltada a tratar doenças, passa a ter a possibilidade de lidar com enfermidades antes mesmo que elas se manifestem no organismo. Nesse sentido, destacam-se os conceitos de medicina preditiva, preventiva e de precisão, abordados anteriormente. Outra seara é a intervenção direta do genoma, reconfigurando o material genético de células responsáveis pela patologia que se quer tratar.

Nesse contexto, propõe-se a pensar sobre o que pode auxiliar o Sistema Único de Saúde – SUS -, a partir de suas diretrizes e características, a agregar à sua cobertura novas tecnologias e protocolos terapêuticos, como a edição genética. Busca-se entender, considerando os fundamentos jurídicos e programáticos do SUS, quais são os elementos envolvidos na incorporação de terapias baseadas na edição genética, pensando seus pontos positivos e negativos, bem como seus impactos para o sistema.

4.1.2.1 A questão no Sistema Único de Saúde

Saúde é fundamental, afinal, trata-se de um elemento primordial para uma existência digna - em todas as suas facetas. Não é à toa que a Organização Mundial de Saúde, em sua Carta Constitutiva, compreende a saúde em sua pluralidade. Para além da ausência de uma doença ou enfermidade, "saúde é um estado de completo bem-estar físico, mental e social"[388].

Se saúde é fundamental, o direito à saúde também tem essa característica. Nesse sentido, a Constituição Federal de 1988 determina, em seu artigo 196, que "a saúde é direito de todos e dever do Estado", que deve agir, através de políticas públicas, sociais e econômicas, para garantir tal direito. Ainda, cabe ao Estado assegurar o "acesso universal e igualitário às ações e serviços para sua promoção, proteção e recuperação"[389]. É a partir do referido dispositivo constitucional, que positiva o direito à saúde como um direito fundamental,

388 OMS, Organização Mundial da Saúde. **Constituição da Organização Mundial da Saúde (OMS/WHO)**, 1946. Disponível em: http://www.direitoshumanos.usp.br/index.php/OMS-Organização-Mundial-da-Saúde/constituicao-da-organizacao-mundial-da-saude-omswho.html Acesso em: 15 ago. 2021.

389 BRASIL. **Constituição da República Federativa do Brasil de 1988**. Disponível em: http://www.planalto.gov.br/ccivil_03/constituicao/constituicao.htm Acesso em: 15 ago. 2021.

que se extrai os alicerces do sistema de saúde do Brasil: uma cobertura universal que viabilize a todos o acesso à saúde.

Com base no conteúdo programático do artigo 196 da Constituição Federal, em 19 de setembro de 1990 foi promulgada a Lei nº 8.080/1990, que regulamenta a criação do Sistema Único de Saúde (SUS). É nessa lei que ocorre a positivação do denominado princípio da universidade da cobertura – inserido na axiologia do comando constitucional.

Nesse sentido, os incisos I e II do artigo 7º da Lei nº 8.080/1990 estabelecem como princípios do SUS a "universalidade de acesso aos serviços de saúde em todos os níveis de assistência" e a "integralidade de assistência, entendida como conjunto articulado e contínuo das ações e serviços preventivos e curativos, individuais e coletivos, exigidos para cada caso em todos os níveis de complexidade do sistema"[390].

Isso significa que, a partir da criação deste diploma normativo, foi estabelecido um sistema de saúde unificado que deve proporcionar os elementos e recursos necessários para que a assistência de saúde seja integralmente usufruída por qualquer pessoa, fazendo também com que o acesso a esses elementos seja igualmente universal. Em outras palavras, o Sistema Único de Saúde deve ser acessível para qualquer um que requisitar seu uso, bem como deve satisfazer as demandas de saúde de maneira integral, proporcionando

390 BRASIL. **Lei 8.080, de 19 de setembro de 1990**. Dispõe sobre as condições para a promoção, proteção e recuperação da saúde, a organização e o funcionamento dos serviços correspondentes e dá outras providências. Disponível em: http://www.planalto.gov.br/ccivil_03/leis/l8080.htm Acesso em: 15 ago. 2021.

a continuidade da assistência enquanto for necessário.

Porém, embora os princípios da universalidade e da integralidade do sistema de saúde estejam presentes tanto na Constituição Federal quanto em lei específica, a compreensão acerca do conceito desses princípios ainda é nebulosa. Há uma imprecisão sobre qual seria o dever do Estado no que se refere às garantias de um acesso universal à saúde e de uma integralização da assistência[391].

A amplitude interpretativa existente no conteúdo dos referidos princípios levanta dúvidas acerca do que o Estado deve, de fato, fazer para garantir o direito à saúde. Essa esfera de subjetividade, por outro lado, viabiliza a incorporação de novas tecnologias e alternativas terapêuticas ao sistema de saúde. Isso porque, uma vez que a garantia do direito à saúde não se restringe a medidas taxativamente estabelecidas, mas decorre, em verdade, das ações possíveis de serem realizadas, dentro de uma realidade fático-jurídica, para melhor atender às necessidades de saúde de acordo com o contexto experimentado.

É nessa seara que se faz fundamental o estabelecimento de uma adequada transição da edição genética como uma terapia experimental para a sua consolidação como um protocolo terapêutico. A normativa brasileira sobre a incorporação de novas tecnologias e instrumentos terapêuticos permite iniciar as etapas experimentais da terapia genética baseada em edição. Deve-se observar que, além dessa técnica já estar sendo testada no âmbito médico em outras partes do mundo, como demonstrado

391 AITH, F.; BUJDOSO, Y.; NASCIMENTO, P. R. DO; DALLARI, S. Os princípios da universalidade e integralidade do SUS sob a perspectiva da política de doenças raras e da incorporação tecnológica. **Revista de Direito Sanitário**, v. 15, n. 1, p. 10-39, 11 jul. 2014, p. 15.

anteriormente, a própria regulamentação pelo Sistema CEP/ CONEP permite verificar a segurança e a eficácia da edição genética no âmbito terapêutico. Ainda, vale mencionar que um protocolo terapêutico só pode ser estabelecido após a devida utilização da alternativa proposta como terapia experimental.

O Sistema Único de Saúde, em seu embasamento principiológico, é um sistema aberto. O SUS, para fornecer uma assistência de saúde integral e acessível universalmente, precisa estar apto a incorporar os avanços da medicina. É nesse diapasão que se torna possível falar em edição genética como um protocolo terapêutico.

Borges e Schumacher afirmam que a universalidade e equidade almejadas pelo SUS dependem, necessariamente, do equilíbrio entre interesses individuais e coletivos. Nesse contexto, uma das dimensões envolvidas com a efetivação de direitos sociais, como direito à saúde, é a alocação adequada de bens e recursos escassos[392]. Dessa forma, ainda de acordo com as autoras, a universalidade do SUS não ficaria restrita ao acesso para todos, mas envolveria também o estabelecimento de diretrizes de eficiência para o sistema[393]. Uma vez que a edição genética pelo CRISPR-Cas9 apresenta potencial revolucionário para as práticas em saúde, sua utilização pode auxiliar a consubstanciação do

392 BORGES, Danielle da Costa Leite; SCHUMACHER, Mercedes. O equilíbrio entre o individual e o coletivo na busca pela universalidade do Sistema Único de Saúde. **Cadernos Ibero-Americanos de Direito Sanitário**, vol. 2, n. 2, p. 36-50, jul./dez. 2013. Disponível em: https://www.cadernos.prodisa.fiocruz.br/index.php/cadernos/article/view/66 Acesso em: 22 maio 2020, p. 45.

393 BORGES, Danielle da Costa Leite; SCHUMACHER, Mercedes. O equilíbrio entre o individual e o coletivo na busca pela universalidade do Sistema Único de Saúde. **Cadernos Ibero-Americanos de Direito Sanitário**, vol. 2, n. 2, p. 36-50, jul./dez. 2013. Disponível em: https://www.cadernos.prodisa.fiocruz.br/index.php/cadernos/article/view/66 Acesso em: 22 maio 2020, p. 48.

direito à saúde, devendo passar a ser integrada ao rol de cobertura do sistema público de saúde como uma alternativa terapêutica[394].

De acordo com Aith, Bujdoso, Nascimento e Dallari, o Estado brasileiro, em nome dos princípios da universalidade e da integralidade, traz tecnologias caras, mas que nem sempre apresentam resultados eficazes quanto à melhoria da saúde. Esse tipo de prática, muitas vezes, decorre dos anseios populacionais por novas tecnologias, o que acaba resultando em gastos mal empregados[395]. Por conta disso, é imprescindível que sejam empreendidos esforços para trazer ao SUS tecnologias eficazes que apresentem relação custo-benefício satisfatória.

O princípio da universalidade da cobertura do SUS é um conceito necessariamente aberto. A cobertura universal e adequada precisa estar em consonância com os protocolos e alternativas terapêuticas mais adequadas e atuais, a fim de que o direito à saúde seja garantido da melhor maneira possível. Como o Sistema Único de Saúde é resultado de políticas públicas, essa adequação envolve potencialização de recursos. Nesse sentido, a edição genética vem à tona como instrumento hábil a melhorar a qualidade de saúde, tendo em vista seu enorme potencial terapêutico, enquanto se mostra economicamente viável, já que a ferramenta CRISPR/Cas9, além de mais precisa e eficiente, é barata.

394 MEIRELLES, Ana Thereza; VERDIVAL, Rafael. Implicações bioético-jurídicas do uso da edição genética como alternativa terapêutica nas relações de saúde no Brasil. **Revista da Faculdade Mineira de Direito**, v. 23, n. 46, p. 161-186, 2020. Disponível em: http://periodicos.pucminas.br/index.php/Direito/article/view/24704 Acesso em: 01 jul. 2021, p. 173.

395 AITH, F.; BUJDOSO, Y.; NASCIMENTO, P. R. DO; DALLARI, S. Os princípios da universalidade e integralidade do SUS sob a perspectiva da política de doenças raras e da incorporação tecnológica. **Revista de Direito Sanitário**, v. 15, n. 1, p. 10-39, 11 jul. 2014, p. 32.

Dessa forma, a fim de fazer valer o princípio da universalidade, e observando o próprio objetivo do SUS, é fundamental discutir formas de implementação da edição genética no âmbito do sistema público de saúde. Mais do que uma medida de melhoramento técnico, trata-se de conduta necessária à própria efetivação do direito fundamental à saúde. É preciso que o SUS esteja em consonância com os avanços científicos, pois, apenas assim, se faz possível construir, de fato, um sistema de saúde moderno e eficiente.

Vale ressaltar que o SUS conta com ferramentas para incorporar novas tecnologias em saúde, como a Comissão Nacional de Incorporação de Tecnologias no Sistema Único de Saúde, a CONITEC. Criada pela Lei nº 12.401/2011[396] e regulamentada pelo Decreto nº 7.646/2011[397], a CONITEC tem por objetivo assessorar o Ministério da Saúde nos processos de incorporação, alteração e exclusão de tecnologias em saúde pelo SUS, sendo também responsável pela constituição de protocolos clínicos e diretrizes terapêuticas.

A atuação da Comissão é importante, pois representa mais um instrumento de garantia da segurança e eficácia das novas tecnologias terapêuticas assimiladas pelo sistema de saúde brasileiro. Nessa senda, conforme artigo 3º do Decreto

396 BRASIL. **Lei 12.401, de 28 de abril de 2011**. Altera a Lei nº 8.080, de 19 de setembro de 1990, para dispor sobre a assistência terapêutica e a incorporação de tecnologia em saúde no âmbito do Sistema Único de Saúde - SUS. Disponível em: http://www.planalto.gov.br/ccivil_03/_Ato2011-2014/2011/Lei/L12401.htm. Acesso em 29 out. 2021.

397 BRASIL. **Decreto 7.646, de 21 de dezembro de 2011**. Dispõe sobre a Comissão Nacional de Incorporação de Tecnologias no Sistema Único de Saúde e sobre o processo administrativo para incorporação, exclusão e alteração de tecnologias em saúde pelo Sistema Único de Saúde - SUS, e dá outras providências. Disponível em: http://www.planalto.gov.br/CCIVIL_03/_Ato2011-2014/2011/Decreto/D7646.htm. Acesso em 29 out. 2021.

nº 7.646/2011, a análise empreendida pela CONITEC leva em consideração a eficácia, a eficiência e a efetividade das terapias propostas, bem como o seu custo benefício[398]. A segurança da tecnologia e a autorização da ANVISA também são imprescindíveis para a incorporação de um novo protocolo terapêutico ao SUS.

Analisando as diretrizes da CONITEC, verifica-se como a edição genética por CRISPR-Cas9 não pode mais ficar de fora dos debates que objetivem agregar tecnologia e melhorias em saúde ao Sistema Único de Saúde. Essa tecnologia, conforme vem sendo demonstrado, é caraterizada, justamente, pela sua maior eficácia, eficiência e custo benefício. Esses atributos, por sua vez, são elementos balizadores da constituição de novos protocolos terapêuticos. Ao Estado, cabe manter um olhar atento a essa nova realidade da medicina que emerge cada vez mais rápido.

A atualização do sistema de saúde e a incorporação de novos protocolos terapêuticos não são processos que acontecem da noite para o dia. Por esse motivo, quanto antes se iniciar a incorporação da edição genética como uma alternativa terapêutica, mais fácil será sua consolidação como um protocolo barato, rápido e eficiente. Para tanto, para além de medidas normativas, incentivo à pesquisa científica é também um elemento fundamental.

398 BRASIL. **Decreto 7.646, de 21 de dezembro de 2011**. Dispõe sobre a Comissão Nacional de Incorporação de Tecnologias no Sistema Único de Saúde e sobre o processo administrativo para incorporação, exclusão e alteração de tecnologias em saúde pelo Sistema Único de Saúde - SUS, e dá outras providências. Disponível em: http://www.planalto.gov.br/CCIVIL_03/_Ato2011-2014/2011/Decreto/D7646.htm. Acesso em 29 out. 2021.

4.1.2.2 A questão na Saúde Suplementar

A incorporação da edição genética ao sistema público de saúde é medida essencial para o aperfeiçoamento da terapêutica e da própria efetivação do direito ao acesso à saúde. Entretanto, para que se possa refletir sobre edição genética terapêutica no âmbito das relações de saúde, é fundamental realizar a abordagem tanto no que diz respeito ao Sistema Único de Saúde, quanto ao sistema de Saúde Complementar.

O sistema de saúde do Brasil encontra fundamento jurídico na Constituição Federal e na Lei nº 8.080/1990, que estabelece a criação do Sistema Único de Saúde e define suas diretrizes e regulamentações. Embora esse sistema seja unificado e respaldado pelo Estado, é possível que a iniciativa privada atue nas relações de saúde em caráter complementar, conforme disposto pelo parágrafo 2º do artigo 4º da Lei nº 8.080/1990[399].

Nesse sentido, essa participação da iniciativa privada no sistema de saúde ocorre através da atuação dos planos e seguros de saúde privados, sendo conhecida como Saúde Complementar. A regulamentação da Saúde Complementar se dá, por sua vez, através de um microssistema jurídico formado pelos seguintes diplomas legais: Lei nº 9.656/1998, que dispõe sobre os planos de saúde; Lei nº 9.961/2000, que institui a Agência Nacional de Saúde Complementar (ANS); e pela Lei

399 BRASIL. **Lei 8.080, de 19 de setembro de 1990**. Dispõe sobre as condições para a promoção, proteção e recuperação da saúde, a organização e o funcionamento dos serviços correspondentes e dá outras providências. Disponível em: http://www.planalto.gov.br/ccivil_03/leis/l8080.htm Acesso em: 15 ago. 2021.

nº 8.078/1990, o Código de Defesa do Consumidor, utilizado de forma subsidiária para solucionar eventuais conflitos entre operadoras e contratantes. Todo esse arcabouço legal ainda conta com normas infralegais expedidas pela ANS, compondo o instituto jurídico da Saúde Complementar no Brasil[400].

Vale dizer que a ANS conta com uma tabela, atualizada a cada 2 anos, contendo o rol de procedimentos e eventos de saúde que devem ser obrigatoriamente garantidos pela cobertura dos planos privados de assistência à saúde contratados a partir de 1º de janeiro de 1999. Na atualização mais recente, estabelecida através da Resolução Normativa nº 465, de 24 de fevereiro de 2021, foram incluídos procedimentos como o "aconselhamento genético", "rearranjo gênico células B por PCR", pesquisa com cromossomo philadelfia e "análise molecular de DNA"[401]. A constante incorporação de práticas terapêuticas desse tipo demonstra como elementos da genética estão cada vez mais presentes no âmbito das relações de saúde.

A utilização da edição genética terapêutica é fundamental para a maior efetivação do direito ao acesso à saúde no Brasil. Por esse motivo, incorporar essa técnica como alternativa médica eficaz e barata é imprescindível para o enfretamento de patologias

400 ANTONIO, Gilka Lopes Moreira. Planos privados individuais de saúde: o consumidor ainda tem poder de escolha? **Caderno Ibero-Americanos de Direito Sanitário**, nº 7, p. 163-182, jan/mar, 2018.

401 MINISTÉRIO DA SAÚDE; AGÊNCIA NACIONAL DE SAÚDE SUPLEMENTAR. **Resolução Normativa – RN nº 465, de 24 de fevereiro de 2021**. Atualiza o Rol de Procedimentos e Eventos em Saúde que estabelece a cobertura assistencial obrigatória a ser garantida nos planos privados de assistência à saúde contratados a partir de 1º de janeiro de 1999 [...]. Disponível em: https://www.in.gov.br/web/dou/-/resolucao-normativa-rn-n-465-de-24-de-fevereiro-de-2021-306209339. Acesso em: 17 set. 2021.

genéticas, em caráter preditivo, preventivo ou terapêutico. Nessa seara, a edição genética terapêutica além de ser englobada pelo SUS, deve ser objeto de cobertura dos planos de saúde privados.

Ocorre que, no atual estágio de desenvolvimento da tecnologia, a expansão dessa cobertura depende do aperfeiçoamento do sistema CRISPR/Cas9 e do seu reconhecimento como tratamento indicado. Isso porque a Lei nº 9.656/1998, em seu artigo 10, retira da cobertura dos planos de saúde as seguintes medidas de saúde: tratamentos clínicos ou cirúrgicos experimentais e o fornecimento de medicamentos importados não nacionalizados[402]. Nesse contexto, embora avance rapidamente e demonstre resultados promissores, a edição genética em seres humanos ainda tem caráter experimental, o que representaria um impedimento para sua aplicação no âmbito da Saúde Complementar.

Entretanto, embora a edição genética terapêutica ainda esteja em fase experimental ao redor do mundo, o número crescente de pesquisas e resultados promissores alcançados pela ciência aponta para a lapidação da técnica a médio prazo. Quanto mais resultados positivos são atingidos nos experimentos com CRISPR-Cas9, maior se torna o interesse em aprimorar essa tecnologia capaz de revolucionar os protocolos terapêuticos de diversas patologias.

Em suas lições sobre as revoluções científicas, Thomas Kuhn ensina que a "ciência normal" se baseia na articulação de paradigmas estabelecidos pelos cientistas[403]. Dessa forma,

402 BRASIL. **Lei 9.656, de 3 de junho 1998**. Dispõe sobre os planos e seguros privados de assistência à saúde. Disponível em: http://www.planalto.gov.br/ccivil_03/leis/l9656.htm Acesso em: 15 ago 2021.

403 KUHN, Thomas. **A estrutura das revoluções científicas.** Tradução de Beatriz Vianna Boeira e Nelson Boeira. São Paulo: Perspectiva, 1998, p. 47.

o desenvolvimento científico está sempre voltado à solução de problemas decorrentes do paradigma, mas que ainda não foram devidamente enfrentados. Nessa perspectiva, é razoável considerar que, dentro de alguns anos, a tecnologia CRISPR-Cas9 passará de uma ferramenta experimental para um protocolo indicado terapeuticamente[404]. É por isso que a reflexão sobre a incorporação da edição genética aos sistemas de saúde deve se dar desde já[405].

A título de exemplo, em 2018, foi aprovada uma terapia genética na qual foi inserido um gene modificado através da utilização de um vírus adenoassociado a fim de tratar uma enfermidade na visão. A comercialização dessa terapia custa aproximadamente € 850.000,00. Marfany teme que um processo terapêutico semelhante, mas baseado no CRISPR-Cas9, possa custar ainda mais. Nesse contexto, caso nem o sistema público de saúde nem a iniciativa privada arquem com essas despesas, a universalidade desse tratamento médico poderia ser comprometida, uma vez que o acesso à terapia não alcançaria todos os pacientes, mas apenas aqueles com poder aquisitivo suficiente para arcar com as custas[406].

404 MEIRELLES, Ana Thereza; VERDIVAL, Rafael. Implicações bioético-jurídicas do uso da edição genética como alternativa terapêutica nas relações de saúde no Brasil. **Revista da Faculdade Mineira de Direito**, v. 23, n. 46, p. 161-186, 2020. Disponível em: http://periodicos.pucminas.br/index.php/Direito/article/view/24704 Acesso em: 01 jul. 2021, p. 175.

405 Apesar de os custos envolvidos com a utilização do CRISPR/Cas9 serem flagrantemente mais baixos do que outras técnicas de edição genética, os possíveis valores elevados em determinadas aplicações terapêuticas são motivos de preocupação para Gemma Marfany. Ao tratar sobre as possibilidades terapêuticas desse método de edição, a geneticista chama a atenção para o alto preço que pode ser cobrado pelas empresas que intermediarem o uso da técnica e questiona se o seu acesso será, de fato, universal.

406 MARFANY, Gemma. Interrogantes y retos actuales de la edición genética. **Revista de Bioética y Derecho**, n. 47, p. 17-31, nov. 2019. Disponível em: https://doi.org/10.1344/rbd2019.0.28551 Acesso em: 28 jun. 2021, p. 24-25.

A partir da problemática proposta por Marfany, é possível levantar um importante aspecto da discussão: a desigualdade social em saúde como um obstáculo à incorporação da edição genética ao sistema de saúde brasileiro. Mesmo a técnica do CRISPR-Cas9 sendo mais barata e eficaz, existem milhões de pessoas no Brasil[407] que não têm capacidade econômica para suprir sequer suas necessidades básicas. Nesse cenário, a observância ao princípio da universalidade demanda a disponibilidade do tratamento disponível para todos os indivíduos, independentemente do seu poder econômico. Nesta senda, se uma nova terapêutica surge, é preciso que se torne acessível tanto para as pessoas que podem pagar por serviços privados, ou por planos de saúde, quanto para aquelas que utilizam diretamente o SUS.

No Brasil, existe uma acentuada diferença entre os serviços de saúde prestados no âmbito do SUS e na esfera dos planos de saúdes. Essa diferenciação, que, por vezes, toca a própria qualidade da assistência médica, evidencia desigualdades sociais em saúde, considerando o veemente distanciamento entre os tratamentos médicos ofertados àqueles que podem arcar com as despesas decorrentes e os ofertados aos que não podem. Não obstante, o SUS esbarra em dificuldades estruturais tanto na contratação de serviços privados, quanto no oferecimento de assistência médica ambulatorial. O resultado é uma concentração desigual de serviços de saúde, favorecendo

407 FRAGA, Érica. Extrema pobreza aumenta e pode piorar com Coronavírus. **Folha de São Paulo**, 04 abr. 2020. Disponível em: https://www1.folha.uol.com.br/mercado/2020/04/extrema-pobreza-aumenta-e-pode-piorar-com-coronavirus.shtml Acesso em: 19 maio 2020.

alguns indivíduos, enquanto outros ficam desassistidos[408].

A escassez normativa da Lei nº 11.105/2005, a Lei de Biossegurança de organismos geneticamente modificados, configura mais um obstáculo ao desenvolvimento da genética no país, considerando a insuficiência do seu conteúdo para regular aspectos relativos à genética. Um dos motivos para a inocuidade do referido diploma legal diz respeito ao seu contexto de criação. Isso porque o objetivo principal da promulgação dessa lei foi regulamentar a produção e comercialização de organismos transgênicos e as pesquisas científicas envolvendo células troncos, o que fazia sentido com as demandas da época, 2005, mas não resolve, de maneira satisfatória, as necessidades atuais[409].

A dinamicidade dos avanços genéticos demanda do Direito a elaboração de leis capazes de regular de maneira mais ampla novas aplicações e tecnologias, como a edição genética. Regulamentação essa que deve englobar, inclusive, o uso terapêutico da técnica. Não obstante, além do devido fundamento legal, a edição genética como protocolo terapêutico precisa estar em consonância com os princípios da universalidade e integralidade que regem o sistema público de saúde. Para tanto, faz-se necessário entender o impacto que as desigualdades sociais em saúde têm na efetivação desses princípios e, consequentemente,

---

408 COBUCCI, Ricardo Ney Oliveira; DUARTE, Lucélia Maria Carla Paulo da Silva. Bioética, assistência médica e justiça social. **Revista Bioética**, Brasília, v. 21, n. 1, p. 62-66, jan./abr. 2013, p. 64.

409 MEIRELLES, Ana Thereza; VERDIVAL, Rafael. Implicações bioético-jurídicas do uso da edição genética como alternativa terapêutica nas relações de saúde no Brasil. **Revista da Faculdade Mineira de Direito**, v. 23, n.46, p. 161-186, 2020. Disponível em: http://periodicos.pucminas.br/index.php/Direito/article/view/24704 Acesso 01 jul. 2021, p. 175.

na incorporação da edição genética ao sistema de saúde.

4.2 DESIGUALDADE SOCIAL EM SAÚDE COMO OBSTÁCULO À IMPLEMENTAÇÃO DA EDIÇÃO GENÉTICA TERAPÊUTICA

O direito à saúde é constitucionalmente garantido no ordenamento jurídico brasileiro. A existência de um sistema único, como o SUS, é imprescindível para que as pessoas, indiscriminadamente, possam ter acesso a uma assistência médica integral, capaz de efetivar esse direito fundamental tão importante. Nesse contexto, a estruturação jurídica do Sistema Único de Saúde, fundado na Constituição Federal e em legislação específica, é um dos elementos que contribuem para que o sistema de saúde brasileiro seja reconhecido como vanguardista.

Apesar disso, o SUS ainda se depara com diversos obstáculos que impedem que a efetivação do direito à saúde seja potencializada. Isso porque, não obstante o princípio da universalidade ser um dos alicerces do sistema, aspectos relacionados à desigualdade social dificultam o acesso igualitário aos serviços de assistência sanitária no país. Há um desiquilíbrio na utilização do sistema, o que gera a concentração dos serviços disponíveis a um grupo em detrimento de outro. Como resultado, a assistência de saúde se torna mais fácil em lugares específicos, enquanto pode estar ausente em outros.

A reflexão acerca dessa desigualdade social em saúde é importante, pois permite compreender como esse aspecto do sistema de saúde brasileiro afeta a incorporação de novas tecnologias e tratamentos médicos, como é o caso da edição genética. O cerne da discussão está no princípio da universalidade. Uma vez que protocolos terapêuticos baseados em CRISPR-Cas9 sejam englobados ao rol de procedimentos do SUS, é imprescindível que tais protocolos sejam disponibilizados para todos os usuários sem discriminação. Isso significa implementar os novos tratamentos não apenas nos grandes centros, mas também nas unidades de saúde mais remotas.

Esse tipo de atualização do sistema, por sua vez, demanda investimentos e recursos. Nesse ponto, o subfinanciamento do Sistema Único de Saúde se mostra como um dos obstáculos à pretendida universalidade. De acordo com o Instituto Brasileiro de Geografia e Estatística (IBGE), em 2015, as despesas com o consumo final de bens e serviços de saúde no Brasil corresponderam a apenas 9,1% do Produto Interno Bruto (PIB) do país[410]. Esse valor é considerado aquém do desejado pela Organização Mundial de Saúde, considerando que a média mundial da destinação orçamentária dos países à saúde é de 14%, podendo chegar a 16% nas nações mais ricas[411].

Não obstante, outro ponto que compromete a adequada distribuição de recursos pelo SUS diz respeito à sua oneração excessiva quanto ao fornecimento de tratamentos mais complexos. Isso ocorre em razão da crescente expansão da Saúde

410 ESTATÍSTICAS ECONÔMICAS. Conta-Satélite de Saúde 2010-2015: em 2015, 9,1% do PIB foram gastos no consumo de bens e serviços de saúde. **Agência IBGE Notícias,** 20 dez 2017. Disponível em: https://agenciadenoticias.ibge.gov.br/agencia-sala-de-imprensa/2013-agencia-de-noticias/releases/18915-conta-satelite-de-saude-release Acesso em: 17 ago. 2021.

411 SANTOS, Ricart César Coelho dos. **Financiamento da Saúde Pública no Brasil**. Belo Horizonte: Editora Fórum, 2016, p. 29.

Complementar, em especial no que tange à adesão da população a planos de saúde de baixo custo, que não cobrem enfermidades mais graves. Com isso, os usuários desses planos que necessitam de terapias mais caras acabam recorrendo ao SUS, que os assiste sem que haja alguma contrapartida por parte do plano[412].

O subfinanciamento do Sistema de Saúde reverbera na desequilibrada distribuição dos recursos do SUS nas regiões brasileiras. As disparidades demográficas existentes são flagrantes, por exemplo, quando se analisa o número de médicos para cada mil habitantes em diferentes regiões do país. Na região sudeste existem 2,81 médicos para cada mil habitantes. Porém, na região nordeste, esse número cai para 1,41. A situação é ainda pior na região norte, com essa proporção caindo para 1,16. Evidencia-se uma realidade totalmente distinta em cada lugar no Brasil, o que se faz mais visível quando se pensa em locais específicos. O Estado do Pará tem menos de 1 médico para cada mil habitantes, enquanto o Distrito Federal conta com 4,35[413].

A ausência de profissionais da medicina em algumas localidades do país evidencia a dificuldade de implementar novas tecnologias longe dos grandes centros. O médico é, logicamente, um dos elementos fundamentais para o fornecimento de assistência de saúde. Juntamente com outros profissionais igualmente importantes, como enfermeiros, técnicos e agentes

412 SALDIVA, Paulo Hilário Nascimento; VERAS, Mariana. Gastos públicos com saúde: breve histórico, situação atual e perspectivas futuras. **Estudos Avançados**, São Paulo, v. 32, n. 92, p. 47-61, abr. 2018, p. 51-52.

413 SCHEFFER, Mário *et al.* **Demografia Médica no Brasil 2018**. São Paulo: FM/USP, CFM, Cremesp, 2018. Disponível em: https://www.scielo.br/j/csc/a/6xgb47xJFxxY7dnL5jWRLqn/?lang=pt Acesso em: 17 ago. 2021, p. 44.

de saúde, compõe a equipe que disponibiliza à população do lugar os recursos humanos necessários para o início do atendimento. Consequentemente, se não há médicos disponíveis, a assistência médica fica comprometida desde o início.

Nessa senda, uma vez que nem mesmo a presença primordial do médico existe, a distribuição de novos recursos e ferramentas terapêuticas se torna difícil. Esse tipo de situação, comum no sistema de saúde brasileiro, gera problemas estruturais que acabam se fazendo mais urgentes do que as atualizações tecnológicas. Para que uma terapia baseada em edição genética possa ser utilizada em um centro de saúde, primeiro é preciso que a unidade tenha médico.

A inadequada distribuição e concentração de recursos traz desequilíbrios sistemáticos ao SUS, configurando elemento impeditivo da plena efetivação do direito à saúde. Quanto maior a desigualdade social em saúde, maiores as chances de os benefícios relacionados à edição genética terapêutica ficarem restritos a um pequeno grupo de pessoas. Pela perspectiva da saúde pública, essa tecnologia poderá estar disponível apenas em poucos lugares, uma vez que os recursos do SUS não são adequadamente alocados. Já pela perspectiva da saúde privada, a utilização da técnica ficaria disponível para quem pudesse pagar.

É importante ter em mente que o problema da desigualdade social em saúde não se restringe à inadequada alocação de recursos. De acordo com Pedro Reginaldo Prata, a ideia de desigualdade está associada a aspectos como a distribuição de renda, educação, acesso ao emprego, além de elementos subjetivos como o poder de decisão ou a influência social.

Tudo isso, consequentemente, impacta no acesso à saúde[414].

Conforme ensinam Amélia Cohn e Josué Souza Gleriano, o SUS, embora originalmente concebido como um sistema público fundado na universalidade, "estruturou-se como um sistema segmentado e estreitamente articulado com os interesses do mercado no setor público", o que implica a "mercantilização" tanto de sua estrutura interna quanto a "lógica da regulação do próprio setor privado"[415]. Para Giovanni Berlinguer, essa mercantilização se manifesta através da tendência de se transformar as ações de saúde aplicadas à vida humana em produtos de mercado[416].

Isso significa que a pretendida cobertura universal fica comprometida tanto pela inadequada alocação de recursos públicos, quanto pela cada vez maior dependência do setor privado. Sendo assim, uma vez que o sistema público de saúde não é capaz de viabilizar o seu amplo acesso igualitário, as diferenças sociais e econômicas passam a delimitar mais veementemente quem, de fato, tem acesso à saúde.

Toda essa problemática envolvendo mazelas do sistema público de saúde brasileiro causa impacto no processo de incorporação da edição genética como um protocolo terapêutico. Além da necessária adequação legislativa, capaz de regular, de maneira satisfatória, o uso da genética, trazer

414 PRATA, Pedro Reginaldo. Desenvolvimento Econômico, Desigualdade e Saúde. **Cadernos de Saúde Pública**, v.10, n. 3, p. 387-391, jul./set. 1994. Disponível em: https://doi.org/10.1590/S0102-311X1994000300018 Acesso em: 19 ago. 2021, p. 388.

415 COHN, Amélia; GLERIANO, Josué Souza. A urgência da reinvenção da Reforma Sanitária Brasileira em defesa do Sistema Único de Saúde. **Revista de Direito Sanitário**, v. 21, p. e0012, 2021. Disponível em: https://www.revistas.usp.br/rdisan/article/view/159190 . Acesso em: 19 ago. 2021, p. 6.

416 BERLINGUER, Giovanni. **Ética de la salud**. Buenos Aires: Lugar, 1966, p. 61.

a edição genética para um sistema como o SUS demanda investimentos tanto para a incorporação da tecnologia necessária, quanto para sua distribuição equitativa aos usuários.

Consequentemente, a partir do momento em que a lógica da saúde começa a se relacionar com aspectos mercadológicos, a existência de flagrantes desigualdades sociais afasta novos protocolos terapêuticos, pautados em tecnologias emergentes, da maioria das pessoas. É preciso ter em mente que a disponibilização de uma nova técnica é diferente de sua aplicação universalizada. Se o trato com o SUS não for capaz de encontrar maneiras de democratizar seus recursos, nem mesmo uma tecnologia democrática como o CRISPR-Cas9 poderá ser suficiente para fazer valer os princípios constitucionais que regem o sistema.

Nesse diapasão, tratamentos e protocolos terapêuticos baseados em edição genética devem ser disponibilizados de forma universal, acessíveis à coletividade de maneira equânime. A desigualdade em saúde consiste em um grande desafio para a incorporação de novas técnicas médicas promissoras. Logo, a má gestão de políticas públicas em saúde prejudica a população, que deixa de dispor de tratamentos mais adequados[417].

417 MEIRELLES, Ana Thereza; VERDIVAL, Rafael. Implicações bioético-jurídicas do uso da edição genética como alternativa terapêutica nas relações de saúde no Brasil. **Revista da Faculdade Mineira de Direito**, v. 23, n. 46, p. 161-186, 2020. Disponível em: http://periodicos.pucminas.br/index.php/Direito/article/view/24704 Acesso em: 01 jul. 2021, p. 177.

4.3 DIRETRIZES BIOÉTICAS: OS LIMITES NECESSÁRIOS A PARTIR DAS DECLARAÇÕES E EXPERIÊNCIAS INTERNACIONAIS

Os estudos em Genética trabalham com a essência do ser. A manipulação dos genes através das variadas técnicas de engenharia genética evidencia a possibilidade de se interferir diretamente na composição da espécie humana, embora as consequências desse tipo de intervenção não sejam ainda totalmente conhecidas.

Com a edição genética não é diferente. O uso dessa técnica, em especial a partir do surgimento do CRISPR-Cas9, envolve conflitos que se manifestam na esfera de direitos fundamentais, como a saúde, liberdade de investigação científica e dignidade humana[418]. Em razão disso, nos últimos anos, a comunidade científica vem se articulando no sentido de estabelecer diretrizes capazes de proporcionar segurança e responsabilidade ao uso dessa promissora ferramenta.

Como resultado dessa articulação, é possível encontrar diversos documentos, declarações e diretrizes elaboradas e endossadas por pesquisadores ao redor do mundo, especialmente aqueles ligados à genética e à bioética. Essas diretrizes buscam trazer uma perspectiva prática ao debate sobre os limites do uso da edição genética, razão pela qual apresentam, de forma clara, quais condutas são eticamente aceitáveis e quais não são.

418 BERNARDO-ÁLVAREZ, M. ÁNGELA. La revolución de CRISPR-Cas9: una aproximación a la edición genómica desde la bioética y los derechos humanos. **Revista Iberoamericana de Bioética**, n. 3, p. 1-13, 2017. Disponível em: https://doi.org/10.14422/rib.i03.y2017.003 Acesso em: 19 ago. 2021, p. 12.

Considerada como um marco na normatização sobre genética, a Declaração Universal sobre o Genoma Humano e os Direitos Humanos, de 1997, em seu artigo 1°, concebe o genoma humano como um "legado da humanidade", uma vez que consiste na "unidade fundamental de todos os membros da família humana"[419].

A referida Declaração, ponto de partida para se pensar diretrizes de aplicação da edição genética, preocupa-se com a garantia do respeito à dignidade e aos direitos humanos, de maneira que o ser humano seja compreendido para além das suas características genéticas, uma vez que, em razão de sua irrepetibilidade, "não pode ser representado apenas biologicamente"[420]. Não obstante, conforme destacam Maria de Fátima Freire de Sá e Bruno Torquato de Oliveira Naves, o genoma humano é evolutivo, pois está sujeito a mutações; e é extracomercial, não devendo ser permitida sua transação financeira[421].

O estudo de declarações e documentos internacionais sobre genética é imprescindível para que se possa ter um ponto de partida para a criação de uma legislação específica sobre o assunto no Brasil, uma vez que a já mencionada Lei de Biossegurança se mostra insuficiente para tal fim. A experiência internacional, fundada em elementos da bioética e do estudo dos direitos fundamentais, portanto, é indispensável para que

419 UNESCO. **Declaração Universal sobre o Genoma Humano e os Direitos Humanos**. 1997. Disponível em: http://www.dominiopublico.gov.br/download/texto/ue000055.pdf Acesso em: 27 ago. 2021.

420 SÁ, Maria de Fátima Freire; NAVES, Bruno Torquato de Oliveira. **Bioética e Biodireito**. 5.ed. Indaiatuba-SP: Editora Foco, 2021, p. 175.

421 SÁ, Maria de Fátima Freire; NAVES, Bruno Torquato de Oliveira. **Bioética e Biodireito**. 5.ed. Indaiatuba-SP: Editora Foco, 2021, p. 175.

se possa aprender como estudiosos do assunto, oriundos de países onde as pesquisas em genética são mais avançadas, lidam com as problemáticas que decorrem do tema. Nesse diapasão, toma-se como objeto de estudo dois documentos, oriundos respectivamente dos Estados Unidos e da Espanha.

O primeiro deles é o relatório "*Human Genome Editing: Science, Ethics and Governance*", elaborado pelas *National Academies of Sciences, Engineering, and Medicine* dos Estados Unidos da América, em 2017. O referido reafirma a edição genética como um instrumento rodeado de expectativas terapêuticas, seja para prevenir, tratar ou, até mesmo, erradicar doenças. Porém, para que se possa realizar uma abordagem adequada da técnica, o Documento determina a observação de 7 princípios gerais, imprescindíveis para fundamentar essa abordagem. São eles: 1) promoção do bem-estar (*promoting well-being)*; 2) transparência (*transparency)*; 3) devido cuidado (*due care)*; 4) ciência responsável (*responsible science)*; 5) respeito às pessoas (*respect for persons*); 6) justiça (*fairness*); 7) cooperação transnacional (*transnational cooperation*)[422].

Em outras palavras, o objetivo das diretrizes presentes no Documento é promover aplicações da edição genética que estejam voltadas à saúde e ao bem-estar dos indivíduos. Nesse contexto, a utilização da técnica deve se dar de maneira

422 NATIONAL ACADEMIES OF SCIENCES, ENGINEERING, AND MEDICINE. Committee on Human Gene Editing: Scientific, Medical, and Ethical Considerations. **Human Genome Editing: Science, Ethics, and Governance**. Washington, DC: National Academies Press, 2017. Disponível em: https://www.ncbi.nlm.nih.gov/books/NBK447270/ Acesso em: 19 ago. 2021, p. 33.

equilibrada, minimizando riscos e potencializando benefícios[423].

Não obstante, merece destaque o reconhecimento de universalidade que o relatório atribui às suas diretrizes, justificando o caráter principiológico almejado. Embora admita que as diferenças socioculturais e jurídicas entre os países inevitavelmente resultem em normativas internas específicas e distintas, o relatório afirma que alguns princípios podem ser compartilhados independentemente das especificidades de cada nação[424].

Esse posicionamento é importante para o estabelecimento de uma proteção adequada aos bens jurídicos implicados na edição genética. Nesse sentido, Carlos Maria Romeo Casabona entende que os direitos relacionados à genética humana e às biotecnologias têm origem a partir de uma "*soft law*", ou seja, "*normas jurídicas no esencialmente obligatorias ni coercitivas, sino más bien exhortativas*"[425]. Ainda segundo o professor espanhol, é através do Direito Constitucional que esses direitos são incorporados a cada ordenamento jurídico, materializando os

423 NATIONAL ACADEMIES OF SCIENCES, ENGINEERING, AND MEDICINE. Committee on Human Gene Editing: Scientific, Medical, and Ethical Considerations. **Human Genome Editing: Science, Ethics, and Governance**. Washington, DC: National Academies Press, 2017. Disponível em: https://www.ncbi.nlm.nih.gov/books/NBK447270/ Acesso em: 19 ago. 2021, p. 32.

424 NATIONAL ACADEMIES OF SCIENCES, ENGINEERING, AND MEDICINE. Committee on Human Gene Editing: Scientific, Medical, and Ethical Considerations. **Human Genome Editing: Science, Ethics, and Governance**. Washington, DC: National Academies Press, 2017. Disponível em: https://www.ncbi.nlm.nih.gov/books/NBK447270/ Acesso em: 19 ago. 2021, p. 32.

425 ROMEO CASABONA, Carlos Maria. La genética y la biotecnologia en las fronteras del derecho. **Acta Bioethics**, v. 8, n. 2, p. 283-297, 2002. Disponível em: http://dx.doi.org/10.4067/S1726-569X2002000200009 Acesso em: 19 ago. 2021, p. 290.

limites legais para investigação e práticas associadas à genética[426]. Sendo assim, é possível que os mesmos princípios gerais que direcionam a prática de edição genética sejam recebidos por diferentes ordenamentos jurídicos, adequando-se a sua realidade.

Quanto à finalidade do uso da técnica, percebe-se que o *Human Genome Editing: Science, Ethics and Governance* apresenta posicionamento favorável ao uso da edição genética terapêutica. Para tanto, aponta vantagens desse tipo de terapia perante outros métodos de tratamento tradicionais. A edição genética é flexível, permitindo desde a inativação até a modificação ou substituição dos genes. Além disso, o nível de segurança e eficiência é mais elevado, o que se potencializada quando se utiliza o CRISPR/Cas9. Tudo isso sem falar da maior acessibilidade que essa ferramenta trouxe[427].

Não obstante, as maiores controvérsias se referem às diferentes implicações entre o uso terapêutico da edição genética em células somáticas e germinativas. No que tange às células somáticas, o relatório afirma que a regulamentação se assemelha àquelas relativas a outros estudos clínicos. Nessa senda, deve-se observar aspectos como diminuição de riscos e maximização de benefícios ao paciente, bem como a existência de consentimento informado[428]. Verifica-se, então, uma postura mais permissiva, que leva em consideração a semelhança entre edição genética somática e outros tipos de terapias experimentais.

428 NATIONAL ACADEMIES OF SCIENCES, ENGINEERING, AND MEDICINE. Committee on Human Gene Editing: Scientific, Medical, and Ethical Considerations. **Human Genome Editing: Science, Ethics, and Governance**. Washington, DC. National Academies Press, 2017. Disponível em: https://www.ncbi.nlm.nih.gov/books/NBK447270/ Acesso em: 19 ago. 2021, p. 109.

No que concerne à terapia genética utilizando edição de células germinativas, o relatório tem um posicionamento vanguardista. De acordo com as *National Academies*, editar células germinativas é algo que demanda cautela, porém, essa precaução não implica a proibição da conduta. Nesse contexto, conforme o relatório, é eticamente aceitável e permissível realizar a edição genética germinativa desde que sejam devidamente respeitados critérios como: 1) ausência de alternativas terapêuticas razoáveis; 2) a aplicação seja utilizada para editar genes comprovadamente identificados como causadores de uma grave doença ou condição; 3) acompanhamento multigeracional de longo prazo; 4) análise aprofundada dos riscos e benefícios da aplicação; 5) máxima transparência, autonomia e privacidade dos pacientes[429].

Partindo dos Estados Unidos para a Europa, é possível vislumbrar o debate bioético sobre os limites do uso da edição genética no "*Documento sobre bioética y edición genómica en humanos*"[430], elaborado por Josep Santaló e María Casado. O relatório feito pelos professores espanhóis, assim como aquele desenvolvido pelas *National Academies* americanas, objetiva estabelecer diretrizes de aplicação para o uso da técnica.

No documento em questão, a edição genética, mais uma vez, é reconhecida como ferramenta promissora, apta

429 NATIONAL ACADEMIES OF SCIENCES, ENGINEERING, AND MEDICINE. Committee on Human Gene Editing: Scientific, Medical, and Ethical Considerations. **Human Genome Editing: Science, Ethics, and Governance**. Washington, DC: National Academies Press, 2017. Disponível em: https://www.ncbi.nlm.nih.gov/books/NBK447270/ Acesso em: 19 ago. 2021, p. 134-135.

430 SANTALÓ, Josep; CASADO, María. **Documento sobre bioética y edición genómica en humanos**. Barcelona: Edicions de la Universitat de Barcelona, 2016. Disponível em: http://hdl.handle.net/2445/105022 Acesso em: 19 ago. 2021.

a funcionar, por exemplo, como alternativa terapêutica para pacientes oncológicos gravemente doentes que esgotaram todos os tratamentos disponíveis[431]. Porém, diferentemente do relatório norte-americano, que apresenta uma abordagem mais taxativa, condicionando a utilização da edição genética à estrita observação dos princípios gerais estabelecidos, o *Documento sobre bioética y edición genómica en humanos* propõe uma posição gradualista, pautada no princípio da precaução.

Nesse sentido, o relatório espanhol propõe que a aprovação do uso de técnicas de edição genética se dê por etapas. A primeira etapa teria intuito investigativo, viabilizando a liberação do uso terapêutico da edição em células somáticas, uma vez que essa modalidade, como já mencionado, aproxima-se em riscos e benefícios de outras terapias em fase experimental. Em seguida, dependendo da conveniência e segurança dos resultados obtidos, seria possível avançar da terapia germinal em casos específicos. Por fim, a terceira e última etapa envolveria a possibilidade do uso de edição para aperfeiçoamento genético, mas só seria colocada em prática após cuidado e exaustivo estudo de dados das fases anteriores. É importante ressaltar que todas essas etapas só poderiam ser realizadas desde que houvesse total garantia quanto à segurança metodológica da técnica, evitando o surgimento de problemas como geração de indivíduos mosaicos, cortes *off-target* ou impactos ambientais[432].

431 SANTALÓ, Josep; CASADO, María. **Documento sobre bioética y edición genómica en humanos**. Barcelona: Edicions de la Universitat de Barcelona, 2016. Disponível em: http://hdl.handle.net/2445/105022 Acesso em: 19 ago. 2021, p. 27.

432 SANTALÓ, Josep; CASADO, María. **Documento sobre bioética y edición genómica en humanos**. Barcelona: Edicions de la Universitat de Barcelona, 2016.

Não obstante, Santaló e Casado ainda trazem, no *Documento,* ponderações fundamentais para auxiliar a aplicação da edição genética em lugares como o Brasil, onde o tema ainda permanece pouco explorado. Nesse sentido, afirmam os espanhóis que as recomendações bioéticas dependem da análise e revisão normativa, em âmbito nacional e internacional, para se tornarem factíveis. Isso significa que só é possível utilizar técnicas de edição genética se o ordenamento jurídico tiver legislações como o Código Penal, leis de reprodução humana assistida, leis de investigação biomédica ou, no caso específico do Brasil, a Lei de Biossegurança, devidamente homogeneizados com as diretrizes propostas[433].

Por fim, sem prejuízo de outras recomendações presentes no relatório espanhol, destaca-se que o desenvolvimento e a aplicação da edição genética "*no pueden permanecer en manos de los ámbitos del poder económico y financiero*", uma vez que devem, necessariamente, ser guiadas "*por la idea de bien común y mejora de la calidad de vida*"[434]. Essa recomendação reforça o receio existente por parte dos bioeticistas quanto à possibilidade da incidência de uma lógica de mercado no âmbito das intervenções genéticas, evidenciando a hipótese habermasiana[435].

Ainda, vale destacar o posicionamento de Juan Rámon

Disponível em: http://hdl.handle.net/2445/105022 Acesso em: 19 ago. 2021, p. 31.

433 SANTALÓ, Josep; CASADO, María. **Documento sobre bioética y edición genómica en humanos**. Barcelona: Edicions de la Universitat de Barcelona, 2016. Disponível em: http://hdl.handle.net/2445/105022 Acesso em: 19 ago. 2021, p. 31.

434 SANTALÓ, Josep; CASADO, María. **Documento sobre bioética y edición genómica en humanos**. Barcelona: Edicions de la Universitat de Barcelona, 2016. Disponível em: http://hdl.handle.net/2445/105022 Acesso em: 19 ago. 2021, p. 32.

435 HABERMAS, Jürgen. **O futuro da natureza humana.** A caminho de uma eugenia liberal? Tradução de Karina Janini. São Paulo: Martins Fontes, 2004.

Lacadena[436], que defende a utilização da edição genética terapêutica apenas em células somáticas e em situações específicas. Para Lacadena, um dos critérios de aplicação observados deve ser a condição do paciente, que deve ser portador de patologias genéticas determinadas, de maneira a evitar totalmente qualquer prática eugênica ou voltada ao melhoramento da espécie. Observado esse critério, a terapia genética apenas deve ser feita se as alternativas médicas estiverem esgotadas, ou, existindo, sejam demasiadamente perigosas. Esse posicionamento mais restritivo guarda relação com o fato de que, para Lacadena, editar células somáticas evita maiores problemas éticos.

Diante dos embates éticos quando se discute edição genética, vale mencionar a existência do Conselho Nacional de Ética para as Ciências da Vida, órgão consultivo de Portugal, cuja função é "analisar os problemas éticos suscitados pelos progressos científicos nos domínios da biologia, da medicina ou da saúde em geral e das ciências da vida"[437]. Embora não trate especificamente sobre edição genética, esse Conselho tem amplitude suficiente para debater assuntos relacionados à Genética, pela própria natureza de sua função. Seu caráter consultivo é de importância na constituição de diretrizes voltadas ao uso das biotecnologias.

O estudo e a compreensão de diretrizes voltadas à utilização da edição genética são de suma importância, pois consistem nos

436 LACADENA, Juan Ramon. Edición genómica: ciencia y ética. **Revista Iberoamericana de Bioética**, n. 3, p. 1-16, 2017. Disponível em: https://doi.org/10.14422/rib.i03.y2017.004 Acesso em: 19 ago. 2021, p. 9.

437 PORTUGAL. **Lei nº 24, de 24 de maio de 2009**. Regime jurídico do Conselho Nacional de Ética para as Ciências da Vida. Disponível em: https://www.cnecv.pt/pt/legislacao. Acesso em 29 out. 2021.

primeiros passos para a elaboração de uma legislação capaz de regulamentar a temática no país. Consequentemente, não se pode falar em edição genética como protocolo terapêutico sem que, antes, haja um fundamento jurídico para o uso da técnica. Essa base legal, por sua vez, deve decorrer, conforme ensina Casabona, a partir da recepção de valores e direitos aptos a trazer soluções para os desafios inerentes a um mundo globalizado[438] e cada vez mais marcado pelo desenvolvimento da biotecnologia.

Como visto, as diretrizes bioéticas são fundamentais para guiar a conduta e ajudar a entender os limites na utilização das técnicas de edição genética. Com base em diversos preceitos presentes em tais diretrizes, já é possível encontrar diplomas normativos ao redor do mundo tratando sobre genética. Sendo assim, a fim de entender como essa regulamentação se dá em diferentes contextos, passa-se a analisar a discussão sobre edição genética a partir do panorama legal ao redor do mundo.

4.4 A DISCUSSÃO EM OUTROS PAÍSES

Embora os bens jurídicos envolvidos na prática de edição genética possam ser pensados de forma universalizada, uma vez que implicam intervenções no genoma na própria espécie humana, a sua tutela não se dá de maneira uniforme nas diferentes regiões do mundo. A maneira como os limites do uso dessa técnica são estabelecidos, como ressaltado

438 ROMEO CASABONA, Carlos Maria. Hacia un Derecho Transcultural para la Genética y la Biotecnología Humanas. **Revista de Bioética y Derecho**, n. 3, p. 3-8, 2005. Disponível em: https://revistes.ub.edu/index.php/RBD/article/view/7916/9817 . Acesso em: 19 ago. 2021, p. 4.

anteriormente, varia de acordo com aspectos culturais, sociais, jurídicos, econômicos e morais de cada país.

Ocorre que, conforme destaca Gemma Marfany, apesar do alto fluxo de compartilhamento de informações que caracterizam o mundo globalizado, as normas que regulamentam a edição genética são demasiadamente discrepantes, o que não faz sentido nesse contexto de interconectividade[439]. Para além do conteúdo normativo em si, causa preocupação diferentes níveis de restrição presentes nas normativas dos países.

Enquanto em algumas partes do mundo sequer existe qualquer tipo de regulação, em outras a legislação é demasiadamente restritiva. Como exemplo de países onde as leis dão pouca margem para a prática de edição genética, pode-se mencionar Brasil, Canadá, França e Alemanha. Por outro lado, nações como México e China apresentam normativas mais permissivas. A Ásia, inclusive, tem uma tendência a permitir maiores intervenções genômicas, considerando que China, Japão e Índia não contam com leis promulgadas sobre o assunto, mas apenas regulações. Ocupando uma posição intermediária, menciona-se Estados Unidos e o Reino Unido[440].

Quando um assunto envolvendo a tutela do patrimônio genético é tratado com limitações tão variáveis, a eficácia da proteção do bem jurídico é comprometida. Conforme aponta Marfany, não é

439 MARFANY, Gemma. Interrogantes y retos actuales de la edición genética. **Revista de Bioética y Derecho**, n. 47, p. 17-31, nov. 2019. Disponível em: https://doi.org/10.1344/rbd2019.0.28551 Acesso em: 28 jun. 2021, p. 27.

440 CYRANOSKI, David. What's next for CRISPR babies. **Nature**, v. 566, p. 440-442, 2019. Disponível em: https://media.nature.com/original/magazine-assets/d41586-019-00673-1/d41586-019-00673-1.pdf Acesso em: 20 ago. 2021, p. 441.

de grande serventia proibir ou restringir excessivamente a edição genética em alguns países, se em outros permitem experimentos mais avançados em razão de sua legislação mais afrouxada[441].

Pensar em uma legislação padronizada em nível mundial não parece uma solução razoável, uma vez que as especificidades de cada nação não podem ser desconsideradas na criação de uma legislação adequada. Em verdade, a mera incorporação acrítica de comandos normativos alienígenas pode prejudicar a proteção que se pretende construir, já que poderia não refletir atributos internos fundamentais que compõem a carga axiológica de uma norma.

Não obstante, uma temática como a edição genética também não pode ser tratada de forma independente, sem levar em consideração diretrizes oponíveis universalmente. É preciso haver um equilíbrio mínimo entre as legislações, considerando que as implicações do uso da técnica não ficam restritas ao lugar onde ocorre a edição. Trata-se da edição do genoma humano, devendo ser concebida em sua perspectiva notadamente transnacional.

Sendo assim, pensar essa regulação na perspectiva brasileira demanda compreender como a questão é tratada em diferentes locais do mundo, a fim de entender quais aspectos dessas normativas podem (e devem) ser incorporados ao ordenamento jurídico pátrio, de maneira que haja equilíbrio entre diretrizes bioéticas inafastáveis e a realidade do Brasil. O objetivo é a criação de uma legislação que atualize a regulamentação do tema no país, trazendo uma ótica vanguardista

441 MARFANY, Gemma. Interrogantes y retos actuales de la edición genética. **Revista de Bioética y Derecho**, n. 47, p. 17-31, nov. 2019. Disponível em: https://doi.org/10.1344/rbd2019.0.28551 Acesso em: 28 jun. 2021, p. 27.

que permita a consolidação de avanços científicos e traga benefícios para a população. Tudo isso sem que haja desrespeito a limites bioéticos que comprometam esses benefícios.

4.4.1 A terapia genética na Europa

A abordagem legal europeia sobre genética se inicia, em verdade, após a Segunda Guerra Mundial. As atrocidades cometidas nos campos de concentração nazistas, nos quais diversos experimentos eram forçosamente realizados nos prisioneiros que ali eram confinados, tornaram notória a necessidade de se adotar medidas rígidas para a regulação de experiências científicas em seres humanos. Nesse sentido, destaca-se a criação do Código de Nüremberg, em 1947, e da Declaração de Helsinki, de 1967 – diplomas legais que versam sobre a experimentação em seres humanas a partir do respeito ao consentimento informado e dos direitos humanos[442].

Na medida em que a biotecnologia avançava na seara da genética, novos instrumentos normativos foram sendo desenvolvidos. Nesse sentido, em 1993, foi elaborada a Declaração de Bilbao, com discussões motivadas pelo advento do Projeto Genoma Humano. A análise do documento permite observar a preocupação de bioeticistas e cientistas com temáticas como intimidade e dignidade das pessoas, discriminação genética, utilização de dados genéticos e alterações em células

442 SÁ, Maria de Fátima Freire; NAVES, Bruno Torquato de Oliveira. **Bioética e Biodireito**. 5.ed. Indaiatuba-SP: Editora Foco, 2021, p. 174.

germinativas[443]. Nota-se que os problemas discutidos há 28 anos ainda se mantêm relevantes nos dias atuais, tornando-se ainda mais flagrantes em razão do atual estágio das técnicas de edição genética.

Quatros anos mais tarde, em 1997, o Conselho da Europa promulgou a Convenção de Oviedo, com a finalidade principal de proteção da dignidade e dos direitos humanos a partir das aplicações da biotecnologia e da medicina. A regulamentação sobre o genoma humano está presente no capítulo do IV do convênio, nos artigos 11 a 14. Nesse contexto, o artigo 11 proíbe todas as formas de discriminação genética; o artigo 12 limita a realização de testes genéticos a finalidades estritamente voltadas à identificação de patologias; o artigo 13 proíbe a realização de modificações no genoma humano, salvo por motivos terapêuticos, desde que não se intervenha em células germinativas; e o artigo 14 proíbe a escolha de sexo nos casos de reprodução humana assistida[444].

A restrição quanto a práticas interventivas em células germinais humanas também se encontra presente no Regulamento nº 536/2016 da União Europeia, que versa sobre ensaios clínicos de medicamentos de uso humano. Segundo essa normativa, em seu artigo 90, "*no podrán realizarse ensayos de terapia génica que produzcan modificaciones en la identidad*

443 PAN AMERICAN HEALTH ORGANIZATION. Reunión Internacional sobre el Derecho ante el Proyecto del Genoma Humano. **Boletín de la Oficina Sanitaria Panamericana**, v. 115, n. 1, 1993. Disponível em: https://iris.paho.org/bitstream/handle/10665.2/16317/v115n1p82.pdf?sequence=1&isAllowed=y Acesso em: 23 ago. 2021, p. 83.

444 CONSEJO DE EUROPA. **Convenio Europeo sobre los derechos humanos y la biomedicina – Convenio de Oviedo**. 1997. Disponível em: https://www.chospab.es/comite_etica/documentos/DOCUMENTOS_INTERNACIONALES/Informe_Explicativo_Convenio_Oviedo.pdf Acesso em: 23 ago. 2021.

genética germinal del sujeto"[445]. Verifica-se, então, que, no âmbito da prática de edição genética, a modificação de células germinativas se mostra um fator limitante reincidente. Em outras palavras, de fato, há um forte entendimento, no contexto europeu, acerca da proibição de se editar células que viabilizem a transmissão das características modificadas à descendência.

A abordagem legal sobre edição genética na Europa tem duas perspectivas. As convenções e os regulamentos mencionados acima se referem à normativa geral da União Europeia, estabelecida pelo Parlamento Europeu e pelo Conselho da Europa. Essas normas vinculam, logicamente, os países que fazem parte da União Europeia e trazem comandos mais amplos. Por conta disso, a fim de maior compreensão acerca da aplicabilidade prática dessas normativas, faz-se necessário analisar também as normativas internas de cada país, que são variadas.

No Reino Unido, por exemplo, a regulação da investigação envolvendo embriões humanos fica a cargo do *Human Fertilisation and Embryology Act*[446], de 1990, mas posteriormente modificada em 2008, e do *The Human Fertilisation and Embryology (Research Purposes) Regulations*[447]. Dos comandos legais em

445 UNIÃO EUROPEIA. **Regulamento nº 536 de 16 de abril de 2014 del Parlamento Europeo y del Consejo**. Sobre los ensayos clínicos de medicamentos de uso humano, y por el que se deroga la Directiva 2001/20/CE. Disponível em: https://eur-lex.europa.eu/legal-content/ES/TXT/?uri=CELEX%3A32014R0536 Acesso em: 23 ago. 2021.

446 UNITED KINGDOM. **Human Fertilisation and Embryology Act**. 2008. Disponível em: https://www.legislation.gov.uk/ukpga/2008/22/pdfs/ukpga_20080022_en.pdf Acesso em: 23 ago. 2021.

447 UNITED KINGDOM. **The Human Fertilisation and Embryology (Research Purposes) Regulations**. 2001. Disponível em: https://www.legislation.gov.uk/uksi/2001/188/made/data.pdf Acesso em: 23 ago. 2021.

questão, destaca-se a necessidade de licença para a realização da investigação, que fica restrita a propósitos objetivamente estabelecidos: desenvolver conhecimentos sobre enfermidades congênitas, promover avanços em tratamentos de infertilidade e desenvolver ferramentas para detectar e tratar desordens genéticas. Além disso, vale dizer que o Reino Unido permite esse tipo de pesquisa apenas com o excedente embrionário oriundo de tratamentos para infertilidade, havendo o devido consentimento dos progenitores para a utilização desses embriões em pesquisa. Vale dizer, também, que qualquer tipo de experimento só pode ser feito em embriões com até 14 dias de existência.

É possível perceber que o Reino Unido apresenta normativas sobre genética mais permissivas quanto à investigação, apesar dos limites impostos, porém, mais restritivas quanto à prática de edição genética, especialmente na linha germinal. A implantação de embriões que tenham sido modificados de alguma maneira é estritamente proibida. Já a terapia genética envolvendo edição de células somáticas pode ser realizada desde que obtenha aprovação ética, licenciamento para ensaios clínicos oriundo das autoridades competentes e autorização comercial pela *European Medicines Agency*[448].

Na Alemanha, a legislação é ainda mais restritiva. A regulação da temática fica a cargo da Lei de Proteção de Embriões, a *Gesetz zum Schutz von Embryonen*. O referido dispositivo tem por objetivo impedir que embriões sejam utilizados

448 DAWSON, Marcus; BORDER, Peter. **Genome Editing**. UK Parliament, post note 541, nov. 2016. Disponível em: https://researchbriefings.files.parliament.uk/documents/POST-PN-0541/POST-PN-0541.pdf Acesso em: 23 ago. 2021.

indiscriminadamente em pesquisas científicas, protegendo a vida humana desde seus estágios mais iniciais. Nesse contexto, de acordo com a lei alemã, é proibido fomentar o desenvolvimento extracorpóreo de embriões humanos para qualquer finalidade além de provocar uma gravidez. Ainda, modificar artificialmente a informação genética de células germinativas humanas, bem como utilizar células germinais que tenham sido alteradas geneticamente, são crimes com pena de prisão de até cinco anos ou multa[449].

Partindo para o ordenamento jurídico espanhol, vale mencionar a Ley 14/2006 sobre técnicas de reprodução humana assistida. Isso porque, em seu artigo 13, a legislação autoriza a prática de técnicas terapêuticas embrionárias, a fim de tratar uma finalidade ou impedir sua propagação, desde que observados alguns requisitos. O primeiro deles diz respeito à existência do consentimento informado por parte do casal ou da mulher quanto aos riscos do procedimento. Em seguida, a medida terapêutica deve ser aplicada em enfermidades graves ou gravíssimas, precisamente diagnosticadas e que apresentem razoáveis chances de melhora ou cura. Ainda, tais técnicas terapêuticas não podem modificar caracteres hereditários que não estejam relacionados com a patologia tratada, tampouco devem ser utilizadas para seleção de indivíduos em qualquer natureza. Não obstante, é importante mencionar que todas essas práticas dependem de liberação pela autoridade sanitária competente para serem realizadas[450].

---

449 ALEMANHA. **Gesetz zum Schutz von Embryonen**. 13 dez. 1990. Disponível em: https://www.gesetze-im-internet.de/eschg/ Acesso em: 23 ago. 2021.

450 ESPANHA. **Ley 14/2006, de 26 de mayo**. Sobre técnicas de reproducción humana asistida. Disponível em: https://www.boe.es/eli/es/l/2006/05/26/14/con Acesso em: 23 ago. 2021.

A partir da análise de algumas normativas europeias, torna-se possível perceber que a regulamentação da edição genética na Europa ainda é caracterizada pela cautela. Há uma tendência a restringir a utilização da técnica, em especial no que tange às modificações genéticas em células germinativas, pautada na proteção do patrimônio genético humano e na dignidade da pessoa.

Nota-se também que os dispositivos acima mencionados se referem, especificamente, à reprodução humana assistida. Entretanto, essa especificidade legal não se distancia da discussão sobre edição genética, uma vez que é possível encontrar em tais dispositivos comandos normativos que impedem intervenções no genoma dos embriões ali tutelados. Essas intervenções, atualmente, têm como um dos principais instrumentos a edição genética através do CRISPR-Cas9.

Se a Europa trata com cautela os assuntos relacionados à genética, o mesmo grau de restrição normativa não pode ser considerado padrão quando se analisa outras regulamentações ao redor do mundo. Nesse contexto, um bom contraponto à perspectiva europeia pode ser encontrado em países da Ásia, onde a prática de edição genética ocorre de forma mais permissiva, conforme se verificará a seguir.

4.4.2 A experiência chinesa

Nos últimos anos, a China tem despontado como o país mais avançado no que se refere às pesquisas terapêuticas utilizando CRISPR-Cas9. De acordo com a plataforma de banco de dados *Clinical Trials*, dos 10 primeiros estudos envolvendo a tecnologia, 6 são desenvolvidos por pesquisadores chineses[451]. Essa quantidade expressiva de experimentos e pesquisas indica que o país tem viabilizado o aprofundamento dos conhecimentos genéticos de maneira intensa.

Não obstante, os avanços científicos da China em genética podem também ser verificados em um viés qualitativo. Isso porque, conforme Dennis Normile, já foram reportados estudos chineses envolvendo uso do CRISPR-Cas9 para correção em embriões de genes mutantes responsáveis pelo surgimento de doenças sanguíneas debilitantes, além de infusões em pacientes oncológicos com suas próprias células imunes editadas geneticamente[452].

Ainda de acordo com Normile, um dos motivos para que os pesquisadores chineses consigam realizar tantos experimentos com o CRISPR-Cas9 diz respeito ao número menor de obstáculos burocráticos que eles precisam enfrentar. Ensaios clínicos na China demandam apenas uma simples avaliação de ética e segurança, geralmente realizados pela própria instituição fomentadora da pesquisa. A título de comparação, nos Estados Unidos, a realização do mesmo experimento demandaria aprovação em revisões feitas pelo comitê consultivo de DNA recombinante das *National Institutes of Health* (*NIH*), pela *Food and Drug Administration*, além da própria instituição onde a pesquisa é feita[453].

451 U.S. NATIONAL LIBRARY OF MEDICINE. **Clinical Trials**. Studies found for: CRISPR. Disponível em: https://clinicaltrials.gov/ct2/results?cond=&term=crispr&cntry=&state=&city=&dist= Acesso em: 23 ago. 2021.

452 NORMILE, Dennis. China sprints ahead in CRISPR therapy race. **Science**, v. 358, issue 6359, p. 20-21, out. 2017. Disponível em: https://science.sciencemag.org/content/358/6359/20 Acesso em: 23 ago. 2021, p. 20.

453 NORMILE, Dennis. China sprints ahead in CRISPR therapy race. **Science**, v. 358, issue 6359, p. 20-21, out. 2017. Disponível em: https://

As diferenças entre a quantidade e exigência dos requisitos burocráticos para realização de ensaios clínicos envolvendo edição genética na Ásia e em outras partes do mundo é notória. Essa disparidade restritiva reforça a ideia de que a coexistência de normativas mais rígidas e mais afrouxadas inviabiliza a proteção do patrimônio genético de maneira geral.

Isso porque, conforme observa Marfany[454], de nada adianta um país restringir ou proibir práticas de edição genética, a fim de evitar modificações do genoma humano em gerações futuras, se outros países liberam o uso da técnica de forma mais ampla. O que passa a ocorrer, então, é justamente a modificação da espécie que se pretende evitar. É por isso que, não obstante a necessária soberania dos países sobre suas normativas internas, é preciso haver um consenso mínimo acerca do que se deve ou não fazer – e quando fazer[455].

Com isso, 122 pesquisadores chineses, de instituições como *Stanford University*, *MIT* e *the German Cancer Research Centre*, emitiram uma declaração conjunta condenando veementemente a ação de He Jiankui, destacando que, além de se tratar de uma ação temerária, sua atitude pode causar sérios prejuízos à

---

science.sciencemag.org/content/358/6359/20 Acesso em: 23 ago. 2021, p. 21.

454 MARFANY, Gemma. Interrogantes y retos actuales de la edición genética. **Revista de Bioética y Derecho**, n. 47, p. 17-31, nov. 2019. Disponível em: https://doi.org/10.1344/rbd2019.0.28551 Acesso em: 28 jun. 2021, p 27.

455 Essa maior liberdade na realização de experimentos genéticos passou a ser mais discutida após a controvertida experiência do professor chinês He Jiankui, conhecido por ter implantado dois embriões modificados geneticamente, ocasionando o nascimento dos primeiros bebês editados da história. A conduta de Jiankui ignora preceitos éticos básicos, além de negligenciar a segurança do uso da técnica, deixando de lado a possibilidade de cortes *off-target* e efeitos colaterais nos humanos gerados.

imagem de outros pesquisadores do país[456]. Essa preocupação, compartilhada por cientistas e bioeticistas chineses, é válida, uma vez que, há alguns anos, a China vem sendo acusada de adotar políticas nacionais obscuras, nas quais diferentes institutos seguem regras distintas no que tange à genética, como se verifica no texto de Jim Giles para a revista *Nature* em 2006[457].

As palavras de Giles, inclusive, foram refutadas por um grupo de seis pesquisadores chineses, que afirmaram que, embora as diretrizes políticas chinesas não sejam leis, são regulamentos adequados a tratar do assunto, uma vez que quase toda pesquisa realizada no país depende de financiamentos do governo. Ainda de acordo com os cientistas, as regulamentações em questão têm princípios semelhantes àqueles adotados pelas *National Academies* americanas[458].

Após a polêmica envolvendo He Jiankui e as bebês editadas geneticamente, a China realizou algumas reformas em seu ordenamento jurídico. Uma das mudanças mais significativas foi em seu Código Civil. Nesse sentido, o artigo 1008 do referido diploma legal passou a exigir consentimento escrito e análise ética para aprovação de qualquer ensaio clínico, deixando claro qual o seu propósito, seus riscos e benefícios. Já o artigo 1009

456 SCIENCE NET. **The Joint Statement by 122 Chinese Scientists Strong Condemnation of the First HIV Immune Genetic Modification**. 122 位科学家发联合声明:强烈谴责"**首例免疫艾滋病基 因编辑**", nov. 2018. Disponível em: http://news.sciencenet.cn/htmlnews/2018/11/420386.shtm Acesso em: 23 ago. 2021.

457 GILES, Jim. Rules tighten for stem-cell studies. **Nature**, v. 440, n. 9, 2006. Disponível em: https://www.nature.com/articles/440009a Acesso em: 23 ago. 2021.

458 CHENG, Linzhao; QIU, Ren-Zong; DENG, Hongkui *et al*. Ethics: China already has clear stem-cell guidelines. **Nature**, v. 440, n. 992, 2006. Disponível em: https://doi.org/10.1038/440992b Acesso em: 23 ago. 2021.

especifica que qualquer atividade de pesquisa envolvendo o genoma ou embriões humanos deve observar estritamente os conteúdos de leis e regulamentos administrativos e nacionais sobre a temática, não causando prejuízo aos indivíduos envolvidos e respeitando a moralidade ética e o interesse público[459].

Antes da reforma do Código Civil chinês, a regulamentação sobre genética e uso de embriões humanos ocorria através de diversos regulamentos administrativos infralegais que não forneciam uma base jurídica que estabelecesse alguma responsabilidade civil ou criminal. A mudança no Diploma Cível serviu como impulso a outras reformas, como no Código Penal chinês, que passou a contar com três novos tipos penais: a) a prática ilegal de edição genética em seres humanos; b) o crime de clonagem de embriões humanos; e c) o crime de grave ameaça à segurança dos recursos genéticos humanos[460].

A rápida reforma legal chinesa, que, em um curto espaço de tempo, criou leis para tratar de um assunto que, durante anos, foi regulado apenas por normas administrativas levanta dúvidas sobre a rigidez e segurança da tutela jurídica que se pretende implementar. Gera desconfiança também o fato de as referidas mudanças terem ocorrido apenas após um escândalo envolvendo um pesquisador chinês, mesmo com as bem consolidadas diretrizes bioéticas sobre edição genética já existentes no mundo científico.

---

459 SONG, Lingqiao; JOLY, Yann. After He Jianku: China's biotechnology regulation reforms. **Medical Law International**, v. 21, issue 2, 2021. Disponível em: https://doi.org/10.1177%2F0968533221993504 Acesso em: 23 ago. 2021, p. 178.

460 SONG, Lingqiao; JOLY, Yann. After He Jianku: China's biotechnology regulation reforms. **Medical Law International**, v. 21, issue 2, 2021. Disponível em: https://doi.org/10.1177%2F0968533221993504 Acesso em: 23 ago. 2021, p. 179.

O exemplo da China é importante para que se perceba a importância de ter uma legislação específica bem elaborada para tratar de um assunto tão complexo quanto a edição genética. Em contrapartida, a ausência de normas legais facilita a ocorrência de violações éticas de experiências que, ao invés de contribuir para o desenvolvimento da ciência, acabam gerando desconfiança, insegurança e receios.

Reforça-se, mais uma vez, a imprescindibilidade de alinhamento entre as leis que regulem a edição genética e as diretrizes bioéticas constituídas em caráter transnacional. Nesse contexto, a experiência chinesa pode ser um bom exemplo para o Brasil no que tange ao reconhecimento dos perigos que regulações desequilibradas podem trazer ao desenvolvimento biotecnológico.

4.4.3 A regulação administrativa dos Estados Unidos

A utilização de técnicas de edição do genoma humano não é proibida nos Estados Unidos, mas isso não significa que não haja controle e regulamentação sobre o assunto. Nesse sentido, destaca-se a existência de uma moratória imposta à prática de edição genética fiscalizada pela *Food and Drug Administration (FDA)* – agência norte-americana de vigilância sanitária – e baseada nas diretrizes dos *National Institutes of Health (NIH)*. Nesse contexto, quaisquer tentativas de alterar células germinais humanas são rejeitadas pelo *Recombinant DNA Advisory Committee (RAC)* dos *NIH*, enquanto pesquisas e estudos sobre o tema dependem da regulação da *FDA*[461].

461 LIU, Shuang. Legal reflections on the case of genome-edited babies.

De início, é possível perceber nas políticas sobre genética norte-americanas a existência de um sistema de controle baseado em suas agências reguladoras. As atuações da *FDA* e dos *NIH* evidenciam uma tentativa de viabilizar avanços científicos na seara da edição genética de maneira que eventuais consequências negativas possam ser evitadas ou mitigadas. É nesse contexto que o arcabouço regulatório dos Estados Unidos pode ser considerado intermediário: nem proíbe ou restringe intensamente os estudos envolvendo edição, tampouco os autoriza livremente. Há uma tentativa de controle sobre o desenvolvimento das pesquisas.

A moderação regulatória da experiência americana busca desenvolver novos conhecimentos e instrumentos que tornem a edição genética mais segura e eficiente, a fim de utilizá-la como protocolo terapêutico. Um bom exemplo é a criação do *Somatic Cell Genome Editing (SCGE)*, consórcio financiado pelos *NIH* com o objetivo de acelerar o desenvolvimento de segurança e eficiência da edição genética em células somáticas para o tratamento de doenças[462]. Esse tipo de abordagem, inclusive, pode ser utilizado como modelo regulatório para o Brasil, conforme será discutido mais adiante.

Após a análise de diversos estudos e ensaios clínicos, o Fundo Comum dos *NIH* observou que as pesquisas em genética necessitavam de novas ferramentas de edição, além de sistemas de entrega e biológicos aptos a medir parâmetros de segurança

---

Global Health Research and Policy, v. 5, 2020. Disponível em: https://ghrp.biomedcentral.com/articles/10.1186/s41256-020-00153-4 Acesso em: 24 ago. 2021, p. 2.

462 SAHA, Krishanu; SONTHEIMER, Erick; BROOKS *et al.* The NIH Somatic Cell Genome Editing program. **Nature,** v. 592, p. 195–204, 2021. Disponível em: https://doi.org/10.1038/s41586-021-03191-1. Acesso em: 24 ago. 2021.

e eficácia das estratégias adotadas para editar genes. A partir disso, o consórcio *Somatic Cell Genome Editing (SCGE)* foi criado, reunindo diversas equipes multidisciplinares direcionadas ao atendimento dessas necessidades[463]. Nota-se, a partir dessa iniciativa, uma prioridade no aperfeiçoamento de técnicas capazes de viabilizar a terapia genética por edição de células somáticas, reforçando a moratória existente quanto às células germinais.

Em contrapartida, os próprios *NIH* reiteram que alterar o genoma humano em sua linha germinativa, mesmo com propósitos clínicos, consiste em um limite que não deve ser ultrapassado. De acordo com o diretor dos institutos Francis Collins, os *NIH* não financiam nenhuma tecnologia para edição genética em embriões humanos, uma vez que esse tipo de conduta envolve questões de segurança não mensuradas, além de afetar gerações futuras sem seu consentimento, sem que haja justificativas médicas plausíveis para tanto[464].

O posicionamento da associação dos institutos de saúde norte-americanos coaduna a postura adotada pelo *International Bioethics Committee* (*IBC*), da *United Nations, Educational, Scientific and Cultural Organization* (*UNESCO)*. De acordo com relatório de 2015, tratando sobre edição genética e direitos humanos, a referida instituição considera que essa

463 SAHA, Krishanu; SONTHEIMER, Erick; BROOKS *et al.* The NIH Somatic Cell Genome Editing program. **Nature,** v. 592**,** p. 195–204, 2021. Disponível em: https://doi.org/10.1038/s41586-021-03191-1. Acesso em: 24 ago. 2021, p. 191.

464 COLLINS, Francis. **Statement on NIH funding of research using gene-editing technologies in human embryos**. The NIH Director, 28 abr. 2015. Disponível em: https://www.nih.gov/about-nih/who-we-are/nih-director/statements/statement-nih-funding-research-using-gene-editing-technologies-human-embryos. Acesso em: 24 ago. 2021.

tecnologia desponta como um divisor de águas na medicina, além representar um dos avanços científicos mais promissores para a humanidade. Porém, uma vez que o genoma humano consiste na herança comum a todos os seres da espécie, esse patrimônio genético deve ser protegido. Logo, qualquer tipo de edição genética que se estenda à descendência deve se restringir a fins preventivos, diagnósticos ou terapêuticos[465].

A regulamentação estadunidense é pautada em uma complexa rede de normas e estatutos voltadas às questões envolvendo pesquisas com embriões e modificações na linha hereditária humana[466]. Conforme mencionado acima, a permissividade legal quanto à prática de edição genética encontra limite na atuação de agências reguladoras. Dessa forma, embora editar o genoma humano não seja formalmente proibido pelo ordenamento jurídico norte-americano, essa gama de mecanismos reguladores, aplicados em conjunto, praticamente inviabiliza utilizações mais amplas de tecnologias como o CRISPR-Cas9[467].

Nesse sentido, a *Food and Drug Administration* (*FDA*), por exemplo, é impedida de considerar a realização de quaisquer experimentos nos quais embriões humanos sejam intencionalmente

465 INTERNATIONAL BIOETHICS COMMITTEE. **Report of the IBC on updating its reflection on the Human Genome and Human Rights**. Paris: Unesco, 2015. Disponível em: https://unesdoc.unesco.org/ark:/48223/pf0000233258 Acesso em: 26 ago. 2021, p. 25-26.

466 COHEN, Ivan Glenn; ADASHI, Eli. The FDA is prohibited from going germline. **Science**, v. 353, p. 545-546, 2016. Disponível em: https://doi.org/10.1126/science.aag2960 Acesso em: 26 ago. 2021.

467 VAN BEERS, Brita. Rewriting the human genome, rewriting human rights law? Human rights, human dignity, and human germline modification in the CRISPR era. **Journal of Law and the Biosciences**, v. 7, p. 1-36, jan./jun. 2020. Disponível em: https://doi.org/10.1093/jlb/lsaa006 Acesso em: 26 ago. 2021.

criados ou modificados para manifestar alguma mudança em seu material genético. Ocorre que, sem a autorização da *FDA*, nenhum ensaio clínico envolvendo edição genética pode ser aprovado. Logo, tem-se nessa estratégia burocrática uma barreira contra a intervenção no genoma humano, especialmente reforçada em razão do experimento do Dr. He com as gêmeas chinesas editadas[468].

Parece haver, na política dos Estados Unidos sobre genética, uma tentativa de evitar violações éticas, inclusive previstas nas diretrizes internacionais as quais cientistas do país ajudaram a formular, sem que, para tanto, se estabeleça uma legislação demasiadamente rígida. Isso significa que, na prática, editar os genes de embriões, por exemplo, não é permitido, embora não seja expressamente proibido, como ocorre em outros locais do mundo. Nesse sentido, caso seja do interesse da política sanitária, essas restrições podem ser mais facilmente modificadas, uma vez que a prática estaria em consonância com a legislação.

Com base nessa perspectiva, é possível extrair da experiência americana a importância da atuação de agências reguladoras no controle da prática de edição genética. Consequentemente, almejando-se utilizar essa técnica como um protocolo terapêutico, é preciso que se estabeleça um conjunto regulatório formado por leis bem construídas e agências capazes de fiscalizar e aplicar essas leis.

A legislação estadunidense, ao não proibir a prática de edição genética diretamente, mas fazê-la por meio da *FDA*, permite que seja possível atualizar o controle legal de técnicas

468 JOHNSTON, Josephine. Budgets versus Bans: How U.S. Law Restricts Germline Gene Editing. **Hastings Center Report**, v. 50, n. 2, p. 4-5, 2020. Disponível em: https://doi.org/10.1002/hast.1094 Acesso em: 26 ago. 2021, p. 4.

e pesquisas envolvendo genética de maneira menos complicada, tornando mais viável harmonizar o ordenamento jurídico com os avanços científicos, sem comprometer, para tanto, a segurança e eticidade da conduta que se pretende regular.

4.5 UM NOVO PROTOCOLO TERAPÊUTICO: EDIÇÃO GENÉTICA E SAÚDE NO BRASIL

A efetivação da edição genética como um protocolo terapêutico demanda adequações jurídicas e estruturais do sistema de saúde ao qual pretende ser incorporada. Dentre a seara de elementos que devem ser verificados, merecem especial atenção aqueles voltados à segurança do procedimento e à justificativa para sua utilização. No contexto brasileiro, por sua vez, há uma ausência de pressupostos regulatórios capazes de proporcionar a proteção que a edição genética terapêutica demanda[469]. Esse panorama de insuficiência legislativa é o ponto de partida para se pensar alternativas de tratamento fundadas na edição de genes.

Partindo para a legislação sobre genética existente no Brasil, depara-se com a já mencionada Lei de Biossegurança. Esse diploma legal, embora traga em seu conteúdo alguns aspectos da genética, mais dificulta do que auxilia a construção de uma base jurídica eficiente, apta a proteger os bens jurídicos implicados na edição genética terapêutica. Um dos motivos para essa pobreza de

469 MEIRELLES, Ana Thereza; VERDIVAL, Rafael. Implicações bioético-jurídicas do uso da edição genética como alternativa terapêutica nas relações de saúde no Brasil. **Revista da Faculdade Mineira de Direito**, v. 23, n. 46, p. 161-186, 2020. Disponível em: http://periodicos.pucminas.br/index.php/Direito/article/view/24704 Acesso em: 01 jul. 2021, p. 177.

conteúdo é a ausência de uma distinção clara acerca de quais tipos de manipulação genética são permitidas no ordenamento pátrio[470].

Consequentemente, não se pode dizer se o uso de terapias gênicas é autorizado ou não. Essa abertura interpretativa equivocadamente constituída viabiliza múltiplos entendimentos que resultam em entraves práticos à aplicação de técnicas dessa natureza. É nesse sentido que, conforme explica Ana Thereza Meirelles, torna-se possível compreender que haveria vedação apenas à modificação da estrutura do DNA, em seus viés hereditário, de maneira que intervenções para tratar enfermidades já diagnosticadas, por meio da edição de células somáticas, seriam aceitas[471].

Diante dessa perspectiva de insuficiência normativa, torna-se flagrante a necessidade de se realizar uma reforma legislativa no que tange à regulação de práticas de edição genética no Brasil. Esse processo regulatório, como mencionado nos itens anteriores deste capítulo, deve coadunar as diretrizes bioéticas mais adotadas pela comunidade científica ao redor do mundo, refletindo na norma os valores vigentes no momento atual dessa biotecnologia e agregando maior proteção ao patrimônio genético humano. Ainda, a experiência regulatória internacional de países onde a edição genética está mais avançada também pode ser utilizada como fonte

470 MEIRELLES, Ana Thereza; VERDIVAL, Rafael. Implicações bioético-jurídicas do uso da edição genética como alternativa terapêutica nas relações de saúde no Brasil. **Revista da Faculdade Mineira de Direito**, v. 23, n. 46, p. 161-186, 2020. Disponível em: http://periodicos.pucminas.br/index.php/Direito/article/view/24704 Acesso em: 01 jul. 2021, p. 177.

471 MEIRELLES, Ana Thereza. A proteção à naturalidade do patrimônio genético face à proposta da eugenia liberal: o futuro da natureza humana em Jürgen Habermas. **Revista de Biodireito e Direito dos Animais**. vol. 3, n. 2, 2017. Disponível em: http://dx.doi.org/10.26668/IndexLawJournals/2525-9695/2017.v3i2.2301 Acesso em: 06 jul. 2021, p. 8.

análoga, adequando-se, no que for necessário, ao contexto interno.

Analisar e utilizar diretrizes e valores normativos sobre edição genética consolidados no cenário internacional é imprescindível, pois é preciso se valer de parâmetros científicos caso se pretenda criar regulações de qualidade. Agregar esses elementos é possível e legítimo, afinal, o patrimônio genético é um bem jurídico transnacional, ou seja, não está restrito a um ou outro país. Sendo assim, a especificação sobre os termos nos quais essa proteção vai se dar em cada legislação pode ser fundamentada no Direito Constitucional interno, de onde se pode extrair os limites para a prática da edição genética[472].

Quanto mais a biotecnologia e os conhecimentos sobre genética avançam, mais importante se faz a existência de normativas claras, bem elaboradas e tecnicamente adequadas. Conforme alerta Carlos Maria Romeo Casabona, as medidas de precaução e segurança na aplicação de técnicas como a edição genética, mesmo em sua seara terapêutica, devem ser proporcionais aos níveis tecnológicos das ferramentas disponíveis[473].

Em um mundo cada vez mais globalizado e interconectado, a aplicação desregulada da biotecnologia em genética pode extrapolar o controle dos Estados e da Comunidade Internacional, uma vez que as novas possibilidades geram "*atractivas tentaciones*

472 ROMEO CASABONA, Carlos Maria. La genética y la biotecnologia en las fronteras del derecho. **Acta Bioethics**, v. 8, n. 2, p. 283-297, 2002. Disponível em: http://dx.doi.org/10.4067/S1726-569X2002000200009 Acesso em: 13 jul. 2021, p. 291.

473 ROMEO CASABONA, Carlos Maria. Hacia un Derecho Transcultural para la Genética y la Biotecnología Humanas. **Revista de Bioética y Derecho**, n. 3, p. 3-8, 2005. Disponível em: https://revistes.ub.edu/index.php/RBD/article/view/7916/9817 . Acesso em: 19 ago. 2021, p. 3.

para pretender sobrepasar cualquier limite"[474]. Tem-se, então a, delicada missão de criar meios para que os benefícios terapêuticos de técnicas como a edição genética sejam incorporados ao dia-a-dia das pessoas, enquanto simultaneamente se estabelece barreiras contra usos injustificados e nocivos da mesma tecnologia, capaz de, pelo contrário, comprometer a saúde humana.

Nesse diapasão, o estudo e a assimilação dos avanços bioético-jurídicos oriundos da Comunidade Internacional são benéficos ao ordenamento jurídico brasileiro, uma vez que a transmissão de conhecimento é fundamental à disciplina da genética. Não há como se falar em incorporar a edição genética como alternativa terapêutica sem que se tenha um bom entendimento sobre o que é essa técnica, quais os motivos que justificam sua aplicação e quais os seus riscos e benefícios.

Ao se observar a Lei de Biossegurança brasileira, nota-se que as principais mazelas que comprometem sua eficácia decorrem justamente do uso equivocado dos conceitos presentes no texto legal. É possível perceber a falta de conhecimento do legislador na elaboração do diploma legal, o que resulta na confusão entre os termos empregados e na ambiguidade interpretativa da norma. Essa falta de conhecimento, por sua vez, dificulta o desenvolvimento da edição genética no Brasil, o que evidencia a necessidade de uma atualização.

Essa transmissão de conhecimento, inclusive, envolve as diversas áreas do saber, mesmo se tratando de edição genética.

474 ROMEO CASABONA, Carlos Maria. Hacia un Derecho Transcultural para la Genética y la Biotecnología Humanas. **Revista de Bioética y Derecho**, n. 3, p. 3-8, 2005. Disponível em: https://revistes.ub.edu/index.php/RBD/article/view/7916/9817 . Acesso em: 19 ago. 2021, p. 3.

Nessa senda, tão importante quanto assimilar as diretrizes bioético-jurídicas da experiência estrangeira, é agregar tecnologia e saberes técnicos. Ter acesso ao conhecimento científico permite compreender melhor tanto o desenvolvimento e a aplicação de técnicas de edição, contribuindo para o aumento da segurança do procedimento, quanto ajuda a garantir a autonomia dos pacientes pelo cumprimento e respeito ao consentimento informado[475].

Não obstante, como ensina María Ángela Bernardo Álvarez, "*contar con información veraz, rigurosa y clara facilitará el establecimiento de un amplio debate para la toma de decisiones sobre la utilización de CRISPR-Cas*"[476]. Nesse contexto, pensar o uso da edição genética terapêutica no SUS pressupõe um aprofundamento científico sobre o assunto. Esse aprofundamento, por sua vez, é multidisciplinar, pois envolve conhecimentos bioéticos, jurídicos e biológicos.

Porém, essa assimilação de conhecimento esbarra, mais uma vez, nos entraves normativos sobre genética no país. Pode-se perceber que a insuficiência legislativa, aqui reiterada, traz impactos que vão muito além de autorizar ou não a edição de genes, uma vez que atrapalha até mesmo o desenvolvimento de pesquisas sobre o assunto.

Não obstante, é preciso considerar, por outro lado, que a legislação tende a refletir prioridades político-sociais, razão

---

475 BERNARDO ÁLVAREZ, Maria Ángela. Edición genómica y libertad de investigación: ¿nuevos retos para viejos derechos? **Revista de Derecho y Genoma Humano. Genética, Biotecnología y Medicina Avanzada**, n. 51, p. 23-41, jul./dez. 2019, p. 39.

476 BERNARDO ÁLVAREZ, Maria Ángela. Edición genómica y libertad de investigación: ¿nuevos retos para viejos derechos? **Revista de Derecho y Genoma Humano. Genética, Biotecnología y Medicina Avanzada**, n. 51, p. 23-41, jul./dez. 2019, p. 40.

pela qual a Lei de Biossegurança não apresenta tanto enfoque em questões como a edição genética. A referida lei, criada em 2005, buscava regulamentar dois assuntos que estavam em grande evidência no Brasil à época: comercialização de organismos transgênicos e pesquisas com células-tronco[477]. Essa priorização demonstra que os diferentes problemas que cada país enfrenta influenciam no avanço de sua legislação.

Na América Latina, por exemplo, países que precisam discutir questões mais urgentes, que vão de crises econômicas à liberação/proibição do aborto, enfrentam maior pressão para lidar com tais assuntos. Esse foco de interesse, segundo Luna *et al*, pode explicar o motivo pelo qual poucas pessoas se interessam por assuntos como edição genética, e por que existem poucas iniciativas do Poder Público para educar e informar a população sobre essas tecnologias. Consequentemente, a ausência de debate acarreta a ausência de leis para regular essas novas tecnologias[478].

Existe uma dificuldade social em assimilar inovações biotecnológicas quando estas versam sobre temas como vida, morte e construção do próprio corpo. Nesse contexto, essa nova realidade que se impõe, fundada na biotecnologia, coloca em discussão toda uma construção antropológica, bem como provoca questionamentos sobre a autocompreensão humana[479].

477 MEIRELLES, Ana Thereza; VERDIVAL, Rafael. Implicações bioético-jurídicas do uso da edição genética como alternativa terapêutica nas relações de saúde no Brasil. **Revista da Faculdade Mineira de Direito**, v. 23, n. 46, p. 161-186, 2020. Disponível em: http://periodicos.pucminas.br/index.php/Direito/article/view/24704 Acesso em: 01 jul. 2021, p. 175.

478 LUNA, Florencia; CASADO, Maria; TURNER, Susan *et al.* Genome editing in humans, a topic only for academics from industrialized countries? **Revista de Derecho y Genoma Humano. Genética, Biotecnología y Medicina Avanzada**, n. 51, p. 43-60, jul./dez. 2019, p. 54.

479 RODOTÁ, Stefano. **La vida y las reglas**: entre el

Por conta disso, conforme ensina Salvador Bergel, torna-se difícil, para o direito, acompanhar os avanços científicos e proporcionar a tutela jurídica adequada às pessoas inseridas nos novos contextos emergentes. Porém, essa dificuldade não pode ser motivo para que as legislações estagnem. Nesse diapasão, é imprescindível "*actualizar las normas jurídicas o crear otras más efectivas para que los referidos avances no nos dejen desprotegidos; lo que ha sido reclamado desde diversos âmbitos*"[480]. O ordenamento jurídico deve sempre se adequar às novas realidades que emergem, razão pela qual deve regulamentar a edição genética.

Diante das análises feitas até aqui, torna-se possível perceber a importância de se estabelecer bases bioéticas e jurídicas para a implementação da edição genética como uma alternativa terapêutica. Nesse sentido, essa fundamentação almejada deve partir, conforme discutido anteriormente, de diretrizes estabelecidas no contexto internacional, em países nos quais as pesquisas envolvendo edição genética encontram-se mais avançadas. É possível extrair da experiência estrangeira pontos positivos e negativos, agregando-os à realidade brasileira na medida em que forem adequados.

A Lei de Biossegurança proíbe, de maneira genérica, práticas de engenharia genética em células germinativas humanas e é omissa quanto à prática em células humanas somáticas. Não há, por outro lado, qualquer menção ao termo "edição genética", o que evidencia a necessidade de atualização do seu conteúdo,

---

derecho y el no derecho. Ed. Trotta, Madrid: Ed. Trotta , 2014, p. 25.

480 BERGEL, Salvador. La medicina del futuro y la protección de los derechos fundamentales. **Revista de Derecho y Genoma Humano. Genética, Biotecnología y Medicina Avanzada**, n. 50, p. 15-25, jan./jun. 2019, p. 23.

a fim de que sejam sanadas suas imprecisões conceituais.

Tratando-se do uso da edição genética como um protocolo terapêutico, a regulamentação do tema deve viabilizar o uso dessa técnica na seara da terapia gênica em células somáticas. Para tanto, não basta que o texto legal seja silente sobre assunto, mas que autorize a prática expressamente, valendo-se da terminologia adequada. Uma legislação mais precisa, associada às ferramentas de fiscalização já existentes, viabilizará a constituição de novos protocolos terapêuticos baseados em edição genética somática.

Essa intervenção genômica deve ser incentivada quando se tratar de células somáticas, uma vez que não há risco de transmissão das modificações a gerações futuras. Além disso, essa modalidade de edição genética se assemelha a outras formas de tratamentos alternativos. Por conta disso, a terapia genética por edição de células somáticas tem potencial para ser incorporada ao sistema de saúde de maneira mais rápida. O custo-benefício do sistema CRISPR-Cas9 e a ampliação do rol de enfermidades que podem ser tratadas dessa forma se mostram um ponto positivo ao uso dessa tecnologia, razão pela qual se deve fomentar pesquisas na área.

Por outro lado, a edição genética terapêutica na linha germinativa demanda maiores cuidados. A possibilidade de transmitir as mudanças à descendência envolve dilemas éticos complexos, em especial no que tange à autonomia. Porém, o enfrentamento, e até mesmo a erradicação, de algumas doenças depende da edição em células germinais, como aquelas presentes nos embriões humanos. Por essa ótica, a existência de proibição legal taxativa, como se verifica na Lei de Biossegurança, impede a prática.

Diante desse cenário, no qual as consequências

bioéticas e jurídicas da edição genética terapêutica vão variar consideravelmente em razão do tipo de célula editada, a incorporação dessa promissora ferramenta médica ao sistema de saúde brasileiro passa pela adoção de diferentes soluções para a edição germinativa e para a edição somática. Com base nisso, passa-se a analisar, a seguir, duas diferentes propostas.

4.5.1 A impossibilidade da prática da edição genética em células germinativas

Diante dos impasses envolvidos, as normativas brasileiras devem buscar proteger o patrimônio genético e a dignidade humana. Uma vez que se pretende defender terapias gênicas baseadas em edição, é preciso identificar o que pode ser, imediatamente, colocado em prática e o que necessita, ainda, de cuidadoso aperfeiçoamento científico e proteção bioética.

Considerando tal perspectiva, deve-se ter em mente que a prática de edição genética em células germinativas humanas configura conduta não defendida por essa pesquisa. Os bens jurídicos envolvidos nesse tipo de utilização da edição genética não podem ser adequadamente tutelados, pois trata-se de questões projetadas no futuro e dotadas de elevado grau de incerteza.

A edição de células germinativas, de acordo com o que foi estudo no capítulo 3, envolve a modificação de características de seres humanos que ainda vão nascer. Alterar gametas ou embriões humanos com o CRISPR-Cas9 pode causar danos imensuráveis às futuras gerações, uma vez que não se tem conhecimento científico suficiente para controlar essa relação risco-benefício.

Seria possível argumentar que, no futuro, quando a edição genética for uma ferramenta segura e muito eficiente, a intervenção genômica embrionária poderá evitar que indivíduos ainda não nascidos desenvolvam uma grave patologia que comprometerá sua vida com dignidade. Nesse sentido, não havendo tratamentos alternativos para essas doenças ou, existindo, sejam demasiadamente prejudiciais, a edição genética poderá ser pensada como um instrumento apto a proporcionar o maior bem possível à saúde daquela pessoa. Não obstante, uma possibilidade hipotética e incerta, dotada de complexos problemas éticos, não pode ser fundamento para um protocolo terapêutico válido.

Ainda, deve-se atentar para o fato de que o atual estágio de desenvolvimento da edição genética não traz segurança suficiente para que essa tecnologia seja plenamente aplicada na linha germinativa humana. Nessa senda, ressalta-se a pesquisa de Kosicki, Tomberg e Bradley, alertando para os cortes *off target*, ou seja, em locais diferentes daqueles pretendidos pelos cientistas, o que pode levar ao desenvolvimento de câncer, além de destacarem a necessidade de mais estudos sobre o assunto[481].

O debate bioético acerca da edição genética germinativa está longe de alcançar um consenso. Parte da comunidade científica defende uma moratória internacional para o uso de edição em células humanas germinativas, a fim de que se discuta mais profundamente os aspectos técnicos, científicos, médicos, sociais, éticos e morais que devem ser considerados antes de autorizar esse tipo de edição. Essa moratória, porém, não se aplicaria a pesquisas e estudos que não envolvam a transferência do embrião editado ao útero de alguma pessoa[482].

Por outro lado, outra parcela da doutrina entende que moratórias seriam lapsos temporais estabelecidos arbitrariamente, uma vez que não há como garantir que, em um determinado intervalo de tempo fixado, os avanços científicos em edição genética germinativa vão permitir sua livre utilização. Com efeito, a criação de legislações e regulamentações mais flexíveis permitiria a adaptação normativa necessária para acompanhar os rápidos avanços científicos[483].

Diante desse atual contexto, no que se refere ao uso da edição genética como um protocolo terapêutico no Brasil, o uso da técnica na linha germinativa não encontra respaldo bioético nem jurídico a ponto de viabilizá-la como uma alternativa médica. Seja pela necessidade de mais debates éticos sobre o assunto no país, seja pela imprescindibilidade de desenvolvimento científico mais robusto, a edição genética germinativa ainda precisa percorrer um longo caminho para ser praticada no âmbito do sistema de saúde.

Apesar do constante aprofundamento que o estudo de técnicas de edição genética germinativa vem tendo ao redor do mundo[484], o receio com condutas neoeugênicas

482 LANDER, Eric *et al.* Adopt a moratorium on heritable genome editing. **Nature,** v. 567, p. 165-168, mar. 2019. Disponível em: https://media.nature.com/original/magazine-assets/d41586-019-00726-5/d41586-019-00726-5.pdf. Acesso em 28 out. 2021.

483 SCHAEFER, G. Owen. A case against a moratorium on germline gene editing. **The conversation**, 20 mar. 2019. Disponível em: https://theconversation.com/a-case-against-a-moratorium-on-germline-gene-editing-113827. Acesso em 28 out. 2021.

484 LUNA, Florencia; CASADO, Maria; TURNER, Susan *et al.* Genome editing in humans, a topic only for academics from industrialized countries? **Revista de Derecho y Genoma Humano. Genética, Biotecnología y Medicina Avanzada**, n. 51, p. 43-60, jul./dez. 2019, p. 45.

e os possíveis riscos ao patrimônio genético humano[485] são entraves que não contribuem, no momento, para o uso dessa abordagem da técnica como protocolo terapêutico.

Por fim, mas não menos importante, todas as implicações envolvidas na edição genética de células germinativas, mesmo que utilizada terapeuticamente, recaem sobre pessoas que não podem decidir sobre seu próprio corpo e seu genoma, pois ainda sequer nasceram. Vale ressaltar que as alterações hereditárias não ficam restritas a um indivíduo, mas a toda uma descendência que arcará com os ônus e benefícios de uma decisão que afetará sua existência, mesmo que tenha sido tomada por um distante ancestral.

4.5.2 A possibilidade da prática da edição genética em células somáticas

Atualmente, a edição genética em células humanas somáticas, especialmente por meio do sistema CRISPR-Cas9, representa o caminho mais viável para a criação de um novo protocolo terapêutico pautado nessa tecnologia no Brasil. A utilização de terapias gênicas por edição de células somáticas, inclusive, não depende necessariamente de alterações ou atualizações legislativas, uma vez que a Lei de Biossegurança não proíbe a prática de engenharia genética nesse tipo de celular. Sendo assim, diante do silêncio da lei, tem-se a possibilidade incorporar ao sistema de saúde essa promissora técnica a

485 LANPHIER, Edward; URNOV, Fyodor; HAECKER, Sarah Ehlen *et al.* Don't edit the human germ line. **Nature**, v. 519, p. 410-411, 2015. Disponível em: https://www.nature.com/articles/519410a. Acesso em 07 jul. 2021.

partir da utilização de ferramentas de controle já existentes.

No âmbito das células somáticas, a tutela dos bens jurídicos implicados na edição genética terapêutica vai além da existência de textos legais positivados. É de importância a existência de órgãos e sistemas de controle, capazes de garantir a segurança, efetividade e aplicabilidade das novas formas de tratamento médico que surgem.

No Brasil, o desenvolvimento e a implementação de novos instrumentos terapêuticos, como a edição genética, ocorrem sob a fiscalização da Agência Nacional de Vigilância Sanitária – a ANVISA. Criada pela Lei nº 9.782/1999, a ANVISA é uma autarquia sob regime especial, vinculada ao Ministério da Saúde. Por se tratar de uma entidade administrativamente independente, goza de prerrogativas que lhe asseguram a autonomia necessária para atuar na promoção da saúde da população.

Dentre as suas competências, estabelecidas no artigo 7º da mencionada lei, pode-se destacar a criação de normas reguladoras, políticas públicas, diretrizes de vigilância sanitária, além da aptidão para conceder e suspender registros de produtos e coordenar ações sanitárias[486]. Sendo assim, qualquer tentativa de incorporação de novas tecnologias terapêuticas ao sistema de saúde brasileiro deve, necessariamente, ser autorizada e fiscalizada pela Agência.

Conforme ensina Alexandre Santos de Aragão, a ANVISA é caracterizada pela integração de funções. Nesse sentido, sua atuação pode ser vislumbrada em "três poderes inerentes à regulação", quais sejam: a edição de regras, a aplicação concreta

486 BRASIL. **Lei 9.782, de 26 de janeiro de 1999**. Define o Sistema Nacional de Vigilância Sanitária, cria a Agência Nacional de Vigilância Sanitária, e dá outras providências. Disponível em: http://www.planalto.gov.br/ccivil_03/leis/l9782.htm. Acesso em 25 out. 2021.

dessas regras e a repressão a infrações. Ainda no âmbito das dimensões funcionais da ANVISA, é possível observar a existência de "decisões gerais e abstratas", fundadas, justamente, nos regulamentos nos quais a Agência está alicerçada[487].

Atualmente, é possível encontrar tratamentos por terapia gênica autorizados pela ANVISA. É o caso, por exemplo, do medicamento luxturna, produto de terapia gênica utilizado para tratar a distrofia hereditária da retina, doença causada por uma mutação no gene humano RPE65 e que resulta na perda de visão do paciente. O cerne desse produto, elaborado por meio da utilização de engenharia genética, é a presença de um vírus modificado geneticamente, no qual se insere o referido gene RPE65, tornando-o capaz de auxiliar na produção de uma enzima necessária para o adequado funcionamento da retina[488].

O referido medicamento, enquadrado como terapia gênica, é classificado como um produto de terapia avançada, estando a sua autorização para uso e o seu registro condicionados ao cumprimento das normas estabelecidas na Resolução da Diretoria Colegiada – RDC – nº 338, de 20 de fevereiro de 2020. Por meio dessa resolução, a Agência determina critérios de registro como: a apresentação de estudos de segurança e eficácia clínica do produto de terapia avançada; a comprovação de boas práticas de fabricação; a previsão

487 ARAGÃO, Alexandre dos Santos. As agências reguladoras independentes brasileiras: o caso da Agência Nacional de Vigilância Sanitária. **Revista de Direito Sanitário**, v. 10, n. 3, p. 77-89, 2010. Disponível em: https://www.revistas.usp.br/rdisan/article/view/13179. Acesso em 25 out. 2021, p. 85.

488 ANVISA. Aprovado primeiro produto de terapia avançada no Brasil. **Notícias Anvisa**, 06 ago. 2020. Disponível em: https://www.gov.br/anvisa/pt-br/assuntos/noticias-anvisa/2020/aprovado-primeiro-produto-de-terapia-avancada-no-brasil. Acesso em 25 out. 2021.

de efeitos adversos; e a apresentação de informações que orientem o profissional de saúde quanto à utilização daquele produto[489].

As denominadas boas práticas em terapias avançadas, o que inclui a terapia gênica, também são objeto de cuidadosa regulamentação. Nesse sentido, o tema é tratado especificamente na Resolução RDC nº 508, de 27 de maio de 2021. Conforme dispõe o artigo 2º da normativa, entende-se por boas práticas no âmbito das pesquisas e aplicações terapêuticas em células humanas a observação dos "requisitos técnico-sanitários mínimos relacionados ao ciclo produtivo de células e Produtos de Terapias Avançadas, com vistas à segurança e à qualidade destes produtos"[490].

A partir da análise da autorização do uso de terapias gênicas pela ANVISA, torna-se possível pensar na expansão dessa permissão à edição genética. Porém, é preciso deixar claro, conforme vem sendo reforçado neste trabalho, que terapia gênica e edição genética não são exatamente a mesma coisa. Nesse sentido, é possível que a edição genética seja utilizada como uma forma de terapia gênica, porém, isso não significa que toda terapia gênica se dá por meio da edição de genes.

O medicamento luxturna, mencionado anteriormente, tem como base a presença de um vírus modificado geneticamente. Esse vírus, uma vez inserido no corpo do paciente, supre a função do

489 ANVISA. **Resolução da Diretoria Colegiada - RDC nº 338**, de 20 de fevereiro de 2020. Dispõe sobre o registro de produto de terapia avançada e dá outras providências. Disponível em: https://www.in.gov.br/en/web/dou/-/resolucao-da-diretoria-colegiada-rdc-n-338-de-20-de-fevereiro-de-2020-244803291. Acesso em 25 out. 2021.

490 ANVISA. **Resolução da Diretoria Colegiada - RDC nº 508**, de 27 de maio de 2021. Dispõe sobre as Boas Práticas em Células Humanas para Uso Terapêutico e pesquisa clínica, e dá outras providências. Disponível em: https://www.in.gov.br/en/web/dou/-/resolucao-rdc-n-508-de-27-de-maio-de-2021-323013606. Acesso em 25 out. 2021.

gene humano RPE65 mutante, produzindo as enzimas que deveriam decorrer desse gene disfuncional, tratando a perda de visão.

Observa-se que, efetivamente, o produto de terapia avançada em questão proporciona modificações de natureza somática no organismo do paciente. O cerne de todo esse processo, por sua vez, é a aplicação de uma técnica de engenharia genética – para alterar o genoma do vírus, que passa funcionar como um vetor.

Utilizar o sistema CRISPR-Cas9 para alterar diretamente o gene humano RPE65, corrigindo a mutação, ou, então, para inserir no corpo do paciente o mesmo gene já corrigido, traria consequências práticas semelhantes ao uso do luxturna. As modificações terapêuticas pretendidas continuariam restritas a células somáticas do paciente, alternando-se, apenas, o instrumento de terapia gênica aplicado.

A Lei de Biossegurança não proíbe a prática de técnicas de engenharia genética em células somáticas, o que torna viável se valer da edição genética para o tratamento de doenças decorrentes de mutações nesse tipo celular. As técnicas de edição genética, portanto, poderiam ser enquadradas como formas de terapia avançada, submetendo-se às normativas da ANVISA, em especial àquelas previstas nas Resoluções RDC nº 338 e 508.

A mesma insuficiência conceitual que permeia a Lei de Biossegurança também pode ser verificada nas Resoluções RDC supramencionadas. Em nenhuma das normativas é possível encontrar a expressão "edição genética", que, conforme já dito, é uma prática específica. No ordenamento jurídico brasileiro, seja no âmbito legal ou infralegal, verifica-se, apenas, o uso de expressões como "engenharia genética" ou "terapia gênica", que não são sinônimos de edição genética, embora esta possa ser uma das formas de manifestação daquelas.

A possibilidade de incorporação da edição genética de células somáticas como uma terapia avançada é uma alternativa viável. A independência administrativa da Diretoria Colegiada da ANVISA permite a tomada de decisões nesse sentido, uma vez que autoridades políticas só podem intervir na atuação da Agência no que se refere à formulação de políticas públicas de vigilância sanitária e saúde[491].

A atual postura da ANVISA, autorizando a prática de terapias gênicas e regulando-as como terapias avançadas, é o primeiro passo para que se inicie o processo de incorporação das técnicas de edição genética terapêuticas, na seara das células somáticas, ao sistema de saúde brasileiro. Por um lado, a regulamentação de terapias avançadas garante a verificação de segurança e eficácia dos produtos avaliados. Por outro, a edição genética terapêutica em células somáticas não encontra proibição no ordenamento jurídico brasileiro.

Além disso, como foi estudado no capítulo 3, modificações em células somáticas não são transmitidas à descendência, de maneira que as intervenções terapêuticas em células dessa natureza podem ser realizadas em total respeito à autonomia do paciente, "*puesto que se les puede consultar por su voluntad de experimentar dicha modificación*"[492].

---

491 ARAGÃO, Alexandre dos Santos. As agências reguladoras independentes brasileiras: o caso da Agência Nacional de Vigilância Sanitária. **Revista de Direito Sanitário**, v. 10, n. 3, p. 77-89, 2010. Disponível em: https://www.revistas.usp.br/rdisan/article/view/13179. Acesso em 25 out. 2021, p. 86.

492 SANTALO, Josep. La mejora genética humana en los tiempos del CRISPR/Cas9. **Revista de Bioética y Derecho**, n. 47, p. 33-41, nov. 2019. Disponível

Protocolos terapêuticos baseados em edição genética somática se assemelham a outras terapias experimentais e avançadas, conforme afirma Lacadena. Sua utilização é, inclusive, desejável e ética, uma vez que pode ter como alicerce princípios como beneficência e justiça. Os desdobramentos, riscos e consequências desse tipo aplicação, vale dizer, são muito mais claros do que quando se pensa na edição genética germinativa[493].

Um maior entendimento sobre os riscos e benefícios de sua aplicação, bem como a ausência de proibição legal expressa e possibilidade de controle e autorização por meio da ANVISA, fazem da terapia gênica por edição de células somáticas uma promissora possibilidade para que a edição genética possa ser incorporada ao rol de terapias avançadas no Brasil, contribuindo para a construção de um novo e importante protocolo terapêutico.

em: https://doi.org/10.1344/rbd2019.0.28376. Acesso em 06 jul. 2021, p. 36.

493 LACADENA, Juan Ramon. Edición genómica: ciencia y ética. **Revista Iberoamericana de Bioética**, n. 3, p. 1-16, 2017. Disponível em: https://doi.org/10.14422/rib.i03.y2017.004. Acesso em: 28 jun. 2021.

5 CONCLUSÕES

O desenvolvimento do sistema CRISPR-Cas9 transformou a forma de praticar edição genética. Essa técnica, caracterizada durante anos pela alta complexidade e pelos altos custos de sua aplicação, com resultados nem sempre satisfatórios, passa a ser utilizada através de um instrumento barato e mais eficiente, o que traz à tona novas expectativas para o tratamento de enfermidades graves. As diversas pesquisas científicas realizadas nos últimos tempos apontam a edição genética como uma ferramenta promissora para melhorar a qualidade da saúde e da vida das pessoas. Essa seara terapêutica abre a possibilidade de se discutir a incorporação da técnica aos sistemas de saúde.

É notório como o desenvolvimento dos conhecimentos em genética historicamente transformam as relações de saúde humana. Antes da ascensão dessa ciência tão importante, as práticas médicas se limitavam basicamente a amenizar, dentro das possibilidades técnicas disponíveis, as doenças que afligiam as pessoas. O panorama terapêutico em períodos históricos, como a Antiguidade Clássica, era totalmente distinto. Nesse sentido, hereditariedade e medicina eram abordadas tanto através de pressupostos lógico-racionais quanto religiosos.

Com o advento da Modernidade, a crendice começa a ser substituída pela razão, em uma tentativa de explicar os fenômenos da vida a partir de uma ótica mais racional. O espírito de curiosidade da época faz com que a ciência avance, o que implica o surgimento de diversas descobertas importantes, entre as quais a teoria de

Mendel sobre a hereditariedade, fruto de suas experiências com ervilhas. É a partir de Mendel que as bases para aquilo que seria denominado "genética" começam a ser estabelecidas.

As mudanças gradativas no âmbito da ciência, ocorridas durante a modernidade, estabelecem alicerces para a revolução da genética. Os séculos XVIII e XIX são fundamentais para essa mudança de paradigma, uma vez que é nesse período que se começa a ter um maior desenvolvimento de ideias voltadas aos elementos causadores da hereditariedade e como isso pode interferir na vida humana. As mudanças na medicina, que se torna mais técnica, também são imprescindíveis, pois evidencia o caráter dinâmico dessa ciência, demonstrando que as relações de saúde são mutáveis de acordo com os conhecimentos e técnicas que se tem à disposição.

O grande impulso para a genética ocorre a partir do início do século XX, com a redescoberta do trabalho de Mendel. A partir dali, os avanços científicos passam a ocorrer mais rapidamente, ocasionando o descobrimento da molécula de DNA, bem como de sua estrutura de dupla-hélice. Mais adiante, a realização do Projeto Genoma Humano, com o mapeamento dos genes que compõem o corpo humano, evidenciou uma nova forma de se praticar medicina.

Tradicionalmente, a medicina se preocupava com questões como evitar a morte, prolongar a vida, conservar a saúde, promover cuidados paliativos e aliviar a dor e o sofrimento. Porém, com a ascensão da genética, torna-se possível identificar genes potencialmente causadores de doenças, viabilizando o enfrentamento dessas patologias antes mesmo que elas se manifestem. Passa-se a falar, então, em uma medicina preditiva e preventiva.

O aspecto preditivo tem o intuito justamente de identificar genes de risco, alertando o paciente para a possibilidade do surgimento de determinada doença. Já o aspecto preventivo consiste na atuação prática prévia, a fim de tomar medidas para evitar a manifestação da enfermidade. Essa nova seara da área médica impacta diretamente na saúde humana, principalmente no âmbito da oncologia. A descoberta precoce de um câncer aumenta consideravelmente as chances de cura, o que se torna mais fácil com o uso dos testes genéticos.

Não obstante, também é possível se valer do conhecimento em genética para criar protocolos terapêuticos personalizados para cada paciente, levando em consideração as peculiaridades do seu organismo, bem como da patologia tratada. Esse âmbito da atuação médica, denominada medicina de precisão, baseia-se no perfil molecular do indivíduo e pode trazer resultados benéficos e com menor toxicidade.

Percebe-se, então, como a genética transformou as relações de saúde humanas, aperfeiçoando a qualidade e os resultados dos tratamentos disponíveis. Partindo dessa construção histórica e verificando os atuais estágios do contínuo avanço científico, nota-se que a dinamicidade da medicina está cada vez mais veloz. Consequentemente, é razoável pensar que, nos próximos anos, a tendência é a instauração de alternativas terapêuticas ainda mais vanguardistas, a exemplo da edição genética.

Porém, para que se possa compreender as implicações bioético-jurídicas do uso da edição genética, primeiro é necessário diferenciar essa técnica de outros conceitos da genética. Verifica-se que essa distinção é fundamental, uma vez que os elementos da genética podem causar confusão em virtude de sua semelhança. Nesse sentido, restou demonstrado tal esclarecimento, evitando que se confunda edição genética com engenharia genética, clonagem em seres humanos e terapia gênica.

No âmbito dessas distinções conceituais, tem-se a terapia gênica. Trata-se, aqui, da utilização de técnicas de engenharia genética para transferir material genético para células de um paciente para tratar uma ou prevenir uma enfermidade. Também se pratica terapia genética quando se intervém no genoma de um indivíduo com essa mesma finalidade terapêutica. Nesse caso, é possível se valer da edição genética para realizar terapias gênicas. Porém, é preciso ter em mente que edição genética e terapias gênicas não são sinônimos, uma vez que é possível praticar edição de genes com finalidades diferentes da terapêutica.

A edição genética é uma forma de intervenção no genoma de um ser vivo através de "cortes" realizados nas sequências de DNA, inserindo, retirando ou modificando informações genéticas. O processo é viabilizado através da utilização de enzimas do tipo nuclease que funcionam como "tesouras moleculares", capazes de provocar rupturas em locais pré-estabelecidos da molécula de DNA, a fim de promover a modificação pretendida.

Embora existam desde a década de 1990, as técnicas de edição gênicas sempre foram muito caras, demoradas, difíceis de manusear e imprecisas. Os resultados alcançados nem sempre eram aqueles almejados pelos cientistas, de maneira que a segurança do procedimento impedia avanços significativos em seres humanos. Entretanto, com o surgimento do sistema CRISPR-Cas9, esse contexto foi transformado. Essa nova tecnologia permite editar genes com poucos recursos financeiros, mais rapidamente e com grau de precisão muito mais elevado. Dessa forma, intervir no genoma humano significativamente se tornou consideravelmente mais plausível.

Nesse contexto, as discussões envolvendo a eticidade e os limites da intervenção no genoma humano se intensificaram. Se, por um lado, as expectativas sobre o aperfeiçoamento e surgimento de protocolos terapêuticos ganharam força em razão do promissor sistema CRISPR-Cas9, por outro, os receios e as incertezas da modificação do patrimônio genético humano também aumentaram. Nesse debate, as implicações bioético-jurídicas envolvidas variam conforme a finalidade e o objeto da edição genética.

A aplicação mais visada das técnicas de edição genética, no presente, é a terapêutica. A edição de genes, especialmente através do CRISPR-Cas9, é considerada um instrumento promissor no âmbito médico, pois permitiria prevenir e tratar doenças graves, cujas alternativas de terapia disponíveis não são satisfatoriamente efetivas ou são inexistentes, como a anemia falciforme ou a AIDS. Sendo assim, o uso da técnica representaria uma melhora sem precedentes da saúde humana. Essa finalidade terapêutica embasa a discussão deste trabalho.

Porém, por conta do potencial interventivo do CRISPR-Cas9, também seria possível modificar o genoma humano com fins de aperfeiçoamento da espécie. Esse conceito subjetivo e amplo é responsável pelos maiores dilemas éticos envolvendo edição, afinal, o que é mais ou menos desejável decorre de uma lógica de preferências e preterições muitas vezes mercadológica. Além disso, há o receio de que práticas dessa natureza resultem em condutas seletivas, ocasionando a denominada "eugenia liberal" ou "neoeugenia".

Os impactos da edição genética também variam de acordo com a forma que é realizada. O corpo humano é composto por dois tipos de células: somáticas e germinativas. Células somáticas são responsáveis pela composição dos órgãos e tecidos do organismo, e modificações feitas nessas células não são transmitidas para a descendência. Já as células germinativas são aquelas que compõem os gametas, estando presentes também nos embriões. Consequentemente, qualquer tipo de intervenção nesse tipo celular implica a transferência das características à prole.

A utilização da edição em células somáticas é mais eticamente aceita, pois as mudanças feitas ficam restritas ao indivíduo modificado, não sendo levadas adiante por meio da hereditariedade. Ainda nessa seara, terapias experimentais envolvendo edição genética somática se assemelham a outras terapias ou medicamentos experimentais, podendo a análise de seu custo-benefício ocorrer de maneira similar. Porém, o uso da edição genética na linha germinativa, em especial em embriões, envolve bens jurídicos delicados, como a autonomia do indivíduo não-nascido, a dignidade humana e a proteção do patrimônio genético. Além disso, os riscos dessa aplicação ainda não são claros o suficiente, demandando mais aprofundamento das pesquisas.

Consubstanciando-se nas reflexões apresentadas, analisou-se como a edição genética pode ser utilizada como um protocolo terapêutico adotado pelos sistemas de saúde, e quais são os pressupostos e as implicações bioético-jurídicas dessa aplicação. Para tanto, identificou-se os benefícios do uso dessa tecnologia para o sistema de saúde brasileiro, os obstáculos que precisam ser enfrentados para viabilizar essa incorporação e quais limites e diretrizes devem ser levados em consideração na formação dos alicerces legais necessários à regulamentação da prática.

Conforme mencionado, o sistema CRISPR-Cas9 apresenta uma relação custo-benefício positiva para a edição genética. Além de ser uma tecnologia com bons prognósticos e que vem apresentando bons resultados nas pesquisas realizadas em todo mundo, sua utilização não demanda muitos recursos. Consequentemente, passa a existir uma democratização da edição genética, viabilizando sua implementação em mais locais e fomentando pesquisas voltadas ao seu aperfeiçoamento e segurança. Logo, uma vez que uma promissora ferramenta terapêutica se torna mais acessível, o acesso à saúde também é potencializado, sendo este um ponto positivo.

A análise do desenvolvimento da medicina evidencia sua dinamicidade. Os avanços científicos tornam a prática médica mais eficiente, aumentando a eficácia dos tratamentos disponíveis e ampliando outras perspectivas, como as práticas de medicina preventiva, preditiva e de precisão. Com a edição genética, esse aspecto dinâmico mais uma vez se manifesta. Sendo assim, é natural pensar que o uso terapêutico da edição de genes passe a compor o arcabouço de instrumentos voltados à realização da saúde humana. Dessa forma, é preciso que o sistema de saúde brasileiro incorpore essa ferramenta.

Porém, para que essa incorporação seja possível, é imprescindível perceber que um protocolo terapêutico baseado em edição genética só pode ser consolidado após a utilização da técnica como uma terapia experimental. O que caracteriza uma terapia como experimental é o caráter investigativo de sua aplicação, cujo objetivo é demonstrar a segurança e a eficácia da nova tecnologia ou tratamento que se pretende implementar. Para tanto, os testes são realizados em etapas gradativas, supervisionados por órgãos competentes, envolvendo seres humanos na medida em que os resultados positivos emergem.

Uma vez que uma terapia experimental supera com sucesso todas as etapas de testes previstas cientificamente e normativamente, aquela nova alternativa terapêutica se torna apta a ser sedimentada como um protocolo terapêutico. É a partir dessa sedimentação que se pode falar na incorporação dessa terapia ao Sistema Único de Saúde. Sendo assim, para que se utilize a edição genética como protocolo terapêutico, primeiro é preciso submetê-la às etapas inerentes à terapia experimental, nos termos da regulação normativa existente.

O Sistema Único de Saúde, SUS, fundamenta-se em princípios positivados na Constituição Federal e na Lei nº 8.080/1990, sendo a universalidade da cobertura e a integralidade da assistência de saúde dois dos mais importantes. Para além de seu viés público, o sistema de saúde do Brasil também permite a participação da iniciativa privada, através dos planos e seguros de saúde, no âmbito da Saúde Complementar. Nesse diapasão, demonstrou-se como a terapia genética baseada em edição pode ser uma alternativa mais eficiente e barata ao tratamento de enfermidades graves, bem como sua implementação é fundamental para a efetivação do direito à saúde.

Não obstante a existência de obstáculos estruturais no sistema de saúde brasileiro, como a má distribuição de recursos e a desigualdade social, a insuficiência legislativa sobre genética no Brasil se mostra como impedimento à adequada incorporação do uso da edição genética terapêutica no país. A Lei nº 11.105/2005, Lei de Biossegurança, único diploma legal que versa sobre genética no país, é obscura, ambígua e insuficiente para regulamentar uma temática tão delicada quanto o uso da edição genética terapêutica. A referida legislação utiliza erroneamente conceitos distintos como se fossem sinônimos, razão pela qual este trabalho se preocupou em dar ênfase a essas distinções.

Além disso, sua normativa é demasiadamente restritiva e confusa. Ao proibir qualquer tipo de intervenção no material genético de seres humanos, deixa dúvidas sobre a licitude da conduta quando feita almejando objetivos terapêuticos, ou até mesmo pesquisas. Por esse motivo, restou clara a flagrante necessidade de se realizar uma reforma na regulamentação do tema.

Com base nisso, analisou-se as principais diretrizes internacionais sobre edição genética, a fim de entender o que a comunidade científica compreende como aceitável no âmbito dessa prática. É preciso se valer da experiência estrangeira, uma vez que o estudo dessa temática no Brasil ainda é escasso, carecendo de aprofundamentos técnicos, bioéticos e jurídicos.

Nessa senda, além de documentos sobre bioética e edição genética, atentou-se para as diferentes normativas existentes ao redor do mundo, verificando-se maior e menor graus de restrição ao uso da técnica de acordo com o lugar. Essa disparidade de regulamentos prejudica a proteção dos bens jurídicos implicados na edição, uma vez que pouco adianta um país adotar uma postura mais restritiva se outro é demasiadamente permissivo. O desenvolvimento da edição genética, em especial no âmbito terapêutico, mais emergente, demanda respeito e observância a princípios transnacionais melhores observados em diretrizes bioéticas.

Pensar a edição genética como um protocolo terapêutico significa considerar as implicações do uso dessa técnica no âmbito do sistema de saúde brasileiro. Para tanto, é preciso ter em mente que esse tipo de incorporação demanda regulamentação normativa adequada e utilização de instrumentos regulatórios, como a ANVISA, o CEP/CONEP, CONITEC e a ANS.

A partir desses sistemas normativos e regulatórios, torna-se possível atualizar o ordenamento jurídico e o sistema de saúde brasileiros, lidando com os aspectos técnicos, jurídicos e bioéticos que emergem quando se intervém no genoma humano, mesmo que o intuito dessa intervenção seja a melhora da saúde. Valer-se de diretrizes e normativas transnacionais permite constituir os alicerces legais dessa atualização, cujo elemento de materialização pode ser verificado na atuação dos órgãos responsáveis pela autorização e implementações de terapias avançadas.

Com o CRISPR-Cas9, a edição genética chegou a um novo patamar. Expectativas e receios passam a ganhar espaço nas discussões sobre como essa tecnologia pode revolucionar a saúde humana. O estudo do tema, em seus aspectos técnicos, bioéticos e jurídicos permite perceber que o caminho para a incorporação dessa promissora técnica ao sistema de saúde ainda é longo, porém, factível.

O número cada vez maior de pesquisas sobre edição genética e os debates cada vez mais aprofundados, com a criação de documentos internacionais, demonstram que essa nova forma de tratar doenças está cada vez mais próxima de fazer parte da rotina das pessoas. Sendo assim, mais do que nunca, faz-se fundamental aumentar a compreensão sobre o uso da edição genética e suas implicações, uma vez que é por meio do conhecimento e da informação que se torna possível formar bases sólidas para fazer da edição genética uma ferramenta em favor da humanidade.

Quanto ao estabelecimento dos protocolos terapêuticos baseados em edição genética, conclui-se que é necessário adotar duas posturas jurídicas distintas, de acordo com o tipo de célula que está sendo editada. Tais protocolos devem decorrer das terapias gênicas que utilizem edição genética de células somáticas. Modificações dessa natureza não são transmitidas à descendência, o que permite a tomada de decisão do paciente que será submetido ao tratamento, respeitando sua autonomia.

Essa pesquisa entende que alterações, mesmo terapêuticas, na linha germinativa não devem ser realizadas, tendo em vista a ausência de elementos que consubstanciem, de forma segura, esse tipo de prática. Editar células germinativas causaria modificações que seriam transmitidas aos indivíduos de gerações futuras, privando-lhes do exercício de sua autonomia para decidir acerca dessas mudanças em seu genoma. Ainda, questões como os receios relacionados a práticas neoeugênicas, bem como a possíveis danos ao patrimônio genético humano apontam no sentido da impossibilidade de se valer da edição genética germinativa como um protocolo terapêutico.

Por outro lado, ética e cientificamente, a edição genética somática terapêutica é mais aceitável, uma vez que se assemelha a outros tipos de terapias, ou terapias avançadas, utilizando a terminologia da Agência Nacional de Vigilância

Sanitária, a ANVISA. Essas terapias avançadas, previstas na regulação da Agência, englobam terapias gênicas, já havendo, inclusive, tratamentos dessa natureza autorizados.

Com base nisso, considerando a inexistência de proibição a práticas de edição genética em células somáticas no ordenamento jurídico, é possível que a ANVISA construa instrumentos normativos atualizados, a fim de agregar essa tecnologia ao seu rol de terapias avançadas, desde que verificadas todas as etapas éticas e de segurança previstas. É importante reafirmar que a edição genética pode ser aplicada como um tipo de terapia gênica, o que justificaria a autorização do seu uso no Brasil, desde que restrita à linha celular somática.

REFERÊNCIAS

ABELLÁN, Fernando. **Selección genética de embriones**: entre la libertad reproductiva y la eugenesia. Granada: Editorial Comares, 2007.

ADLI, Mazhar. The CRISPR tool kit for genome editing and beyond. **Nature Communication**, vol. 9, 2018. Disponível em: https://doi.org/10.1038/s41467-018-04252-2 Acesso em: 30 jun. 2021.

AITH, F.; BUJDOSO, Y.; NASCIMENTO, P. R. DO; DALLARI, S. Os princípios da universalidade e integralidade do SUS sob a perspectiva da política de doenças raras e da incorporação tecnológica. **Revista de Direito Sanitário**, v. 15, n. 1, p. 10-39, 11 jul. 2014.

ALEMANHA. **Gesetz zum Schutz von Embryonen**. 13 dez. 1990. Disponível em: https://www.gesetze-im-internet.de/eschg/ Acesso em: 23 ago. 2021.

ALEXY, Robert. **Teoria dos Direitos Fundamentais**. Tradução de Virgílio Afonso da Silva. São Paulo: Malheiros Editores, 2008.

ANTONIO, Gilka Lopes Moreira. Planos privados individuais de saúde: o consumidor ainda tem poder de escolha? **Caderno Ibero-Americanos de Direito Sanitário**, nº 7, p. 163-182, jan/mar, 2018.

ANVISA. Aprovado primeiro produto de terapia avançada no Brasil. **Notícias Anvisa**, 06 ago. 2020. Disponível em: https://www.gov.br/anvisa/pt-br/assuntos/noticias-anvisa/2020/aprovado-primeiro

produto-de-terapia-avancada-no-brasil. Acesso em 25 out. 2021.

ANVISA. **Resolução da Diretoria Colegiada - RDC nº 338**, de 20 de fevereiro de 2020. Dispõe sobre o registro de produto de terapia avançada e dá outras providências. Disponível em: https://www.in.gov.br/en/web/dou/-/resolucao-da-diretoria-colegiada-rdc-n-338-de-20-de-fevereiro-de-2020-244803291. Acesso em 25 out. 2021.

ANVISA. **Resolução da Diretoria Colegiada - RDC nº 508**, de 27 de maio de 2021. Dispõe sobre as Boas Práticas em Células Humanas para Uso Terapêutico e pesquisa clínica, e dá outras providências. Disponível em: https://www.in.gov.br/en/web/dou/-/resolucao-rdc-n-508-de-27-de-maio-de-2021-323013606. Acesso em 25 out. 2021.

ANZALONE, Andrew; RANDOLPH, Peyton; DAVIS, Jessie; *et al.* Search-and-replace genome editing without double-strand breaks or donor DNA. **Nature**, n. 576, p. 149–157, 2019. Disponível em: https://doi.org/10.1038/s41586-019-1711-4 Acesso em: 15 fev. 2021.

ARAGÃO, Alexandre dos Santos. As agências reguladoras independentes brasileiras: o caso da Agência Nacional de Vigilância Sanitária. **Revista de Direito Sanitário**, v. 10, n. 3, p. 77-89, 2010. Disponível em: https://www.revistas.usp.br/rdisan/article/view/13179. Acesso em 25 out. 2021.

ARCANJO, Fernanda Gonçalves; SILVA, Edson Pereira. Pangênese, genes, epigênese. **História, Ciências, Saúde**, v.24, n.3, p.707-726, jul.-set. 2017. Disponível em: https://www.scielo.br/pdf/hcsm/

v24n3/0104-5970-hcsm-24-03-0707.pdf. Acesso em: 04 jan. 2021.

ARIMATHEA, Bruna. Startup MeuDNA lança teste genético com foco em saúde por R$ 1,2 mil. **Terra**. Online, 30 jun. 2020. Disponível em: https://www.terra.com.br/noticias/tecnologia/inovacao/startup-meudna-lanca-teste-genetico-com-foco-em-saude-por-r-12-mil,39936706025d43b5a5981efbdf9e6695y3xw6w10.html. Acesso em: 17 fev. 2021.

ARISTÓTELES. **A Política**. Tradução de Roberto Leal Ferreira. 2.ed. 3. Reimp. São Paulo: Martins Fontes, 2002.

AVERY, Oswald; MACLEOD, Colin; MCCARY, Maclyn. Studies on the chemical nature of the substance inducing transformation of pneumococcal types : induction of transformation by a desoxyribonucleic acid fraction isolated from pneumococcus type III. **The Journal of Experimental Medicine**, 79 (2), p. 137–158, 1944. Disponível em: https://doi.org/10.1084/jem.79.2.137 Acesso em: 18 fev. 2021.

BARBAS, Stela Marcos de Almeida. **Direito do Genoma Humano**. Tese de Doutoramento em Ciências Jurídicas na Universidade Autonoma de Lisboa. Coimbra: Almedina, 2007.

BARBOSA NETO, João Gonçalves; BRAZ, Marlene. Bioética, testes genéticos e a sociedade pós-genômica. *In*: SCHRAMM, Fermin Roland; BRAZ, Marlene (org.) **Bioética e saúde:** novos tempos para mulheres e crianças? São Paulo: Editora FIOCRUZ, 2005. Disponível em: http://books.scielo.org/id/wnz6g/10 Acesso em: 11 jan. 2021.

BARBOZA, Heloisa Helena. A clonagem humana para fins reprodutivos: um debate não concluído. *In*: ROMEO CASABONA, Carlos María; SÁ, Maria de Fátima Freire de (Orgs.). **Desafios Jurídicos da Biotecnologia**. Belo Horizonte: Mandamentos, 2007.

BARRANGOU, Rodolphe; FREMAUX, Christophe; DEVEAU, Hélène; *et al*. CRISPR provides acquired resistance against viruses in prokaryotes. **Science**, v. 315, p. 1709-1712, mar. 2007. Disponível em https://pubmed.ncbi.nlm.nih.gov/17379808/. Acesso 30 jun. 2021.

BARTH, Wilmar Luiz. Engenharia genética e bioética. **Revista da Pontifícia Universidade Católica do Rio Grande do Sul**, Porto Alegre, v. 35, n. 149, set/2005. Disponível em: https://revistaseletronicas.pucrs.br/ojs/index.php/teo/article/view/1694 Acesso em 08 fev. 2021.

BEAUCHAMP, Tom; CHILDRESS, James. **Principles of Biomedical Ethics**. 7. ed. New York: Oxford University Press, 2013.

BELLVER CAPELLA, Vicente. La revolución de la edición genética mediante CRISPR-Cas9 y los desafíos éticos y regulatorios que comporta. **Cuadernos de Bioética**, n. 27, v. 90, p. 223-239, 2016.

BERGEL, Salvador. La medicina del futuro y la protección de los derechos fundamentales. **Revista de Derecho y Genoma Humano. Genética, Biotecnología y Medicina Avanzada**, n. 50, p. 15-25, jan./jun. 2019.

BERIAN, Iñigo de Miguel. ¿Modificar o no modificar el genoma de nuestra descendencia? Algunos comentarios a raíz de la Declaración del Comité de Bioética de España sobre la edición genómica en humanos. **Revista de Bioética y Derecho**, n. 47, p. 55-75, 2019. Disponível em https://revistes.ub.edu/index.php/RBD/article/view/29200. Acesso em: 08 jul. 2021.

BERLINGUER, Giovanni. **Ética de la salud**. Buenos Aires: Lugar, 1966.

BERNARDO ÁLVAREZ, Maria Ángela. Edición genómica y libertad de investigación: ¿nuevos retos para viejos derechos? **Revista de Derecho y Genoma Humano. Genética, Biotecnología y Medicina Avanzada**, n. 51, p. 23-41, jul./dez. 2019.

BERNARDO-ÁLVAREZ, Maria Ángela. La revolución de CRISPR-Cas9: una aproximación a la edición genómica desde la bioética y los derechos humanos. **Revista Iberoamericana de Bioética**, n. 3, p. 1-13, 2017. Disponível em https://doi.org/10.14422/rib.i03.y2017.003 Acesso 30 jun. 2021.

BIERNATH, André. Colesterol alto causado por mutações do DNA está entre as doenças genéticas mais comuns. **BBC News Brasil**. São Paulo, 04 jan. 2021. Disponível em https://www.bbc.com/portuguese/geral-55525401 Acesso em 17 fev. 2021.

BONASTRE, Armand Sánchez; ALBAREDA, Josep. Transgénesis y mejora animal. In: CASADO, María; GONZÁLEZ-DUARTE, Roser (Eds.). **Los retos de la genética en el siglo XXI:** genética y bioética. Barcelona: Edicions de la Universitat de Barcelona, 1999.

BORGES, Danielle da Costa Leite; SCHUMACHER, Mercedes. O equilíbrio entre o individual e o coletivo na busca pela universalidade do Sistema Único de Saúde. **Cadernos Ibero-**

Americanos de Direito Sanitário, vol. 2, n. 2, p. 36-50, jul./dez. 2013. Disponível em: https://www.cadernos.prodisa.fiocruz.br/index.php/cadernos/article/view/66 Acesso em: 22 de maio de 2020.

BRASIL. **Decreto 7.646, de 21 de dezembro de 2011**. Dispõe sobre a Comissão Nacional de Incorporação de Tecnologias no Sistema Único de Saúde e sobre o processo administrativo para incorporação, exclusão e alteração de tecnologias em saúde pelo Sistema Único de Saúde - SUS, e dá outras providências. Disponível em: http://www.planalto.gov.br/CCIVIL_03/_Ato2011-2014/2011/Decreto/D7646.htm. Acesso em 29 out. 2021.

BRASIL. **Constituição da República Federativa do Brasil de 1988**. Disponível em http://www.planalto.gov.br/ccivil_03/constituicao/constituicao.htm Acesso em 15 ago. 2021.

BRASIL. **Lei 8.080, de 19 de setembro de 1990**. Dispõe sobre as condições para a promoção, proteção e recuperação da saúde, a organização e o funcionamento dos serviços correspondentes e dá outras providências. Disponível em: http://www.planalto.gov.br/ccivil_03/leis/l8080.htm Acesso em 15 ago. 2021.

BRASIL. **Lei 9.656, de 3 de junho 1998**. Dispõe sobre os planos e seguros privados de assistência à saúde. Disponível em: http://www.planalto.gov.br/ccivil_03/leis/l9656.htm Acesso em 15 ago 2021.

BRASIL. **Lei 9.782, de 26 de janeiro de 1999**. Define o Sistema Nacional de Vigilância Sanitária, cria a Agência Nacional de Vigilância Sanitária, e dá outras providências. Disponível em: http://www.planalto.gov.br/ccivil_03/leis/l9782.htm. Acesso em 25 out. 2021.

BRASIL. **Lei 11.105 de 24 de março de 2005**. Regulamenta os incisos II, IV e V do § 1º do art. 225 da Constituição Federal, estabelece normas de segurança e mecanismos de fiscalização de atividades que envolvam organismos geneticamente modificados [...]. Disponível em http://www.planalto.gov.br/ccivil_03/_ato2004-2006/2005/lei/l11105.htm Acesso em 18 fev. 2021.

BRASIL. **Lei 12.401, de 28 de abril de 2011**. Altera a Lei nº 8.080, de 19 de setembro de 1990, para dispor sobre a assistência terapêutica e a incorporação de tecnologia em saúde no âmbito do Sistema Único de Saúde - SUS. Disponível em: http://www.planalto.gov.br/ccivil_03/_Ato2011-2014/2011/Lei/L12401.htm. Acesso em 29 out. 2021.

BRASIL. Ministério da Saúde. **Laronidase como terapia de reposição enzimática na mucopolissacaridose tipo I**. Brasília, 2017. Disponível em http://conitec.gov.br/images/Relatorios/2017/Relatorio_laronidase_MPSI_FINAL_293_2017.pdf Acesso em 15 ago. 2021.

BROWN, T. **Introduction to genetics:** a molecular approach. New York: Garland Science, 2012.

BUCHANAN, Allen. Moral Status and Human Enhancement. **Philosophy Public Affairs**, vol. 37, p. 346-38, 2009. Disponível em https://onlinelibrary.wiley.com/doi/abs/10.1111/j.1088-4963.2009.01166.x Acesso em: 08 jul. 2021.

BUXÓ I REY, Maria Jesús. Genoma, riesgo y cultura. In: CASADO, María; GONZÁLEZ-DUARTE, Roser (Eds.). **Los retos de la genética en el siglo XXI:** genética y bioética.

Barcelona: Edicions de la Universitat de Barcelona, 1999.

CAIRUS, Henrique. Ares, águas e lugares. *In*: CAIRUS, Henrique; RIBEIRO JR., Wilson. **Textos hipocráticos:** o doente, o médico e a doença [online]. Rio de Janeiro: Editora FIOCRUZ, 2005, p. 91-129. Disponível em http://books.scielo.org/id/9n2wg/pdf/cairus-9788575413753-07.pdf Acesso em 04 jan. 2021.

CALISE, Santiago Gabriel. Dos justificaciones de la clonación humana reproductiva: el deseo del hijo y el valor de la vida. **Revista Bioética y Derecho**, n. 32, p. 46-59, set. 2014. Disponível em https://scielo.isciii.es/pdf/bioetica/n32/05_articulo4.pdf Acesso em: 15 jul. 2021.

CALLIZO, José Ramón. A terapia gênica no meio hospitalar: importância dos comitês assistenciais de ética. *In*: CASABONA, Carlos María Romeo. **Biotecnologia, Direito e Bioética**: perspectivas em Direito Comparado. Belo Horizonte: Del Rey e Puc Minas, 2002.

CASTIEL, Luis David; CARDOSO, Maria Helena Cabral de Almeida. Saúde coletiva, nova genética e eugenia de mercado. **Caderno de Saúde Pública**, Rio de Janeiro, v. 19, n.2, mar./abr. 2003.

CAVALIERE, Giulia. Genome editing and assisted reproduction: curing embryos, society or prospective parents? **Medicine, Health Care and Philosophy**, p. 1-11, 2017. Disponível em https://pubmed.ncbi.nlm.nih.gov/28725950/ Acesso em: 20 jul. 2021.

CHAPMAN, Audrey R. Tomorrow's Child: Unlikely to Be Obsolete. **The American Journal of Bioethics**, vol. 19, n. 7, p. 22-23, jun. 2019. Disponível em https://doi.org/1

0.1080/15265161.2019.1618953 Acesso em 08 jul. 2021.

CHEN, Xingdong; GOLE, Jeffrey; GORE, Athurva; *et al.* Non-invasive early detection of cancer four years before conventional diagnosis using a blood test. **Nature Communications**, n. 11, artigo 3475, 2020. Disponível em https://doi.org/10.1038/s41467-020-17316-z Acesso em 15 fev. 2021.

CHENG, Linzhao; QIU, Ren-Zong; DENG, Hongkui; *et al.* Ethics: China already has clear stem-cell guidelines. **Nature**, v. 440, n. 992, 2006. Disponível em https://doi.org/10.1038/440992b Acesso em: 23 ago. 2021.

CIENTISTA chinês alega ter criado primeiros bebês geneticamente editado. **G1 Ciência e Saúde**, 2018. Disponível em: https://g1.globo.com/ciencia-e-saude/noticia/2018/11/26/cientista-chines-alega-ter-criado-primeiros-bebes-geneticamente-editados.ghtml Acesso em: 20 de abr. de 2020.

CINI, Ricardo; ROSANELI, Caroline; CUNHA, Thiago. Soberanía alimentaria en la intersección entre bioética y derechos humanos: una revisión integrada de literatura. **Revista de Bioética y Derecho**, n. 42, p. 51-69, 2018. Disponível em https://doi.org/10.1344/rbd2018.1.19395 Acesso em 17 fev. 2021.

COBUCCI, Ricardo Ney Oliveira; DUARTE, Lucélia Maria Carla Paulo da Silva. Bioética, assistência médica e justiça social. **Revista Bioética**, Brasília, v. 21, n. 1, p. 62-66, jan./abr. 2013.

COHEN, Ivan Glenn. Regulating reproduction: the problem with the best interests. **Minnesota Law Review**,

Minnesota, v. 96, n. 8, p. 423-519, 2011. Disponível em http://www.minnesotalawreview.org/wp-content/uploads/2012/02/CohenA_MLR.pdf Acesso em: 18 mar. 2021.

COHEN, Ivan Glenn; ADASHI, Eli. The FDA is prohibited from going germline. **Science**, v. 353, p. 545-546, 2016. Disponível em https://doi.org/10.1126/science.aag2960 Acesso em 26 ago. 2021.

COHEN, Stanley; CHANG, Annie; BOYER, Hebert; *et al.* Construction of biologically functional bacterial plasmids in vitro. **Proceedings of the National Academy of Science**, 70, 11, p. 3240-3244, 1973. Disponível em https://www.ncbi.nlm.nih.gov/pmc/articles/PMC427208/ Acesso em 17 fev. 2021.

COHN, Amélia; GLERIANO, Josué Souza. A urgência da reinvenção da Reforma Sanitária Brasileira em defesa do Sistema Único de Saúde. **Revista de Direito Sanitário**, v. 21, p. e0012, 2021. Disponível em https://www.revistas.usp.br/rdisan/article/view/159190 . Acesso em: 19 ago. 2021.

COLLINS, Francis. **Statement on NIH funding of research using gene-editing technologies in human embryos**. The NIH Director, 28 abr. 2015. Disponível em https://www.nih.gov/about-nih/who-we-are/nih-director/statements/statement-nih-funding-research-using-gene-editing-technologies-human-embryos Acesso em 24 ago. 2021.

CONSEJO DE EUROPA. **Convenio Europeo sobre los derechos humanos y la biomedicina – Convenio de Oviedo**. 1997. Disponível em https://www.chospab.es/comite_etica/documentos/DOCUMENTOS_INTERNACIONALES/Informe_

Explicativo_Convenio_Oviedo.pdf Acesso em 23 ago. 2021.

CONSELHO FEDERAL DE MEDICINA. **Resolução CFM n. 1.982**, de 27 de fevereiro de 2012. Dispõe sobre os critérios de protocolo e avaliação de novos procedimentos e terapias médicas pelo Conselho Federal de Medicina. Disponível em https://sistemas.cfm.org.br/normas/visualizar/resolucoes/BR/2012/1982. Acesso em: 28 out. 2021.

CONSELHO FEDERAL DE MEDICINA. **Resolução CFM n. 1.982**, de 27 de fevereiro de 2012. Dispõe sobre os critérios de protocolo e avaliação para o reconhecimento de novos procedimentos e terapias médicas pelo Conselho Federal de Medicina. Publicada no D.O.U. de 27 de fevereiro de 2012, Seção I, p. 186-187. Disponível em https://sistemas.cfm.org.br/normas/visualizar/resolucoes/BR/2012/1982 Acesso em 14 set. 2021.

CONSELHO FEDERAL DE MEDICINA. **Resolução CFM n. 2.294**, de 15 de junho de 2021. Adota as normas éticas para a utilização das técnicas de reprodução assistida – sempre em defesa do aperfeiçoamento das práticas e da observância aos princípios éticos e bioéticos que ajudam a trazer maior segurança e eficácia a tratamentos e procedimentos médicos, tornando-se o dispositivo deontológico a ser seguido pelos médicos brasileiros e revogando a Resolução CFM nº 2.168/ publicada no D.O.U. de 10 de novembro de 2017, Seção I, p. 73. Disponível em https://sistemas.cfm.org.br/normas/visualizar/resolucoes/br/2021/2294 Acesso em: 20 jul. 2021.

CONSELHO NACIONAL DE SAÚDE. **Resolução nº 466**, de 12 de dezembro de 2012. Disponível em https://bvsms.saude.gov.br/bvs/saudelegis/cns/2013/res0466_12_12_2012.html Acesso em 14 set. 2021.

CÓRTES, Fabiola Villela; SALGADO, Jorge Linares. Diagnostico genético prenatal y aborto. Dos cuestiones de eugenesia y discriminación. **Revista Bioética y Derecho**, n. 24, p. 31-43, jan. 2012. Disponível em http://scielo.isciii.es/scielo.php?script=sci_arttext&pid=S1886-58872012000100004 Acesso em 11 jan. 2021.

CORTÉS, Fabiola Villela; SALGADO, Jorge Linares. Eugenesia. Um análisis histórico y una posible propuesta. **Acta Bioethica**, v. 17, 2011.

CYRANOSKI, David. CRISPR gene editing tested in a person. **Nature**, v. 539, p. 479, nov. 2016. Disponível em: https://www.nature.com/articles/nature.2016.20988 . Acesso 01 jul. 2021.

CYRANOSKI, David. What's next for CRISPR babies. **Nature**, v. 566, p. 440-442, 2019. Disponível em https://media.nature.com/original/magazine-assets/d41586-019-00673-1/d41586-019-00673-1.pdf Acesso em: 20 ago. 2021.

DAHM, Ralf. Friedrich Miescher and the discovery of DNA. **Developmental Biology**, 278, 2, p. 274-288, 2005. Disponível em https://www.sciencedirect.com/science/article/pii/S0012160604008231?via%3Dihub Acesso em 19 jan. 2021.

DANCEY, Janet; *et al.* The Genetic Basis for Cancer Treatment Decisions. **Cell**, v. 148, n. 3, p. 409–420, 2021. Disponível em https://pubmed.ncbi.nlm.nih.gov/22304912/ Acesso em: 21 jul. 2021.

DARWIN, Charles. **The variation of animals and plants under domestication**. London: John Murray, 1868. 2

vols. Disponível em: . Acesso em 11 de abril de 2008.

DAWKINS, Richard. **O gene egoísta**. Tradução de Rejane Rubino. São Paulo: Companhia das Letras, 2007.

DAWSON, Marcus; BORDER, Peter. **Genome Editing**. UK Parliament, post note 541, nov. 2016. Disponível em https://researchbriefings.files.parliament.uk/documents/POST-PN-0541/POST-PN-0541.pdf Acesso em: 23 ago. 2021.

DENBY, Charles; LI, Rachel; VU, Van; *et al.* Industrial brewing yeast engineered for the production of primary flavor determinants in hopped beer. **Nature Communications**, n. 9, artigo 965, 2018. Disponível em https://doi.org/10.1038/s41467-018-03293-x Acesso em 15 fev. 2021.

DESIDÉRIO, Mariana. Fleury lança teste genético que detecta risco de ter câncer. **Exame**. Online, 16 dez. 2021. Disponível em https://exame.com/negocios/fleury-lanca-teste-genetico-que-detecta-chances-de-ter-cancer/ Acesso em 17 fev. 2021.

DEWITT Mark A.; MAGIS Wendy; BRAY Nicolas L.; *et al.* Selection-free genome editing of the sickle mutation in human adult hematopoietic stem/progenitor cells. **Science Translational Medicine**, vol. 8, n. 360, 2016. Disponível em: https://doi.org/10.1126/scitranslmed.aaf9336 Acesso em 01 de março de 2021.

DING, Xiong; YIN, Kun; LI, Ziyue; et al. All-in-One Dual CRISPR-Cas12a (AIOD-CRISPR) Assay: A Case for Rapid, Ultrasensitive and Visual Detection of Novel Coronavirus SARSCoV-2 and HIV vírus. **bioRxiv**, mar 2020. Disponível em https://www.biorxiv.org/

content/10.1101/2020.03.19.998724v1 Acesso em 15 ago. 2021.

DOUDNA, Jennifer; CHARPENTIER, Emmanuelle. The new frontier of genome engineering with CRISPR-Cas9, **Science**, vol. 346, issue 6213, 2014. Disponível em: https://science.sciencemag.org/content/346/6213/1258096 Acesso em 30 jun. 2021.

DOUDNA, Jennifer; STERNBERG, Samuel. **A crack in creation**: the power to control evolution. London: Vintage, 2017.

DÜWELL, Marcus. Clonagem – dimensões da reflexão ética. *In*: ROMEO CASABONA, Carlos María; SÁ, Maria de Fátima Freire de (Orgs.). **Desafios Jurídicos da Biotecnologia**. Belo Horizonte: Mandamentos, 2007.

EMALDI CIRIÓN, Aitziber. **El consejo genético y sus implicaciones jurídicas**. Bilbao-Granada: Cátedra Interuniversitaria, Fundación BBVA-Diputacón y Editorial Comares, 2001.

ENGELHARDT JR, H. Tristram. **Fundamentos da Bioética**. Tradução de José Ceschin. 2 ed. São Paulo: Edições Loyola, 2004.

EPIFANIO, Leire Escajedo San. Avanços biotecnológicos e meio ambiente: implicações ética e jurídicas da Biossegurança. *In*: ROMEO CASABONA, Carlos María; QUEIROZ, Juliane Fernandes (Orgs.). **Biotecnologia e suas implicações ético-jurídicas**. Belo Horizonte: Del Rey, 2004.

EPIFANIO, Leire Escajedo San. Segurança dos alimentos transgênicos e proteção constitucional dos direitos dos consumidores. *In*: ROMEO CASABONA, Carlos María; SÁ, Maria de Fátima Freire de (Orgs.). **Desafios Jurídicos**

da Biotecnologia. Belo Horizonte: Mandamentos, 2007.

ESPANHA. **Ley 14/2006, de 26 de mayo**. Sobre técnicas de reproducción humana asistida. Disponível em https://www.boe.es/eli/es/l/2006/05/26/14/con Acesso em 23 ago. 2021.

ESTATÍSTICAS ECONÔMICAS. Conta-Satélite de Saúde 2010-2015: em 2015, 9,1% do PIB foram gastos no consumo de bens e serviços de saúde. **Agência IBGE Notícias,** 20 dez 2017. Disponível em https://agenciadenoticias.ibge.gov.br/agencia-sala-de-imprensa/2013-agencia-de-noticias/releases/18915-conta-satelite-de-saude-release Acesso em: 17 ago. 2021.

EVANS, Benjamin; KOTSAKIOZI, Panayiota; COSTA-DA-SILVA, André Luis; *et al.* Transgenic *Aedes aegypti* Mosquitoes Transfer Genes into a Natural Population. **Scientific Reports**, n. 9, artigo 13047, 2019. Disponível em https://doi.org/10.1038/s41598-019-49660-6 Acesso em 15 fev. 2021.

FERRARI, Nadir; SCHEID, Neusa Maria John. Pangênese e teoria cromossômica da herança: a persistência de idéias? **Filosofia e História da Biologia**, v. 3, p. 305-316, 2008. Disponível em http://www.abfhib.org/FHB/FHB-03/FHB-v03-16.html Acesso em 04 jan. 2021.

FERREIRA, Maria de Fátima Oliveira. **Engenharia Genética**: o sétimo dia de criação. São Paulo: Moderna, 1995.

FERRER, Jorge José; ÁLVAREZ, Juan Carlos. **Para fundamentar a bioética.** Teorias e paradigmas teóricos na bioética contemporânea. Tradução de Orlando

Soares Moreira. São Paulo: Edições Loyola, 2005.

FERRY, Luc. **A Revolução Transumanista**. Tradução de Éric Heneault. Barueri, SP: Manole, 2018.

FOUCAULT, Michel. **Microfísica do poder**. 8. ed. Rio de Janeiro/São Paulo: Paz e Terra, 2018.

FRAGA, Érica. Extrema pobreza aumenta e pode piorar com Coronavírus. **Folha de São Paulo**, 04 abr. 2020. Disponível em: https://www1.folha.uol.com.br/mercado/2020/04/extrema-pobreza-aumenta-e-pode-piorar-com-coronavirus.shtml Acesso em 19 de maio de 2020.

FRIEDMANN, Theodore. Genetic therapies, human genetic enhancement, and… eugenics? **Gene Therapy**, 26, p. 351-353, 2019. Disponível em https://doi.org/10.1038/s41434-019-0088-1 Acesso em: 14 jul. 2021.

FUKUYAMA, Francis. **Nosso futuro pós-humano**: consequências da revolução da biotecnologia. Tradução de Maria Luiza Borges. Rio de Janeiro: Rocco, 2003.

FURTADO, Rafael Nogueira. Edição genética: riscos e benefícios da modificação do DNA humano. **Revista Bioética**, v. 27, n. 2, p. 223-233, abr/jun. 2019. Disponível em https://doi.org/10.1590/1983-80422019272304 Acesso em 28 jun. 2021.

FURTADO, Rafael. **Controvérsias sobre edição genética humana**: da crise do humanismo aos impasses da modificação do DNA . Tese (Doutorado em Psicologia Social)- Pontifícia Universidade Católica de São Paulo, São Paulo, 2017.F

GALLARDO, Mercedes Vidal. Riesgo genético y discriminación. **Revista Derecho y Genoma Humano**, n. 33, p. 127-167, 2010. Disponível em https://dialnet.unirioja.es/servlet/articulo?codigo=3433175 Acesso em 19 jan. 2021.

GALTON, Francis. **Hereditary genius**. An inquiry into its laws and consequences. London: Macmillan and Co, 1892.

GARRAFA, Volnei; COSTA, Sergio Ibiapina Ferreira; OSELKA, Gabriel. A Bioética no Século XXI. **Revista Bioética,** v. 7, n. 2, 1999. Disponível em https://revistabioetica.cfm.org.br/index.php/revista_bioetica/article/view/313 Acesso em 11 jan. 2021.

GILES, Jim. Rules tighten for stem-cell studies. **Nature**, v. 440, n. 9, 2006. Disponível em https://www.nature.com/articles/440009a Acesso em: 23 ago. 2021.

GILLON, Raanan. Human reproductive cloning: a look at the arguments against it and a rejection of most of them. **Journal of the Royal Society of Medicine**, 92, 1999. Disponível em https://journals.sagepub.com/doi/abs/10.1177/014107689909200103 Acesso em: 15 jul. 2021.

GONÇALVES, Pablo Rodrigues; PAIVA, Samuel Rezende. De Mendel a Hennig: a incorporação de dados genéticos na sistemática filogenética. *In*: ARAGÃO, Francisco José Lima; MOREIRA, José Roberto (Ed.). **Mendel:** das leis da hereditariedade à engenharia genética. Brasília: Embrapa, 2017.

GRACIA, Diego. **Fundamentación y enseñanza de la bioética**. Bogotá: Editorial El Búho, 2004.

GRIFFIN, Harry. La clonación de Dolly. *In*: CASADO, María; GONZÁLEZ-DUARTE, Roser (Eds.). **Los retos de la genética en el siglo XXI:** genética y bioética. Barcelona: Edicions de la Universitat de Barcelona, 1999.

GÜELL, Marc. Gene editing in translational research. **Revista de Bioética y Derecho**, n. 47, p. 5-15, 2019. Disponível em https://scielo.isciii.es/pdf/bioetica/n47/1886-5887-bioetica-47-00005.pdf Acesso em: 14 jul. 2021.

GUINDALINI, Rodrigo; *et al.* Personalizing Precision Oncology Clinical Trials in Latin America: An Expert Panel on Challenges and Opportunities. **The Oncologist**, 24, 8, p.709- 719, 2019. Disponível em https://doi.org/10.1634/theoncologist.2018-0318 Acesso em: 21 jul. 2021.

GUINDALINI, Rodrigo; RIECHELMANN, Rachel; ARAI, Roberto. Ethics in Clinical Cancer Research. *In:* R. L. C. Araújo, R. P. Riechelmann (eds.). **Methods and Biostatistics in Oncology**, 2018. Disponível em https://doi.org/10.1007/978-3-319-71324-3_15 Acesso em: 21 jul. 2021.

GUINDALINI, Rodrigo; SABBAGA, Jorge. Uso clínico de biomercadores para diagnóstico e tratamento de neoplasias. *In:* **Biomarcadores Neoplasias**. June 17, 2013.

HAAPANIEMI, Emma; BOTLA, Sandeep; PERSSON, Jenna; *et al.* CRISPR–Cas9 genome editing induces a p53-mediated DNA damage response. **Nature Medicine**, v. 24, p. 927-930, jul. 2018. Disponível em https://www.nature.com/articles/s41591-018-0049-z Acesso em 06 jul. 2021.

HABERMAS, Jürgen. **O futuro da natureza humana:** a caminho de uma eugenia liberal? São Paulo: Martins Fontes, 2004.

IHRY, Robert; WORRINGER, Kathleen; SALICK, Max; *et al.* p53 inhibits CRISPR–Cas9 engineering in human pluripotent stem cells. **Nature Medicine**, v. 24, p. 939-946, jul. 2018. Disponível em https://www.nature.com/articles/s41591-018-0050-6 . Acesso em 06 jul. 2021.

INTERNATIONAL BIOETHICS COMMITTEE. **Report of the IBC on updating its reflection on the Human Genome and Human Rights**. Paris: Unesco, 2015. Disponível em https://unesdoc.unesco.org/ark:/48223/pf0000233258 Acesso em 26 ago. 2021.

ISHINO, Y.; SHINAGAWA, H.; MAKINO, K; *et al.* Nucleotide sequence of the iap gene, responsible for alkaline phosphatase isozyme conversion in Escherichia coli, and identification of the gene product. **Jornal of Bacteriology**, v. 169, p. 5429– 5433, 1987. Disponível em https://www.ncbi.nlm.nih.gov/pmc/articles/PMC213968/ . Acesso 30 jun. 2021.

JABED, Anower; WAGNER, Stefan; MCRACKEN, Judi; *et al.* Correction for Targeted microRNA expression in dairy cattle directs production of β-lactoglobulin-free, high-casein milk. **Proceedings of the National Academy of Science**, 113, 51, p. E8354-E8356, 2016. Disponível em https://www.pnas.org/content/113/51/E8354 Acesso em 17 fev. 2021.

JABED, Anower; WAGNER, Stefan; MCRACKEN, Judi; *et al.* Targeted microRNA expression in dairy cattle directs production of β-lactoglobulin-free, high-casein milk.

Proceedings of the National Academy of Science, 109, 42, p. 16811-16816, 2012. Disponível em https://www.pnas.org/content/109/42/16811 Acesso em 17 fev. 2021.

JAENISCH, Rudolf; MINTZ, Beatrice. Simian Virus 40 DNA Sequences in DNA of Healthy Adult Mice Derived from Preimplantation Blastocysts Injected with Viral DNA. **Proceedings of the National Academy of Science**, 71, 4, p. 1250-1254, 1974. Disponível em https://www.ncbi.nlm.nih.gov/pmc/articles/PMC388203/ Acesso em 17 fev. 2021.

JINEK, Martin; CHYLINSKI, Krzysztof; FONFARA; *et al.* A Programmable Dual-RNA–Guided DNA Endonuclease in Adaptive Bacterial Immunity. **Science**, v. 337, issue 6096, 2012. Disponível em https://pubmed.ncbi.nlm.nih.gov/22745249/ Acesso 30 jun. 2021.

JOHNSTON, Josephine. Budgets versus Bans: How U.S. Law Restricts Germline Gene Editing. **Hastings Center Report**, v. 50, n. 2, p. 4-5, 2020. Disponível em https://doi.org/10.1002/hast.1094 Acesso em 26 ago. 2021.

JOLIE, Angelina. My Medical Choice. **The New York Times**. Los Angeles, 14 mai. 2013. Disponível em https://www.nytimes.com/2013/05/14/opinion/my-medical-choice.html Acesso em 17 jan. 2021.

JONAS, Hans. **Ética, medicina e técnica**. Tradução de António Fernando Cascais. Lisboa: Paimgráfica, 1994.

KOSICKI, Michael; TOMBERG, Kärt; BRADLEY, Allan. Repair of double-strand breaks induced by CRISPR–Cas9 leads to large deletions and complex rearrangements. **Nature Biotechnology**, v. 36, n 8, p. 765-771, Aug. 2018. Disponível em https://www.nature.com/articles/nbt.4192 Acesso em 06 jul. 2021.

KUHN, Thomas. **A estrutura das revoluções científicas.** Tradução de Beatriz Vianna Boeira e Nelson Boeira. São Paulo: Perspectiva, 1998.

KUNICH, John. **The Naked Clone**: How Cloning Bans Threaten Our Personal Rights, Westport: Praeger, 2003.

LACADENA, Juan Ramon. Edición genómica: ciencia y ética. **Revista Iberoamericana de Bioética**, n. 3, p. 1-16, 2017. Disponível em https://doi.org/10.14422/rib.i03.y2017.004 Acesso em 19 ago. 2021.

LACADENA, Juan-Ramon. **Genética y Sociedad**. Madrid, 2011. Disponível em https://www.ranf.com/wp-content/uploads/academicos/ina/2011.pdf Acesso em: 13 jul. 2021.

LANDER, Eric; *et al*. Adopt a moratorium on heritable genome editing. **Nature,** v. 567, p. 165-168, mar. 2019. Disponível em: https://media.nature.com/original/magazine-assets/d41586-019-00726-5/d41586-019-00726-5.pdf. Acesso em 28 out. 2021.

LANPHIER, Edward; URNOV, Fyodor; HAECKER, Sarah Ehlen; *et al*. Don't edit the human germ line. **Nature**, v. 519, p. 410-411, 2015. Disponível em https://www.nature.com/articles/519410a Acesso em 07 jul. 2021.

LEDFORD, Heidi. Biohackers gear up for genome editing. **Nature**, v. 524, p. 398-399, 2015. Disponível em https://www.nature.com/news/biohackers-gear-up-for-genome-editing1.18236 . Acesso em 15 ago. 2021.

LEI XU *et al.* CRISPR-Edited Stem Cells in a Patient with HIV and Acute Lymphocytic Leukemia. **The New England Journal of Medicine**, 2019. Disponível em https://www.nejm.org/doi/10.1056/NEJMoa1817426 Acesso em: 05 jul. 2021.

LI, Hongyi; YANG, Yang; HONG, Weiqi; *et al.* Applications of genome editing technology in the targeted therapy of human diseases: mechanisms, advances and prospects. **Signal Transduction and Targeted Therapy**, v. 5, n. 1, jan. 2020. Disponível em https://doi.org/10.1038/s41392-019-0089-y Acesso em 30 jun. 2021.

LIU, Shuang. Legal reflections on the case of genome-edited babies. **Global Health Research and Policy**, v. 5, 2020. Disponível em https://ghrp.biomedcentral.com/articles/10.1186/s41256-020-00153-4 Acesso em 24 ago. 2021.

LUMISH, Heidi; STEINFELD, Hallie; KOVAL, Carrie; *et al.* Impact of Panel Gene Testing for Hereditary Breast and Ovarian Cancer on Patients. **Journal of Genetic Counseling,** n. 26**,** p.1116–1129, 2017. Disponível em https://doi.org/10.1007/s10897-017-0090-y Acesso em 15 fev. 2021.

LUNA, Florencia. Edición genética y responsabilidad. **Revista Bioética y Derecho**, n. 47, p. 43-54, dez. 2019. Disponível em https://revistes.ub.edu/index.php/RBD/article/view/28604 Acesso em: 19 jul. 2021.

LUNA, Florencia; CASADO, Maria; TURNER, Susan; *et al.* Genome editing in humans, a topic only for academics from industrialized countries? **Revista de Derecho y Genoma Humano. Genética, Biotecnología y Medicina Avanzada**, n. 51, p. 43-60, jul./dez. 2019.

MAEDER, Morgan; GERSBACH, Charles. Genome-editing technologies for gene and cell therapy. **Molecular Theraphy**, vol. 24, pp. 430-446, 2016. Disponível em https://doi.org/10.1038/mt.2016.10 Acesso em 15 fev. 2021.

MAI, Lillian Denise; ANGERAMI, Emília Luigia. Eugenia negativa e positiva: significados e contradições. **Revista Latino-americana de Enfermagem**, v. 14, n. 2, mar./abr. 2006. Disponível em https://www.revistas.usp.br/rlae/article/view/2289/2418 Acesso em: 13 jul. 2021.

MAKAROVA, Kira; GRISHIN, Nick; SHABALINA, Svetlana; *et al.* A putative RNA-interference-based immune system in prokaryotes: computational analysis of the predicted enzymatic machinery, functional analogies with eukaryotic RNAi, and hypothetical mechanisms of action. **Biology Direct**, n. 1, 2006. Disponível em https://www.ncbi.nlm.nih.gov/pmc/articles/PMC1462988/pdf/1745-6150-1-7.pdf . Acesso em 30 jun. 2021.

MANASSE, Henri. The other side of the human genome. **American journal of health-system pharmacy**, v. 62, n. 10, p. 1080-1086, 2005. Disponível em https://academic.oup.com/ajhp/article-abstract/62/10/1080/5134431?redirectedFrom=fulltext Acesso em 04 jan. 2021.

MARCHIONE, Marilynn. Chinese researcher claims first gene-edited babies. **Associated Press**. 26 nov. 2018. Disponível em https://apnews.com/article/ap-top-news-international-news-ca-state-wire-genetic-frontiers-health-4997bb7aa

36c45449b488e19ac83e86d . Acesso em: 14 jul. 2021.

MARFANY, Gemma. Interrogantes y retos actuales de la edición genética. **Revista de Bioética y Derecho**, n. 47, p. 17-31, nov. 2019. Disponível em https://doi.org/10.1344/rbd2019.0.28551 Acesso em 28 jun. 2021.

MARTÍNEZ, Flor Sánchez. Frente a um futuro espetacular e preocupante da terapia gênica? In: ROMEO CASABONA, Carlos María. **Biotecnologia, Direito e Bioética**: perspectivas em Direito Comparado. Belo Horizonte: Del Rey e Puc Minas, 2002.

MARTÍNEZ, Stella Maris. **Manipulación genética y derecho penal**. Buenos Aires: Editorial Universidad, 1994.

MEIRELLES, Ana Thereza. A proteção à naturalidade do patrimônio genético face à proposta da eugenia liberal: o futuro da natureza humana em Jürgen Habermas. **Revista de Biodireito e Direito dos Animais**, vol. 3, n. 2, 2017. Disponível em http://dx.doi.org/10.26668/IndexLawJournals/2525-9695/2017.v3i2.2301 Acesso 06 jul. 2021.

MEIRELLES, Ana Thereza. **Neoeugenia e reprodução humana artificial:** limites éticos e jurídicos. Salvador: Editora *Jus*PODIVM, 2014.

MEIRELLES, Ana Thereza; TRAJANO, Tagore. A informação genética diagnóstica em procriação sob o argumento do direito à saúde e a preservação da naturalidade do patrimônio genético em face do pressuposto da alteridade. **Revista Jurídica Luso-Brasileira**, v. 2018, p. 101-128, 2018. Disponível em https://www.cidp.pt/revistas/rjlb/2018/4/2018_04_0101_0128.pdf Acesso em: 12 jul. 2021.

MEIRELLES, Ana Thereza; VERDIVAL, Rafael. Implicações bioético-jurídicas do uso da edição genética como alternativa terapêutica nas relações de saúde no Brasil. **Revista da Faculdade Mineira de Direito**, v. 23, n. 46, p. 161-186, 2020. Disponível em http://periodicos.pucminas.br/index.php/Direito/article/view/24704 Acesso 01 jul. 2021.

MELO, Helena Pereira. O eugenismo e o direito. *In:* MELO, Helena Pereira. **Manual de Biodireito**. Coimbra: Almedina, 2008.

MINAHIM, Maria Auxiliadora. Clonación: reflexiones necesarias sobre lo imaginario. **Revista de Derecho y Genoma Humano**, n. 30, p. 63-92, 2009. Disponível em https://dialnet.unirioja.es/servlet/articulo?codigo=3050602 Acesso em: 15 jul. 2021.

MINISTÉRIO DA SAÚDE; AGÊNCIA NACIONAL DE SAÚDE SUPLEMENTAR. **Resolução Normativa – RN nº 465, de 24 de fevereiro de 2021**. Atualiza o Rol de Procedimentos e Eventos em Saúde que estabelece a cobertura assistencial obrigatória a ser garantida nos planos privados de assistência à saúde contratados a partir de 1º de janeiro de 1999 [...]. Disponível em: https://www.in.gov.br/web/dou/-/resolucao-normativa-rn-n-465-de-24-de-fevereiro-de-2021-306209339. Acesso em 17 set. 2021

MIRANDA, Ary Carvalho; MOREIRA, Josino Costa; CARVALHO, René de; *et al.* Neoliberalismo, uso de agrotóxicos e a crise da soberania alimentar no Brasil. **Ciência & Saúde Coletiva**, Rio de Janeiro , v. 12, n. 1, p. 7-14, mar. 2007. Disponível em http://www.scielo.br/scielo.php?script=sci_arttext&pid=S1413-81232007000100002&lng=en&nrm=iso Acesso em 17 fev. 2021.

MITALIPOV, Shoukhrat; TACHIBANA, Masahito; AMATO, Paula; *et al*. Human Embryonic Stem Cells Derived by Somatic Cell Nuclear Transfer. **Cell**, v. 153 (6), p. 1228-1238, 2013. Disponível em https://doi.org/10.1016/j.cell.2013.05.006 Aceso em 18 fev. 2021.

MONTOLIU, Lluís. La revolución CRISPR también en la granja. **Profesión veterinaria**, n. 22, v. 86, p.62-69, 2016.

MORE, Max. **Transhumanism:** toward a futurist Philosophy, 1990. Disponível em: https://www.ildodopensiero.it/wp-content/uploads/2019/03/max-more-transhumanism-towards-a-futurist-philosophy.pdf. Acesso em 26 out. 2021.

MORETTI, A,; FONTEYNE, L.; KUPATT, C. Somatic gene editing ameliorates skeletal and cardiac muscle failure in pig and human models of Duchenne muscular dystrophy. **Nature Medicine**, n. 26, p. 207-214, 2020. Disponível em https://www.nature.com/articles/s41591-019-0738-2 Acesso em 19 fev. 2021.

NARDI, Nance Beyer; TEIXEIRA, Leonardo Augusto Karam; SILVA, Eduardo Filipe Ávila da. Terapia gênica. **Ciência e Saúde Coletiva**, v. 7, 1, p. 109-116, 2002. Disponível em https://www.scielosp.org/pdf/csc/2002.v7n1/109-116/pt. Acesso em 07 jul. 2021.

NATIONAL ACADEMIES OF SCIENCES, ENGINEERING, AND MEDICINE. Committee on Human Gene Editing: Scientific, Medical, and Ethical Considerations. **Human Genome Editing:** Science, Ethics, and Governance. Washington, DC: National Academies Press, 2017. Disponível em: https://www.ncbi.nlm.nih.gov/books/NBK447270/ Acesso em: 19 ago. 2021.

NAVES, Bruno Torquato de Oliveira; SÁ, Maria de Fátima Freire. Panorama bioético e jurídico da reprodução humana assistida no Brasil. **Revista Bioética y Derecho**, n. 34, jul. 2015. Disponível em https://revistes.ub.edu/index.php/RBD/article/view/12067 Acesso em: 20 jul. 2021.

NEGRI, Fernanda de; UZIEL, Daniela. **O que é medicina de precisão e como ela pode impactar o setor de saúde?** *In:* INSTITUTO DE PESQUISA ECONOMICA (IPEA). Texto para Discussão. Rio de Janeiro: IPEA, 2020.

NORMILE, Dennis. China sprints ahead in CRISPR therapy race. **Science**, v. 358, issue 6359, p. 20-21, out. 2017. Disponível em https://science.sciencemag.org/content/358/6359/20 Acesso em: 23 ago. 2021.

NUTTON, Vivian. The rise of medicine. *In*: PORTER, Roy (Ed.). **The Cambridge Illustrated history of medicine**. Cambridge: University Press Press, 1996.

NYS, Herman. Terapia gênica humana. *In*: ROMEO CASABONA, Carlos María. **Biotecnologia, Direito e Bioética**: perspectivas em Direito Comparado. Belo Horizonte: Del Rey e Puc Minas, 2002.

OMS, Organização Mundial da Saúde. **Constituição da Organização Mundial da Saúde (OMS/WHO)**, 1946. Disponível em http://www.direitoshumanos.usp.br/index.php/OMS-Organização-Mundial-da-Saúde/constituicao-da-organizacao-mundial-da-saude-omswho.html Acesso em 15 ago. 2021.

PAIK, Un He. Transhumanism and human enhancement.

Revista de Derecho y Genoma Humano. Genética, Biotecnología y Medicina Avanzada, n. 54, p. 177-202, 2021.

PALAZZANI, Laura. Human enhancement as a question for Bioethics. **Revista de Derecho y Genoma Humano. Genética, Biotecnología y Medicina Avanzada**, n. 54, p. 15-25, jan./jun. 2021.

PAN AMERICAN HEALTH ORGANIZATION. Reunión Internacional sobre el Derecho ante el Proyecto del Genoma Humano. **Boletín de la Oficina Sanitaria Panamericana**, v. 115, n. 1, 1993. Disponível em https://iris.paho.org/bitstream/handle/10665.2/16317/v115n1p82.pdf?sequence=1&isAllowed=y Acesso em 23 ago. 2021.

PELAEZ, Raquel Álvarez. La eugenesia española ao largo del siglo XX. *In*: ROMEO CASABONA, Carlos Maria. **La eugenesia hoy**. Bilbao-Granada: Editorial Comares, 1999.

PESSINI, Leo. Bioética e o desafio do transumanismo: ideologia ou utopia, ameaça ou esperança? **Revista Bioética**, v. 14, n. 2, p. 125-142, 2006. Disponível em: https://www.redalyc.org/pdf/3615/361533244002.pdf. Acesso em 26 out. 2021.

PLATÃO. **A República**. Introdução, Tradução e notas de Maria Helena da Rocha Pereira. 9. ed. Lisboa: Fundação Calouste Gulbekian, 2001.

PORTER, Roy. Hospitals and surgery. *In*: PORTER, Roy (Ed.). **The Cambridge Illustrated history of medicine**. Cambridge: University Press Press, 1996.

PORTER, Roy. Medicine Science. *In*: PORTER, Roy (Ed.). **The Cambridge Illustrated history of**

medicine. Cambridge: University Press Press, 1996.

PORTUGAL. **Lei nº 24, de 24 de maio de 2009**. Regime jurídico do Conselho Nacional de Ética para as Ciências da Vida. Disponível em: https://www.cnecv.pt/pt/legislacao. Acesso em 29 out. 2021.

POTTER, Van Rensselaer. **Bioética:** ponte para o futuro. São Paulo: Edições Loyola, 2016.

POWELL, Russell. In Genes We Trust: Germline Engineering, Eugenics, and the Future of the Human Genome. **Journal of Medicine and Philosophy**, v. 40, n. 6, out. 2015. Disponível em https://pubmed.ncbi.nlm.nih.gov/26475170/ Acesso em 07 jul. 2021.

PRADO, Luiz Régis; HAMMERSCHIMIDT, Denise. A clonagem terapêutica e seus limites de permissibilidade na lei de biossegurança brasileira. *In:* **Anais do XVI Congresso Nacional do CONPEDI**. Florianópolis: Fundação Boiteux, p. 5134-5149. 2007.

PRASANTA, Dash; KAMINSKI, Rafal; GENDELMAN, Howard; *et al.* Sequential LASER ART and CRISPR Treatments Eliminate HIV-1 in a Subset of Infected Humanized Mice. **Nature Communications**, n. 10 (2753), 2019. Disponível em https://www.nature.com/articles/s41467-019-10366-y Acesso em 19 fev. 2012.

PRATA, Pedro Reginaldo. Desenvolvimento Econômico, Desigualdade e Saúde. **Cadernos de Saúde Pública**, v.10, n. 3, p. 387-391, jul./set. 1994. Disponível em https://doi.org/10.1590/S0102-311X1994000300018 Acesso em: 19 ago. 2021.

REIS, Émilien Vilas Boas; OLIVEIRA, Bruno Torquato. CRISPR-CAS9, biossegurança e bioética: uma análise jusfilosófica-ambiental da engenharia genética. **Veredas do Direito**, v. 16, n. 34, p. 123-152, 2020. Disponível em http://revista.domhelder.edu.br/index.php/veredas/article/view/1490 Acesso em 06 jul. 2021.

RESNIK, David; SHAMOO, Adil; KRIMSKY, Sheldon. Fraudulent human embryonic stem cell research in South Korea: lessons learned. **Accountability in research**, 13 (1), p. 101–109. Disponível em https://doi.org/10.1080/08989620600634193 Acesso em 18 fev. 2021.

RIBEIRO, Gustavo Pereira Leite. Breve comentário sobre aspectos destacados da reprodução humana assistida. *In*: SÁ, Maria de Fátima Freire de (Coord.) **Biodireito**. Belo Horizonte: Del Rey, 2002.

RODOTÁ, Stefano. **La vida y las reglas**: entre el derecho y el no derecho. Madrid: Ed. Trotta, 2014.

ROMEO CASABONA, Carlos Maria. Bienes jurídicos implicados en la clonación. Revista de derecho y ciencias penales: **Ciencias Sociales y Políticas**, n. 2, p. 145-168, 2000. Disponível em https://rduss.com/index.php/rduss/article/view/310 . Acesso em: 04 out. 2020.

ROMEO CASABONA, Carlos Maria. Consideraciones jurídicas sobre los procedimientos experimentales de mejora ("enhancement") em Neurociencias. *In*: DEMETRIO, Eduardo Crespo (Dir.); CALATAYUD, Manuel Maroto. **Neurociencias y derecho penal**: nuevas perspectivas en el ámbito de la culpabilidad y tratamiento jurídico-penal de la peligrosidad. Madri: Edisofer, 2013.

ROMEO CASABONA, Carlos Maria. Genética e Direito. *In*: ROMEO CASABONA, Carlos María.

Biotecnologia, Direito e Bioética: perspectivas em Direito Comparado. Belo Horizonte: Del Rey e Puc Minas, 2002.

ROMEO CASABONA, Carlos Maria. Hacia un Derecho Transcultural para la Genética y la Biotecnología Humanas. **Revista de Bioética y Derecho**, n. 3, p. 3-8, 2005. Disponível em https://revistes.ub.edu/index.php/RBD/article/view/7916/9817 . Acesso em 19 ago. 2021.

ROMEO CASABONA, Carlos Maria. La clonación humana: los presupuestos para la intervención penal. **Revista galega de administración pública**, n. 27, p. 127-167, jan-abr 2001. Disponível em https://egap.xunta.gal/revistas/REGAP/article/download/799/1261/ Acesso em: 04 out. 2020.

ROMEO CASABONA, Carlos Maria. La cuestión jurídica de la obtención de células troncales embrionarias humanas con fines de investigación biomédica. Consideraciones de política legislativa. **Revista de Derecho y Genoma Humano**, n. 24, p. 75-125, 2006. Disponível em https://dialnet.unirioja.es/servlet/articulo?codigo=2116491 Acesso em: 15 jul. 2015.

ROMEO CASABONA, Carlos Maria. La genética y la biotecnologia en las fronteras del derecho. **Acta Bioethics**, v. 8, n. 2, p. 283-297, 2002. Disponível em http://dx.doi.org/10.4067/S1726-569X2002000200009 Acesso em: 19 ago. 2021.

ROMEO CASABONA, Carlos Maria. La Ley de Investigácion Biomédica: pros y contras. **Bioética & debat: Tribuna abierta del Institut Borja de Bioètica**, n. 50, p. 22-28, 2007. Disponível em https://www.raco.cat/index.php/BioeticaDebat_

es/article/view/259484/346704 Acesso em: 13 jul. 2021.

ROMEO CASABONA, Carlos Maria. Las prácticas eugenésicas: nuevas perspectivas. *In*: ROMEO CASABONA, Carlos Maria. ***La eugenesia hoy***. Bilbao-Granada Editorial Comares, 1999.

ROMEO CASABONA, Carlos Maria. Consideraciones jurídicas sobre las tecnicas geneticas. **Anuario de filosofía del derecho**, n. 12, p. 15-38, 1995. Disponível em https://dialnet.unirioja.es/servlet/articulo?codigo=142331 Acesso em: 04 out. 2020.

ROMEO CASABONA, Carlos Maria. Predictivity, Genetic Tests and Insurance Law. **Revista de derecho y genoma humano = Law and the human genome review**, n. 31, p. 107-122, 2009. Disponível em https://pubmed.ncbi.nlm.nih.gov/18942509/ Acesso em: 19 fev 2021.

ROMEO MALANDA, Sergio. **Intervenciones genéticas sobre el ser humano y Derecho penal**: consideraciones político-criminales y consequencias dogmáticas. Bilbao-Granada: Cátedra Interuniversitaria, Fundación BBVA-Diputacón y Editorial Comares, 2006.

ROSSI, Marina. O "alarmante" uso de agrotóxicos no Brasil atinge 70% dos alimentos. **El País**. São Paulo, 30 abr. 2015. Disponível em https://brasil.elpais.com/brasil/2015/04/29/politica/1430321822_851653.html Acesso em 17 fev. 2021.

RUSANEN, Timo. Aspectos sociais e jurídicos relacionados à terapia gênica na Finlândia. In: ROMEO CASABONA, Carlos María. **Biotecnologia, Direito e Bioética**: perspectivas em

Direito Comparado. Belo Horizonte: Del Rey e Puc Minas, 2002.

SÁ, Maria de Fátima Freire; MOUREIRA, Diogo Luna. El marco normativo para la protección de la integridad en la investigación en Brasil. **Revista de derecho y genoma humano: genética, biotecnología y medicina avanzada**, n. 31, p. 79-106, 2009. Disponível em: https://dialnet.unirioja.es/servlet/articulo?codigo=3182975. Acesso em 20 set. 2021.

SÁ, Maria de Fátima Freire; NAVES, Bruno Torquato de Oliveira. **Bioética e Biodireito**. 5. ed. Indaiatuba-SP: Editora Foco, 2021.

SÁ, Maria de Fátima Freire; OLIVEIRA, Lucas Costa. Escassez de órgãos e clonagem terapêutica: uma conexão possível? **Revista Iberoamericana de Bioética**, n. 03, p. 01-13, 2017. Disponível em https://revistas.comillas.edu/index.php/bioetica-revista-iberoamericana/article/view/7656 Acesso em: 15 jul. 2021.

SAHA, Krishanu; SONTHEIMER, Erick; BROOKS; *et al.* The NIH Somatic Cell Genome Editing program. **Nature,** v. 592, p. 195–204, 2021. Disponível em https://doi.org/10.1038/s41586-021-03191-1 Acesso em: 24 ago. 2021.

SALDIVA, Paulo Hilário Nascimento; VERAS, Mariana. Gastos públicos com saúde: breve histórico, situação atual e perspectivas futuras. **Estudos Avançados,** São Paulo, v. 32, n. 92, p. 47-61, abr. 2018.

SALLES, Arleen. La clonación y el debate sobre células troncales. *In*: LUNA, Florencia; SALLES, Arleen. **Bioética**: Nuevas reflexiones sobre debates clásicos. Buenos Aires: FCE, 2008.

SANDEL, Michael. **Contra a perfeição:** Ética na era da engenharia genética. 3. ed. Rio de Janeiro: Ed. Civilização Brasileira, 2018.

SANTALO, Josep. Edición genómica. La hora de la reflexión. **Revista de Bioética y Derecho**, n. 40, p. 157-165, 2017. Disponível em https://revistes.ub.edu/index.php/RBD/article/view/19169 Acesso em 06 jul. 2021.

SANTALO, Josep. La mejora genética humana en los tiempos del CRISPR/Cas9. **Revista de Bioética y Derecho**, n. 47, p. 33-41, nov. 2019. Disponível em: https://doi.org/10.1344/rbd2019.0.28376 Acesso em 06 jul. 2021.

SANTALÓ, Josep; CASADO, María. **Documento sobre bioética y edición genómica en humanos**. Barcelona: Edicions de la Universitat de Barcelona, 2016. Disponível em: http://hdl.handle.net/2445/105022 Acesso em 19 ago. 2021.

SANTOS, Maria Concepción Novoa Santos. **Genética humana:** sociedade, saúde e educação. Tese (Doutorado em Educação) – Faculdade de Educação da Universidade Federal da Bahia, Salvador, 2008.

SANTOS, Ricart César Coelho dos. **Financiamento da Saúde Pública no Brasil**. Belo Horizonte: Editora Fórum, 2016.

SARLET, Ingo Wolfgang; FIGUEIREDO, Mariana Filchtiner. O direito fundamental à proteção e promoção da saúde no Brasil: Principais aspectos e problemas. *In*: RÉ, Aluisio Iunes Monti Ruggeri (org.). **Temas Aprofundados da Defensoria Pública**, volume 1, ed. 2. Salvador: JUSPODIVM, 2014.

SAVULESCU, Julian. Genetic interventions on the ethics

of enhancement of human beings. **Gazeta de Antropología**, v. 32, n. 2, artículo 7, 2016. Disponível em: http://www.gazeta-antropologia.es/wp-content/uploads/GA-32-2-07-Julian-Savulescu.pdf . Acesso em: 20 jul. 2021.

SAVULESCU, Julian; KAHANE, Guy. The moral obligation to create children with the best chance of the best life. **Bioethics**, vol. 23, n. 5, p. 274-290, 2009. Disponível em https://onlinelibrary.wiley.com/doi/abs/10.1111/j.1467-8519.2008.00687.x Acesso em: 17 mar. 2021.

SCHAEFER, G. Owen. A case against a moratorium on germline gene editing. **The conversation**, 20 mar. 2019. Disponível em: https://theconversation.com/a-case-against-a-moratorium-on-germline-gene-editing-113827. Acesso em 28 out. 2021.

SCHEFFER, Mário; *et al.* **Demografia Médica no Brasil 2018**. São Paulo: FM/USP, CFM, Cremesp, 2018. Disponível em https://www.scielo.br/j/csc/a/6xgb47xJFxxY7dnL5jWRLqn/?lang=pt Acesso em: 17 ago. 2021.

SCHRAMM, Fermin Roland. Eugenia, Eugenética e o Espectro do Eugenismo: Considerações Atuais sobre Biotecnociencia e Bioética. **Revista Bioética**, v. 5, n. 2, 1997. Disponível em https://revistabioetica.cfm.org.br/index.php/revista_bioetica/article/view/384/484 Acesso em 13 jul. 2021.

SCHÜKLENK, Udo; ASHCROFT, Richard. The ethics of reproductive and therapeutic cloning (research). **Monash Bioethics Review**, v. 19, n. 2, p. 33-44, 2000. Disponível em https://link.springer.com/article/10.1007%2FBF03351234 Acesso em: 15 jul. 2021.

SCIENCE NET. **The Joint Statement by 122 Chinese Scientists Strong Condemnation of the First HIV Immune Genetic Modification**. 122 位科学家发联合声明:强烈谴责"首例免疫艾滋病基 因编辑", nov. 2018. Disponível em http://news.sciencenet.cn/htmlnews/2018/11/420386.shtm Acesso em 23 ago. 2021.

SÉRALINI, Gilles-Eric; CLARI, Emile; MESNAGE, Robin. RETRACTED: Long term toxicity of a Roundup herbicide and a Roundup-tolerant genetically modified maize. **Food and Chemical Toxicology**, v. 50, 11, p. 4221-4231, nov. 2012. Disponível em https://www.sciencedirect.com/science/article/pii/S0278691512005637 Acesso em 17 fev. 2021.

SHORTER, Edward. Primary care. *In*: PORTER, Roy (Ed.). **The Cambridge Illustrated history of medicine**. Cambridge: University Press Press, 1996.

SOCIEDADE BRASILEIRA DE GENÉTICA MÉDICA E GENÔMICA – SBGM. **Parecer técnico da Sociedade Brasileira de Genética Médica e Genômica sobre testes genéticos - Volume 1 recomendações sobre a qualidade técnica e laudo dos principais exames em genética médica**. Porto Alegre-RS, 2018/2020. Disponível em https://www.sbgm.org.br/uploads/PARECER%20T%C3%89CNICO%20DA%20SOCIEDADE%20BRASILEIRA%20DE%20GEN%C3%89TICA%20M%C3%89DICA%20E%20GEN%C3%94MICA%20SOBRE%20TESTES%20GEN%C3%89TICOS%20FINAL.pdf Acesso em 11 jan. 2021.

SONG, Lingqiao; JOLY, Yann. After He Jianku: China's

biotechnology regulation reforms. **Medical Law International**, v. 21, issue 2, 2021. Disponível em https://doi.org/10.1177%2F0968533221993504 Acesso em 23 ago. 2021.

SOTULLO, Daniel. El concepto de eugenesia y su evolución. *In:* ROMEO CASABONA, Carlos Maria. **La eugenesia hoy**. Bilbao-Granada: Editorial Comares, 1999.

SOTULLO, Daniel. Evolución y eugenesia. **Ludus Vitalis**, v. 14, n. 25, p. 25-42, 2006. Disponível em http://www.ludus-vitalis.org/ojs/index.php/ludus/article/view/486/0 Acesso em: 12 jul. 2021.

STADTMAUER, Edward *et al.* CRISPR-engineered T cells in patients with refractory cancer. **Science**, 2020. Disponível em https://science.sciencemag.org/content/367/6481/eaba7365 Acesso em: 05 jul. 2021.

STEPAN, Nancy Leys. **A hora da eugenia**. Raça, gênero e nação na América Latina. Tradução de Paulo Garchet. Rio de Janeiro: Fiocruz, 2005.

SUH, Susie; CHOI, Eliott; LEINONEN; *et al.* Restoration of visual function in adult mice with an inherited retinal disease via adenine base editing. **Nature Biomedical Engineering**, n. 5, p. 169-178, 2020. Disponível em https://www.nature.com/articles/s41551-020-00632-6 Acesso em 19 fev. 2021.

U.S. NATIONAL LIBRARY OF MEDICINE. **Clinical Trials**. Studies found for: CRISPR. Disponível em https://clinicaltrials.gov/ct2/results?cond=&term=crispr&cntry=&state=&city=&dist= Acesso em: 23 ago. 2021.

UNESCO. **Declaração Universal sobre o Genoma Humano e os Direitos Humanos**. 1997. Disponível em http://www.dominiopublico.gov.br/download/texto/ue000055.pdf Acesso em 27 ago. 2021.

UNIÃO EUROPEIA. **Regulamento nº 536 de 16 de abril de 2014 del Parlamento Europeo y del Consejo**. Sobre los ensayos clínicos de medicamentos de uso humano, y por el que se deroga la Directiva 2001/20/CE. Disponível em https://eur-lex.europa.eu/legal-content/ES/TXT/?uri=CELEX%3A32014R0536 Acesso em: 23 ago. 2021.

UNITED KINGDOM. **Human Fertilisation and Embryology Act**. 2008. Disponível em https://www.legislation.gov.uk/ukpga/2008/22/pdfs/ukpga_20080022_en.pdf Acesso em: 23 ago. 2021.

UNITED KINGDOM. **The Human Fertilisation and Embryology (Research Purposes) Regulations**. 2001. Disponível em https://www.legislation.gov.uk/uksi/2001/188/made/data.pdf Acesso em: 23 ago. 2021.

URANGA, Amelia Martín. O quadro legal da terapia gênica na Espanha. In: ROMEO CASABONA, Carlos María. **Biotecnologia, Direito e Bioética**: perspectivas em Direito Comparado. Belo Horizonte: Del Rey e Puc Minas, 2002.

URNOV, Fyodor; REBAR, Edward; HOLMES, Michael; *et al.* Genome editing with engineered zinc finger nucleases. **Nature Reviews Genetics**, 11, p. 636-646, set. 2010. Disponível em https://doi.org/10.1038/nrg2842 Acesso em 30 jun. 2021.

VAN BEERS, Brita. Rewriting the human genome, rewriting human rights law? Human rights, human dignity, and human germline modification in the CRISPR era. **Journal of Law and the Biosciences**, v. 7, p. 1-36, jan./jun. 2020. Disponível em https://doi.org/10.1093/jlb/lsaa006 Acesso em 26 ago. 2021.

VARELA, Dráuzio. Clonagem humana. **Estudos Avançados**, v. 18, n. 51, ago. 2004. Disponível em https://doi.org/10.1590/S0103-40142004000200018 . Acesso em 14 set. 2021.

VASCONCELOS, Camila. **Direito Médico e bioética:** história e judicialização da relação médico-paciente. Rio de Janeiro: Lumen Juris, 2020.

VEGA J.; VEGA M.; MARTINEZ Baza P. El hijo en la procreación artificial. Implicaciones éticas y medicolegales. **Cuadernos de Bioética**, 1995.

VILAÇA, Murilo Mariano. MARQUES, Maria Clara Dias. Transumanismo e o futuro (pós-) humano. ***Physis* Revista de Saúde Coletiva**, v. 24 n. 2, p. 341-362, 2014. Disponível em: https://www.scielo.br/j/physis/a/DYHLLVwkzpk6ttN3mkr7Gdw/?format=pdf&lang=pt. Acesso em 26 out. 2021.

VILAÇA, Murilo Mariano. MARQUES, Maria Clara Dias. Tratar, sim; melhorar, não? Análise crítica da fronteira terapia/melhoramento. **Revista Bioética**, v. 23, n. 2, p. 267-276, 2015. Disponível em: https://www.scielo.br/j/bioet/a/JhCZ5yDBn7TvvvWvGrZmkrn/?lang=pt&format=pdf. Acesso em 26 out. 2021.

VILAÇA, Murilo Mariano. Qual natureza humana? Que aperfeiçoamento? Qual futuro? Reflexões em torno do conceito de natureza humana ampliada. **Ethic@**. Florianópolis, v. 12, n. 1, p. 25-51, jun. 2013. Disponível em: https://doi.org/10.5007/1677-2954.2013v12n1p25. Acesso em 26 out. 2021.

WATSON, James, CRICK, Francis. Molecular Structure of Nucleic Acids: A Structure for Deoxyribose Nucleic Acid. **Nature**, 171, p. 737–738, 1953. Disponível em: https://doi.org/10.1038/171737a0. Acesso em 19 jan. 2021.

WATSON, James; BERRY, Andrew. **DNA:** o segredo da vida. São Paulo: Companhia das Letras, 2005.

WEEDON, M.N.; JACKSON, L.; RUTH, K.S; *et al.* Use of SNP chips to detect rare pathogenic variants: retrospective, population based diagnostic evaluation. **BMJ**, 372:n214, 2021. Disponível em https://doi.org/10.1136/bmj.n214 Acesso em 19 fev. 2021.

www.ingramcontent.com/pod-product-compliance
Ingram Content Group UK Ltd.
Pitfield, Milton Keynes, MK11 3LW, UK
UKHW021957190726
13853UKWH00004B/1594

9 786500 390643